# ナースが行う
# 入退院支援

患者・家族の
**その人らしく生きる**
を支えるために

編著　藤澤まこと

メヂカルフレンド社

## ●編　集


藤澤まこと　岐阜県立看護大学


## ●執筆者（執筆順）


黒江ゆり子　甲南女子大学看護リハビリテーション学部

藤澤まこと　岐阜県立看護大学

加藤由香里　岐阜県立看護大学

渡邊　清美　前岐阜県立看護大学

柴田万智子　岐阜県立看護大学

井原　詠子　藤枝市立総合病院

井奈波　秀　岐阜清流病院

熊﨑さつき　岐阜県立下呂温泉病院

増井　法子　医療法人かがやき 訪問看護ステーションかがやき

松崎　弘美　東京都健康長寿医療センター

丹羽　好子　医療法人かがやき 訪問看護ステーションかがやき

普照　早苗　福井県立大学看護福祉学部看護学科

土下由美子　高山赤十字病院

# 序文

わが国では，人口の少子高齢化が急速に進んでおり，団塊の世代が 75 歳以上の後期高齢者となる 2025 年に向け，重度な要介護状態となっても住み慣れた地域で自分らしい暮らしを人生の最後まで続けることができるよう，住まい・医療・介護・予防・生活支援が一体的に提供される地域包括ケアシステムの構築が推進されている。しかし，昨今では家族が果たす役割や住まい方が多様化・多元化する生活スタイルのなかで，個々の状況に合わせた入退院支援を行うことには様々な困難が想定される。

本書における入退院支援とは，医療サービスの利用者である個人と家族の意向に沿った療養生活上のニーズを基盤とした，入院前から退院後も継続する“その人らしく生きる”ことへの支援である。そして，病気の発症や悪化によって，これまでの生き方からの変更を余儀なくされるなかで，病気や障がいをもちながら自分らしく生きる人生へと編み直しをするための支援であるととらえる。本書は，“その人らしく生きる”ことへの支援を追究するために，以下の 4 章から構成されている。

「私たち人間は，誰もがその人なりの歴史（個人史）を編みながら自分の人生を生きている。その編んできた歴史には，時間とともにつくられてきた生活習慣や価値観，他者とのかかわりや他者への感謝，そして自己への尊重が編み込まれている」。これは，第Ⅰ章「“その人らしく生きる”を支える入退院支援」1 節の「誰もが編み続けるライフストーリー」のなかの一文である。それでは，自分の人生を生きている人への入退院支援の根幹をなす“その人らしさ”とは何か，“その人らしく生きる”を支えるとはどういうことだろうか。1 節では，その人らしさの意味を深く考えることから始まり，ライフストーリーを聴くことの意義や語りの聴き方についても言及している。2 節では，“その人らしく生きる”を支える入退院支援について考えた後，入退院支援の方策を提案している。そして 3 節では，地域包括ケアシステムの考え方や今後の発展，地域包括ケアシステムにおける入退院支援について言及している。

第Ⅱ章「入退院支援のステップ・バイ・ステップ」は，表題のとおり，段階を踏んだ着実な支援につながる内容になるよう工夫している。1 節では，入退院支援のスクリーニングの必要性を考えた後，病みの軌跡モデルに基づく支援プロセス（アセスメント，介入，評価）を紹介する。2 節では，入退院支援にとって重要となる意思決定支援について言及し，具体的な事例を交えて患者・家族の意思を引き出す支援を考えていく。3 節では，退院後の生活で“その人らしく生きる”ために重要となる食事・食生活への支援，排泄への支援，清潔保持の支援，生活環境の整備，そして家族（介護者）への支援に焦点を絞り，具体的な支援方法を示している。4 節では，患者の尊厳の保持と有する能力に応じて自立した日常生活を営むことが重要であるとし，患者が住んでいる地域で“その人らしく生きる”ことを支えるために，療養生活の各場面に応じてどのような社会資源を選べばよいかがわかる内容となっている。

第Ⅲ章「“その人らしく生きる”を支える入退院支援のアプローチ」では，日々の入退院支援の実践のなかで看護師が困難さを抱いていると思われる状況（病状，生活状況，社会的状況）を設定し，その状況における入退院支援の特徴を解説した後，実際の成功事例を提示している。ここでは，ADL 低下が予測される人，医療処置・管理が必要な人，病状の進行が予測される人，入退院を繰り返す人，独居の人，老老介護（認認介護）の人，認知機能の低下がある人，疾患・障がいをもつ小児，自宅へ帰ることが困難な人，経済的困難を抱えている人，障がいをもつ成人，家族支援が重要・不可欠な人，外来からの入退院支援という 13 の状況における支援の実際が学べる。たとえば，1 節の A さんは，最期まで好きなものを食べて家で過ごしたいと願う多系統萎縮症患者であり，歩行困難，発語困難があったが，A さんの「口から食べたい。早く退院して家で過ごしたい」と，家族の「食べさせてあげたい」との意向を尊重し，多職種で協力して誤嚥の予防や経口摂取を継続する支援によって自宅に退院できた。退院後の A さんは誤嚥の徴候もなく「家はいい。帰ってこられてよかった」と文字盤で意思表示し笑顔がみられた。このように，第Ⅲ章では“その人らしく生きる”ことを支えるために，多職種と支援チームをつくり試行錯誤しながら支援を進めたプロセスと，退院後の評価が示されている。

第Ⅳ章「“その人らしく生きる”を支える入退院支援を実現するための人材育成」では，まずは病棟看護師が取り組むべき入退院支援の課題を明確にする。そして筆者らが県内の看護職者を対象に約 8 年間取り組んできた「利用者ニーズを基盤とした入退院支援の質向上に向けた入退院支援教育支援のプログラム」と，当該教育支援のプログラムを活用しながら，実地研修や事例検討を取り入れて自施設の入退院支援の質向上を目指す人材育成モデルを紹介している。このモデルは，各医療機関の管理職や退院調整看護師などの支援者が，病棟看護師と共に入退院支援の質向上に向けて取り組むことで，自施設に合わせた人材育成モデルとなり得る。看護師への入退院支援に関する研修に活用していただきたい。

本書が，患者を生活者としてとらえ，“その人らしく生きる”を支えることについて悩みながら試行錯誤を続けている看護師の皆さまにとって，自己の看護実践を振り返り，入退院支援の方向性を見出し，看護実践の質向上に向けて取り組むための一助となれば幸いである。

本書は，研究・教育者と実践者の協働による執筆である。ご多用のなか携わっていただいた，入退院支援の実践者である医療機関の看護師および退院調整看護師，訪問看護師の皆さま，そして岐阜県立看護大学の黒江ゆり子先生，加藤由香里先生，渡邊清美先生，および福井県立大学の普照早苗先生には，そのご尽力に敬意を表すと同時に，心より感謝申し上げる。また，本書の提案から企画・編集・作成の全プロセスにわたり多くのサポートをいただいたメヂカルフレンド社の佐々木満氏にも，心より感謝申し上げる。

2020 年 6 月

藤澤まこと

# 第Ⅰ章

# “その人らしく生きる”を支える 入退院支援

# 1 “その人らしく生きる”を支えるとは

## 誰もが編み続けるライフストーリー

「*ちょうど寒い季節になり，おばあちゃんが作った着物やかいまきがたくさんあるので，かけてあげたいと思っていたけれど，持って行っていいものか聞けずに迷っていました。希望することを聞いていただいて，してあげられたときはすごく嬉しくてほっとしました*」と家族は語った。これは齋田らによる論文の一描写である[1]。

上記記述のおばあちゃん（80 歳代，女性，以下，A さん）は縫物が得意で，家族の布団や着物，かいまき，半纏を作っていた。縫物は誰にも負けないという自負ももっていた。脳梗塞の後遺症のため嚥下障害がみられ，家族の希望で胃瘻を造設したが，その後肺炎を繰り返していた。徐々に病状が厳しくなることが家族に説明されていた。看護師は，家族が A さんの死が近いことを理解しており，自然な形で看取りたいと考えていることを把握し，同時に A さんが縫物が得意であることを知った。これらのことを病棟カンファレンスで共有すると，A さんが作った着物やかいまきでやすんでもらってはどうかという意見が出され，家族の思いを確認することになった。家族もそのことを希望したため，かいまきと着物を持ってきてもらった。A さんは自分が作った着物やかいまきに触れることで，開眼時間が長くなり，言葉かけに対する返答が増え，笑顔がみられるようになった。家族は「前よりもうんと反応が良くなり，はっきり話すようになって，いい顔がみられている」と語った。そして，A さんの永眠後に家族が語ったのが冒頭の言葉である。齋田らは，家族との話し合いにより“その人らしさ”を看護に取り入れることを目指した終末期看護に関する論文のなかでこのような貴重な情景を著している[1]。

私たち人間は，誰もがその人なりの歴史（個人史）を編みながら自分の人生を生きている。その編んできた歴史には，時間とともにつくられてきた生活習慣や価値観，他者とのかかわりや他者への感謝，そして自己への尊重が編み込まれている。自分はどこの誰で，生きていることの喜びや悲しみを何に感じるのか，そして自分にとってかけがえのないものは何かなどは，そこから生まれるのである。このような存在であるその人を，看護師がどのようにとらえ，どのようなケアにつなげるのか，そして人生を共に編んできた人々と一緒にケアを考え実践することは，今もそして未来においても私たち人間にとって重要なことであり続けるであろう。それは，今この世界で生きていることの喜びにつながるからであり，また，その一生が長くても短くても，これまで生きてきたことへの感謝の気持ちにもつながるからである。ブーバー（Buber M）は，「わたしが，ここにいて，いいこと」を表すところの，存在を絶対的に肯定する根元語として「汝（du）」を示しており，看護師がその人のために行うケアという行為は，この汝（du）を想うことにも深くつながると考える[2)3)]。

本稿では，まず“その人らしく生きる”ことを支えるために“その人らしさ”をどのようにとらえるのか，そして“その人らしく生きる”ことを支えるケアにどのように反映させ現実のものとするのかを考察する。また，こうしたケアをとおして，私たち人間がなぜ深化することができるのかへと思索をつなげていきたい。

## “その人らしさ”をどのようにとらえるのか

### 1）“その人らしさ”“その人らしく生きる”の意味

“その人らしさ”“その人らしく生きる”がどのような意味をもつのかについて考えてみよう。

川島は，基本的人権を踏まえたうえで，個別の，その人の尊厳を守っていくことが，その人らしく生きていくことになると述べ，さらに「この“人間らしさ”というところは普遍的なものです。『人間であるならば誰でもこのようなケアを』『人間として基本的なケアはこのように』という普遍的なものであって，その上にその人のこれまで身に着いた生活様式や習慣などを尊重して『その人の個別性』を加えていくことなのです」と続けている[4)]。

また，小和田らは，川島の考えとホスピスケアでの考え方を踏まえ，人生の終焉まで症状がコントロールされたうえに，自分らしく存在することが尊重されるべきであるとしている[5)]。同時期に田道らは，認知症ケアのキットウッド（Kitwood T）の考え方（表1-1参照）を踏まえたうえで，本人が周囲の人や社会とかかわっている，受け入れられている，尊重されていることについて本人がどのように実感しているかをくみながらケアすることが求められているとしている[6)]。

同様に，中川らはpersonhood（その人らしさ）の考え方を他人から一人の人間に与えられる立場や地位であると紹介しながら，しかし“その人らしさ”は日本語特有の表現であり，日本独自の歴史や文化的背景の影響を受けていることが考えられると指摘している[7)]。

以上のことから，“その人らしさ”“その人らしく生きる”とは，個人の尊厳，身に着いた生活様式や習慣の尊重，周囲の人や社会とのかかわりや尊重の実感などとつながり，かつ日本独自の歴史や文化の影響を受けた概念と考えられる。すなわち，「*“その人らしさ”とは，個人が積み重ねた人生経験から育まれた価値観や信念，生活様式や習慣，周囲の人や社会とのかかわりが反映したその人の独自のありようである。それは，個人の文化や歴*

表 1-1 “その人らしさ”“その人らしく生きる”に関する説明

| 報告者，年 | “その人らしさ”“その人らしく生きる”に関する説明（抜粋） |
|---|---|
| 川島，2002[4)] | ●人間としての基本的人権をふまえた上で，個別の，その人の尊厳を守っていくことが，その人らしく生きていくということになりましょう<br>●生活行動援助によって“人間らしく”生きていくことをめざすのですから，この“人間らしさ”というところは普遍的なものです。「人間であるならば誰でもこのようなケアを」「人間として基本的なケアはこのように」という普遍的なものであって，その上にその人のこれまで身に着いた生活様式や習慣などを尊重して「その人の個別性」を加えていくことなのです |
| 小和田ら，2011[5)] | ●川島らは，看護における生活行動援助技術は，対象者が人間らしく生きられることを目的として行う援助であり，「その人らしく生きていく」という個別性を尊重し，「その人らしさを可能にする援助」を技術として確立していくことであると述べている。（中略）また，日本ホスピス緩和ケア協会におけるホスピスケアの基本方針には「最期まで患者がその人らしく生きてゆけるように支える」ことが揚げられており，人生の終焉まで，症状がコントロールされた上に，自分らしく存在することが尊重されるべきと考える |
| 田道ら，2011[6)] | ●Kitwood は「その人らしさ」を「関係や社会的文脈の中で，他人から一人ひとりの人間に与えられる立場や地位である。それは，人として認めること，尊重，信頼を意味している。その人らしさに適っているかどうかはともに経験によって検証可能である」。しかし，そもそも本人が周囲の人や社会と関わっている，受け入れられている，尊重されていると実感しているかどうかを他者が完全にとらえることは難しく，とくに認知症患者は，障害ゆえに他者に明確に伝えることが難しくなる。よって，認知症ケア提供者には，患者との相互作用と思考錯誤を通して，本人がどのように実感しているかを汲みながらケアを行うことが求められる。筆者は，そのようなケアこそが患者のその人らしさを支えるケアであると考えている |
| 中川ら，2019[7)] | ●認知症ケアにおいて，「その人らしさ」という言葉が使用されてきた背景について，「2015 年の高齢者看護」で示された認知症高齢者のケア内容が関与している。報告書の中で，「高齢者の尊厳を支えるケア」とは介護が必要になってもその人らしい生活を自分の意思で送ることを可能にすると述べられている。また，person-centered care が普及し，その中心概念が personhood であり，日本では「その人らしさ」と翻訳された。しかし，personhood は，他人からひとりの人間に与えられる立場や地位であり，それは人として認めること，尊重，信頼を意味している。「その人らしさ」は日本語特有の表現であり，日本独自の歴史や文化的背景の影響を受けていると考えられた |

*史を基盤として，その人にとってかけがいのないものが包摂されており，それゆえ自身からも他者からも尊重される*」といえるだろう。

## 2）“その人らしさ”をどのように把握するか（表 1-2）

終末期にある高齢者のケアに関するアクションリサーチを行った齋田は，そのアセスメントにおいて，身体的･精神的症状，理解度，情報ニード，望み，生活背景をあげている。冒頭で紹介した A さんでは，「望み」に関して，家族は「ごく自然に看取ってあげたい」などと思っていること，「生活背景」では，A さんは朗らかで明るい性格であり，家族の布団や着物などを作っており，縫物では誰にも負けないという自負をもっていたことをとらえ，それが，「自分で作ったかいまきと着物で休んでもらう」というケアにつなげている[1)]。

また，小和田らは，どのように“その人らしさ”をとらえるべきかを明らかにすることを目的に，認知症，高齢者，精神疾患，脳血管障害，がん，終末期に関する論文を分析し，①今までの生活習慣や生活スタイルを大切にする，②対象者のその時々の意思や自己決定が自分らしさを物語る，③自分らしさが表れる希望・思考やニーズの表現をくみ取る，④

表 1-2 "その人らしさ"をどのように把握するか

| 把握する事柄 | 説明内容（報告者，年） |
|---|---|
| 今までの生活習慣，生活スタイル | ●今までの生活習慣や生活スタイルを大切にする（小和田ら，2011）[5] |
| 大切にしてきた価値観，信念 | ●対象者が大切にしてきた価値観や死生観を尊重する（小和田ら，2011）[5]<br>●何を大切に，何を信じて生きてきたか：価値観や信念（山本ら，2010）[8]<br>●生活背景：例；朗らかで明るい性格，家族の布団や着物，かいまき，半纏を作っており，誰にも負けないと自信をもっていた（齋田ら，2010）[1]<br>●内在化された個人の根幹となる性質：個人の価値観・信念，個人の性格，顕在化・潜在化した個人の内面のありよう（中川ら，2017）[10] |
| その時々の意思，意向，望み | ●対象者のその時々の意思や自己決定が自分らしさを物語る（小和田ら，2011）[5]<br>●自分らしさが表れる希望，思考やニーズの表現をくみ取る（小和田ら，2011）[5]<br>●患者の意思，意向：今後の治療に関するものあるいは生活上の望みや希望など（山本ら，2010）[8]<br>●望み：例；ごく自然に看取ってあげたい（家族）（齋田ら，2010）[1]<br>●情報ニード：例；看取り経験があり不安は少なく，特にない（家族）（齋田ら，2010）[1] |
| 人生における取り組み，職業，個人史 | ●対象者が築いた自然な状態や姿を生かす（小和田ら，2011）[5]<br>●生きてきた過程における体験の蓄積：積み重ねてきた人生史，積み重ねてきた生活歴，従事してきた職業，人生における取り組み（黒田ら，2017）[9]<br>●他とは違う個人のもつ独自性：人に備わっている個別性，一人の人間としての個性をもった存在，個人のもつ独自性（中川ら，2017）[10] |
| 取り巻く環境における他者や社会とのつながり | ●取り巻く環境，支援できる能力（家族を含めて）（山本ら，2010）[8]<br>●他者が認識する人物像：ケア提供者が認識する個人のありのままの姿，家族が認識する個人の足跡，社会的文脈における個人に対する他者の認識（中川ら，2017）[10] |
| もてる力と限界，可能性 | ●患者のもてる力：プラス面，長所（山本ら，2010）[8]<br>●能力の制限：マイナス面，短所（山本ら，2010）[8]<br>●自分らしさが表れているその人の行動パターンやセルフケアを見出す（小和田ら，2011）[5]<br>●身体的・精神的症状：例；全身倦怠感，意識レベルの低下，活動性の低下，傾眠傾向，四肢の冷感（齋田ら，2010）[1] |
| 健康状態についての理解 | ●どの程度自分の病気のことを知って，どのようにとらえているか（病識）（山本ら，2010）[8]<br>●理解度：例；だんだん体力が落ちてきており，死が近いと理解している（家族）（齋田ら，2010）[1] |

自分らしさが表れているその人の行動パターン・セルフケアを見出す，⑤対象者が大切にしてきた価値観や死生観を尊重する，⑥対象者が築いた自然な状態や姿を生かすなどを提示し，"その人らしさ"をとらえる視点を示している[5]。

さらに，山本らは，一般病棟での終末期がん患者の希望を支え，最期まで"その人らしく生きる"ためのケアプログラムシートを作成・実施し，①何を大切に，何を信じてきてきたか（価値観や信念），②どの程度自分の病気のことを知って，どのようにとらえているか（病識），③患者の意思・意向（今後の治療に関するものあるいは生活上の望み・希望など），④患者のもてる力（プラス面，長所），⑤能力の制限（マイナス面，短所），⑥取り巻く環境および支援できる能力（家族を含めて）をケアプログラムシートに含めている[8]。

一方，終末期，高齢者，精神疾患，がん，在宅人工呼吸器，重症心身障がいなどに関する文献を概念分析した黒田らは，“その人らしさ”の属性として，内在化された個人の根幹となる性質，終始一貫している個人本来の姿，他者が認識する人物像，他とは違う個人のもつ独自性，人間としての尊厳が守られている状態を提示している。他者が認識する人物像の「家族が認識する個人の足跡」には，個人の今まで生きてきた足跡に関する家族の認識が含まれ，また，“その人らしさ”の先行要件としての「生きてきた過程における体験の蓄積」には，積み重ねてきた人生史，積み重ねてきた生活歴，従事してきた職業および人生における取り組みが含まれるとしている[9]。

これらより，“その人らしさ”は，今までの生活習慣や生活スタイル，大切にしてきた価値観や信念，その時々の意思・意向，人生における取り組み，職業，個人史，取り巻く環境における他者や社会とのつながり，もてる力と限界および可能性，健康状態についての理解などにより把握できると考えられる（表 1-2）。

## その人らしく生きるを“支える”とは

それでは，その人らしく生きるを“支える”には，どのような工夫が必要だろうか。

### 1）妻の負担を気づかうBさん

大野は，旅行中にホテルの階段から転落し受傷（脊髄損傷）した 70 歳の男性（以下，B さん）への実践を報告している。B さんは老後の楽しみであった旅行中の事故で，突然生活が激変することになり，症状や妻への思いなど本心が言えない状況にあった。また，介護で疲れていた妻は，在宅療養生活がイメージできない状況だった。B さんは昼夜問わずの痛みとしびれがあり，上下肢の麻痺などにより，わずかに腰上げと右手指を動かすことができるのみであった[11]。

座位訓練を始めた頃，B さんは「自分でトイレに行けるようになりたい」とつぶやいた。スタッフから「もっと話を聴こう」という発言があり，計画を立てた。また，B さんの協力を得ながら B さんに負担のかからない移乗介助をスタッフの一人ひとりができるようにするなど信頼関係を築いていった。B さんは「これなら安心して頼める」と表情が明るくなった。しかし，その一方で「情けない，ずっとこのままなのでしょうか」と不安な気持ちを語った。そこでスタッフ間でケア前後の声かけを増やし，ベッドサイドで話をする時間をつくった。本人と家族を含む多職種カンファレンスで施設への入所を申し込むことになったが，妻の帰宅後，B さんは「自分の家があるのに家に帰れないなんて，神様は不公平だね」「妻にはこれだけの介助は無理だよね」と語った。

リハビリを努力したことにより，B さんはできることが徐々に増えていった。また，必死でリハビリに取り組む B さんの姿を見て，妻は「やってみないとわからないですもんね。やってみて，ですよね。頑張りましょう」と在宅療養を考えるようになった。それから 1 か月後，病棟では引き続きリハビリを行い，退院に向けての課題を整理し，支援した。B

さんは立位が可能になり，妻は「これならできそう。まずはやってみます」と話し，受傷後７か月で自宅に退院となった。

退院１か月半後に看護師と介護福祉士が訪問したところ，車椅子に座って待っていたＢさんは「今も入院中と変わらず痛みはあるが妻がそばにいてくれるし，やっぱり家はいいね」と話し，妻は「この人が頑張っている姿を見て，治してあげたいと思った」と語った。

大野は，本人と妻を含むカンファレンスを繰り返すことで「医療職側の思いや受傷後のＢさんの気持ちを共有することができ，チームで『家に帰りたい』という思いを支援することができた」とし，退院後の訪問では，夫婦がお互いを尊重し家にいることの大切さがわかる空間と感じたと述べている[11]。

## 2）看護実践の明確化と構造化：“本人を置き去りにしていないか”を問う

Ｂさんにおけるこの貴重な実践は，田道らのケア構造と共通する部分が多いことに驚かされる。田道らは，“その人らしさ”を支える看護実践の明確化と構造化を目的に，認知症専門病棟の看護師への参加観察と半構造化面接を行った。そして“その人らしさ”を支える看護実践として，「本人を置き去りにしていないか自問自答しながら，想定外のパワーの発見を期待し，医学的かつ了解・受容可能な方法を模索するなかで，快適な生活を創造しようと志向が変化し，それに応じて，独自の世界の支援方法を模索し方法を獲得した結果，本人にとってのwell-beingを知覚し，さらに自身の喜びを実感する」という構造を示している[6]（表1-3）。

Ｂさんの実践においても，本人の思いと家族の思いを多彩にとらえながら，Ｂさんの想定外のパワーの発揮を支えることで立位が可能になり，自宅に戻ることで本人と家族に

**表1-3　“その人らしさ”を支えるケア**

| 報告者，年 | その人らしさを支えるケア |
|---|---|
| 田道ら，2011[6]<br>目的：認知症患者のその人らしさを支える看護実践を明らかにし構造化する<br>方法：認知症専門病棟の看護師への参加観察と半構造化面接 | ①置き去りにしていないか自問自答する<br>②医学的かつ了解・受容可能な方法の模索<br>③想定外のパワーの発見と期待<br>④快適生活の創造を志向する<br>⑤独自の世界の支援方法の模索<br>⑥ well-being の知覚<br>⑦自身の喜びの実感 |
| 中川ら，2019[7]<br>目的：認知症高齢者のその人らしさを尊重したケアに関する認識と実践の実態とその影響要因を明らかにする<br>方法：質問紙調査（32施設のケア提供者250名を対象） | ●個の重視：身体症状の把握と対応，居心地の良い環境の形成，個々の生活機能や生活リズムに合わせる，パーソナルスペースを大事にする，決めつけずおのおのの見方の情報を共有する<br>●思いの尊重：様々な刺激を与え内面を引き出す，そのときそのときの思いを尊重する，集団意識をもっていることを理解する<br>●強みへの働きかけ：生活歴を現在の生活に生かす努力をする，表情や目線などから興味・関心事を追求する，自己決定できる働きかけをする，できることを発見し継続していく<br>●密な相互関係：あらゆる感情表出からニーズを把握する，コミュニケーション手段を駆使する |

とってのwell-beingと喜びの実感が導かれている。また，スタッフの「もっと話を聴こう」という姿勢は，本人を置き去りにしていないかを自問自答することになったといえる。これらは，入退院支援におけるケアのあり方を考えるときの基盤になると考える。

### 3）個の重視，思いの尊重，強みへの働きかけ

認知症高齢者への“その人らしさ”を尊重したケアの探究を続けている中川らは，認知症高齢者を含む様々な対象への“その人らしさ”または“その人らしさ”を尊重したケアに関する文献を分析し報告した[10)]。さらにその後，先行研究で得られた知見を踏まえた質問紙調査を行い，個の重視，思いの尊重，強みへの働きかけ，密な相互関係の4カテゴリーを提示した。「思いの尊重」では，そのときそのときの思いを尊重する，「強みへの働きかけ」では，できることを発見し継続していく，「密な相互関係」では，あらゆる感情表出からニーズを把握するなどを指摘している[7)]（**表1-3**）。

また，永井らは，緩和ケア病棟の看護師にとっての退院支援の意味について，「その人らしさを追求し，患者・家族と共に家を目指すチャレンジ」というテーマを生成している[12)]。

## ライフストーリー／人生の物語を聴くためには

Aさんの家族は，縫物が得意なAさんが作った着物やかいまきがたくさんあるので，Aさんにかけてあげたいと思っていたが，持って行ってよいものか聞けずに迷っていた。看護師が話しかけたことで家族は希望を伝えることができ，Aさんは自分の手で縫い上げた着物に再び触れることができたのである。また，Bさんでは，旅行中の突然の受傷で混乱している状況のなかで，看護師が「もっと話を聴こう」という姿勢で本人と家族に対応したことで，自宅に帰りたいという思いを支えることが可能になっている。前述したように，“その人らしく生きる”ことを支えるためには，人生のなかで積み重ねられてきた生活習慣や生活スタイル，価値観や信念，これまでの人生における取り組みや従事した職業がどのようなものであったのか，どのような他者や社会とのつながりが繰り広げられていたのか，それらをとおして築かれた歴史（個人史）はどのようなもので，そこから生まれるその時々の意思や意向は何かなどをとらえたうえでケアを構築することが求められる。そこでは，その人生を編んできたその人と，人生を共に歩んできた身近な人々の語りを聴くことが重要となる。

アトキンソン（Atkinson R）はライフストーリーインタビューに関する論述のなかで「他者の人生や，その人と，そのまわりの人々との関係についての経験を理解するには，その人々の声に耳を傾け，その人々自身のことを自身のために語ってもらうことが重要である。個人の独自の認識について知りたいと思うなら，その人自身の“声”以上によい方法はない」[13)14)]と述べている。人々の思いや人生をとらえる基盤となる考え方は多様であるが（モチベーショナルインタビュー，クライエント中心療法，病みの軌跡，「我と汝」など）[*1]，ここでは人生の語りに焦点を当て，人々の“声”を聴こうとするアトキンソン

の考え方＊2を踏まえてアプローチしていく。

## 1）ライフストーリー／人生の物語とは

ライフストーリーインタビューにおけるインタビューとは，"inter-view（…と一緒に見る）"を意味するものであり，何かを一緒に見る，あるいは誰かが語り，その語りを他者が親しみ深く，個人的な関心をもって聴くことを意味する。人生や生活についていくつかのストーリーを「物語る，語る（telling）」ということは，私たちにとってあまりに本質的で基本的であるため，その重要性に気づいていないことが多い。私たちはストーリー（物語）という形で考え，話し，そして生活を意味づけている。ストーリーを語ることは人間の血に色濃く存在し，私たちはストーリーを語る種（story telling species）といえるのである。そして，ライフストーリー（人生の物語）とは，これまで生きてきた人生を語ろうと思った人が語った物語である。多くは，それを思い出すことと，それを知るために他者にガイドされたインタビューの結果として現れる。アトキンソンは，語られたライフストーリーは，その人に起こったことの語りによる本質であると指摘する[14)]。そして，誕生から現在までを網羅することも，あるいはある時点の前後を網羅することも可能である。

## 2）ライフストーリー／人生の物語の"機能"

ライフストーリーは，4つ典型的な機能を果たすとされる。

第1に，ライフストーリーでは人間の深い部分の要素やモチーフが用いられることで，自分の体験を明確に理解し，体験についての感情を知り，自分にとっての意味に気づくことができる。生活についてのいくつかの物語を語ることによって，自分の生活を主観的かつ客観的に見ることができ，アイデンティティの確立が助けられる。

第2に，ライフストーリーは自分の体験を社会において確認し，価値づけ，支持することを可能にし，自分の周りの人々との関係を明確にする。それらは，社会が個人に求める要件を形づくり，いくつかの物語によって，他者との共通点や相違点を知り，他者との絆を理解することができる。

第3に，ライフストーリーは，神秘性に接する機会となり，身の回りの神秘性を認識させ，畏怖や驚異，尊敬，そして感謝などの感情を呼び起こす。これらの感情によって生命の神秘性へと誘われ，物語は，今，ここを超え，日常的な存在を超え，精神領域へと足を踏み入れる。

第4に，ライフストーリーは，時間とともにある宇宙の解釈的イメージや，私たちの周りにある宇宙の本質的な機能を意味あるものにしている世界観などを表現することができ，自分が宇宙の一部であると知り，それとどのように適合しているかを理解するとされている[14)]。

＊1：病みの軌跡，「我と汝」などについては，文献2），3），15）を参照。
＊2：ライフストーリーインタビューの詳細な内容については，文献13），14）を参照。本稿は，文献14）に基づいて紹介する。

## 3）ライフストーリーインタビューの意義

ライフストーリーインタビューは，人生を総体的にとらえる方法，あるいは個々人の人生について深くとらえる方法として比類ないものであり，過去と現在をよりよく理解する方法の一つであり，未来への遺産を残す方法でもあるとされる[13)14)]。

現代は，ライフストーリーを語り合う機会が少なくなっているといえる。しかしながら，私たち人間には，本来，ライフストーリーを語る力と，その語りを聴く力が備わっている。私たちは，古来，語ること，そして語りを聴くことで生きてきたのである。もし，日々の生活のなかでその機会が少なくなっているのであれば，看護師が保健医療福祉のなかでその機会を再びつくることは極めて重要となる。たとえば，自分の人生の終焉を感じたとき，あるいは家族など大切な人の人生の終焉を感じたとき，人生を物語ることができるかどうかは極めて重要である。そして，その語りは，かたわらで聴いてくれる人がいることで現実のものとなる。私たち人間は，聴いてくれる人がいないと語ることができない。すなわち，聴くということによって，その人の存在は，絶対的に肯定されるのである。

## 4）語りを聴く姿勢

アトキンソンが指摘するように，語ること，そして語りを聴くことは，私たち人間に本来備わっている。しかしながら，現代社会ではその機会は失われつつあり，私たちは，どのような機会にどのように聴けばよいのかと不安になる。聴くこととは，語りを支えることである。ここでは，語りを支えるための基本的な姿勢について考えたい。

語りを支えるためには，温かい雰囲気のなかで，語る相手に積極的な関心を向けて，一言一言を丁寧に聴くことが必要となる。語りを聴くうえでの基本的な姿勢・技術（座り方，視線，声の質など），相づちと励まし，開かれた質問と閉ざされた質問，言い換えと要約，感情への反映と事柄への反映などを活用することもできる。以下に，その一部を紹介する[＊3]。

### （1）“心のドア”をノックする

まずは落ち着ける部屋を準備する。専門職者から話を始めるときは，聞き取りやすい声や口調を心がけ，部屋のドアをノックするように“心のドア”をノックすることを忘れてはならない。語る人を支えるためには，どのような場面においても，人の心にずかずかと踏み込むようなことをしてはならない。

たとえば「…についてお話を伺いたいのですが，よろしいですか？」とか「よろしければ…についてご説明しようと思いますが…」など，相手の都合を尋ねながら“心のドア”をノックする。こうした姿勢を示して話が始まり，その後は相づちや励ましなどを交え，語りが続いていくよう支える（図 1-1）[16)]。

### （2）開かれた質問と閉ざされた質問

看護師は，「動悸はありますか？」とか「そのときから痛みがありましたか？」などの

＊3：人の語りを聴くためのコミュニケーション技術の詳細については，文献 16）を参照。

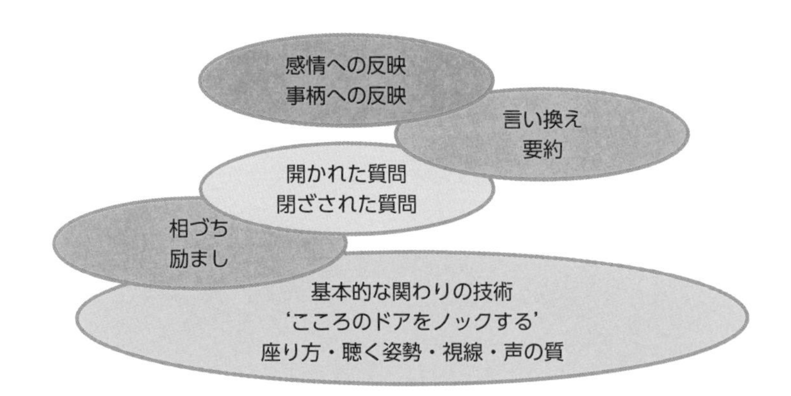


図 1-1 人の語りを聴くためのコミュニケーション技術

黒江ゆり子（2018）．健康生活を支える人間関係の構築．黒江ゆり子（編），新体系 看護学全書 専門分野Ⅱ成人看護学 成人看護学概論 / 成人保健．メヂカルフレンド社，p.183．より引用

ように，状況を明確にするために，はい・いいえなどの限定した応答を求める問いかけをすることがある。その一方で，「最初に診断されたときにどのように思いましたか？」とか「ご家族の様子はどのようでしたか？」などのように，「はい」「いいえ」の応答を求めるのではなく，本人が話したいと思っていることを話すことができるような問いかけをすることもある。前者が閉ざされた質問（closed end question）であり，後者が開かれた質問（open end question）である。

語りを支えるうえでは，「そのときに何か思いがあったのでは…」や「そこのところをもう少しお話しいただけますか」など，開かれた質問を用いることが多くなる。

**（3）事柄への反映と感情への反映**

私たちが話をするときは，「…が起こった」や「…の状況だった」など事柄として話すことが多い。そのため，それが起こったときの思いや，その状況をどのように感じたかなどは，事柄の陰に隠れてしまっていることがある。しかし，ライフストーリーでは，事実として何が起きたかという事柄も重要ながら，その事柄の背景にあるその人自身の思いや家族の思いもまた重要なのである。語られている事柄の背景にある感情に焦点を当てることによって，自分が聞いてほしかったことは，実はこのことだったと気づくことさえある。

語りが続くなかで，「そのときはとても嬉しく思われたようですね」や「それは悲しい出来事だったのでは…」と応答する。その応答が語っている人の思いに添ったものであるとき，その人の語りはさらに深化して続くであろう。

## 5）他者への“言いづらさ”

人の語りを聴くときに，専門職者として，もう一つ知っておかなければならないことがある。それは人々が抱く“言いづらさ”である。この言いづらさを抱く相手には，家族も，職場の人々も，そして保健医療従事者も含まれる[17)-21)]。それゆえ，専門職者は，語る人が相手に言いづらさを抱くことがあるということを知っていなければならない。

言いづらさとは，「本人の認識にかかわらず，“言わない”“言えない”“言いたくない”

といった“言う”ことに抵抗や苦痛が生じていると思われる体験」[22] をいう。また，言いづらさに先行する体験としては，病気の理解が難しい，説明する言葉が見つからない，他者への気づかい，傷ついた体験，仕事への影響の懸念，社会的偏見との遭遇などがあり，そのような体験がある場合に，私たちは言いづらさを抱く[14][18]。そして，言いづらさを感じる相手は，家族（夫，妻，父，母，兄弟姉妹），友人，職場の人（上司，同僚，部下），地域の人，保健医療従事者（医師，看護師）などである。

人は，身近にいる家族だからこそ，相手を気づかって言えないことがある。たとえば，呼吸不全状態のCさん（60歳代，女性）は，病状が厳しくなったとき，自分の残りの人生についての思いをなかなか家族に伝えることができずに悩んでいた。看護師の働きかけにより，郷里に戻りたいという思いを夫と息子に話す機会が得られたことで，残りの日々を郷里に戻って過ごすことができた[23]。

また，忙しそうにしている看護師に話を切り出しにくい場合や，どのような言葉で表現していいのかわからない場合にも言いづらさを抱く。そのような場合，語り合える人や語りを聴いてくれる人との出会いが重要となる。看護師は，相手の抱いている言いづらさに気づき，語りを支える努力を続ける必要がある（図1-2）[24]。

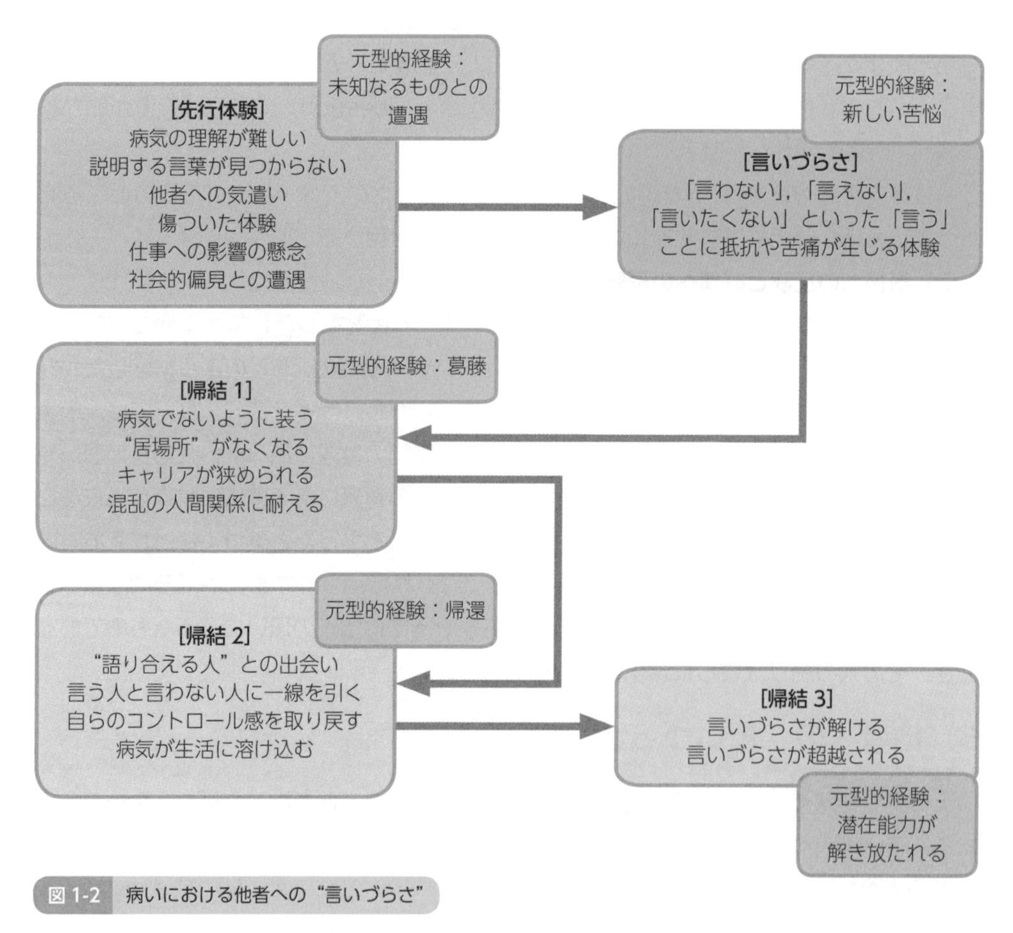


図1-2 病いにおける他者への“言いづらさ”

黒江ゆり子（2019）．関節リウマチと慢性看護総論―"生活者”からクロニックイルネスを考える．RAナーシング，3：1-6．より引用。なお，元型的経験の解釈については文献18）を参照。

入退院支援は，これからのその人とその家族のありようにかかわることである。そうであるとすれば，看護師は，その人と家族がこれまでどのような人生を歩んできたのか，そしてこれから先の人生をどのように歩もうとしているのかを知ることが必要となり，それはその人と家族の語りを支えることで可能になる。そして，その思いを知ろうとする行為，すなわち，語りを支えようとする行為自体が，深い意味をもつケアにつながる。人生のどのような時期にあっても，生まれてきて良かった，あるいは，この人々に囲まれていて良かったと思えることこそが，田道ら[6]が述べる“自身の喜びの実感”であるだろう。そこにつながる支援が求められている。

クラインマン（Kleinman A）は，「ケアをすることは典型的な道徳的・人間的実践となる。ケアは共感豊かな想像的実践となり，責任を果たす営みとなり，証人であろうとすることになり，そして途方もない窮地を生きる人びとと結束しようとする実践になるのである。このような道徳的・人間的実践を通して，ケアをする人，そしてときにはケアを受ける人さえもがより現実に根を張る存在となり，そうしてまったき人間になるのである」[25]と著している。看護職は，ケアをとおして患者・家族の人生に触れ，そこにある希望を実現するためにどうすればいいのかと苦悩し，壁にぶつかりながらも懸命に支えようとする。ケアをすることは典型的な道徳的・人間的実践になるということを踏まえ，“その人らしく生きる”を支えることを考えていきたい。

**文献**

1）齋田綾子，小泉美佐子（2010）．意思確認が困難な終末期高齢患者の看護―家族との話し合いによりその人らしさを看護に取り入れることを目指した終末期看護支援手順導入の効果．老年看護学，14（1）：42-50.
2）Buber M（著），植田重雄（訳）（1979）．我と汝・対話．岩波書店，p.45.
3）黒江ゆり子，藤澤まこと，普照早苗，他（2005）．クロニックイルネスにおける「二人して語ること」―病みの軌跡が成されるために．岐阜県立看護大学紀要，5（1）：125-131.
4）川島みどり（2002）．人間らしく生きていくことをめざす看護．看護実践の科学，27（9）：72-75.
5）小和田美由紀，川田智美，藤本桂子，他（2011）．医療者がとらえる「その人らしさ」に関する研究内容の分析．群馬保健学紀要，32：43-50.
6）田道智治，島田美紀代，正木治恵（2011）．認知症患者のその人らしさを支える看護実践の構造―医療場面に焦点を当てて．老年看護学，15（2）：44-50.
7）中川孝子，藤田あけみ，西沢義子（2019）．認知症高齢者グループホームにおける「その人らしさを尊重したケア」の実態と影響要因．弘前医学，69（1-4）：57-65.
8）山本知枝子，大西和子，辻川真弓（2010）．終末期がん患者の希望を支え，その人らしく生きるためのケアに関する研究―ケアプログラムシート作成とそれを使用する看護師の学び．三重看護学誌，12：31-48.
9）黒田寿美恵，船橋眞子，中垣和子（2017）．看護学分野における「その人らしさ」の概念分析―Rodgersの概念分析法を用いて．日本看護研究学会雑誌，40（2）：141-150.
10）中川孝子，藤田あけみ，西沢義子（2017）．「その人らしさを尊重したケア」に関する文献検討―認知症高齢者への実践に向けて．青森中央学院大学研究紀要，27（学校法人青森田中学園創立70周年記念号）：141-151.
11）大野幸江（2116）．あきらめていた自宅退院をめざしたA氏への支援―その人らしく生きることを支援する．看護と介護，42：14-15.
12）水井翠，薩山正子，御子柴直子，他（2017）．緩和ケア病棟の看護師にとっての退院支援の意味．日本看護科学会誌，37：170-178.
13）Atkinson R（2001）．The life story interview．Jaber F. Gubrium JF，Holstein JA（eds），Handbook of Interview Research：Context & Method，Sage Publications，p.121-140.
14）黒江ゆり子，北原保世（2011）．慢性の病いとともにある生活者を描く方法とライフストーリーインタビュー―Robert Atkinsonの考え方．看護研究，44（3）：247-256.
15）黒江ゆり子，藤澤まこと，普照早苗（2004）．病いの慢性性（Chronicity）における「軌跡」について―人は軌跡をどのように予想し，編みなおすのか．岐阜県立看護大学紀要，4（1）：154-160.
16）黒江ゆり子（2018）．健康生活を支える人間関係の構築．黒江ゆり子（編），新体系 看護学全書 専門分野Ⅱ成人看護学 成人看護学概論／成人保健．メヂカルフレンド社，p.177-188.
17）黒江ゆり子（企画）（2011）．焦点／慢性の病いにおける他者への「言いづらさ」―ライフストーリーインタビューは何を描き出すか．看護研究，44（3）：227-317.
18) 黒江ゆり子，藤澤まこと（2012）．慢性の病いと他者への「言いづらさ」―糖尿病におけるライフストーリーインタビューが描き出すもの．岐阜県立看護大学紀要，12（1）：41-48.
19) 黒江ゆり子，藤澤まこと（2015）．慢性の病いにおける言いづらさの概念についての論考―ライフストーリーインタビューから導かれた先行要件と帰結．岐阜県立看護大学紀要，15（1）：115-121.
20) 黒江ゆり子，藤澤まこと（2018）．クロニックイルネスにおける他者への「言いづらさ」―病いにおける体験記をふまえた論考．岐阜県立看護大学紀要，18（1）：135-142.
21) 黒江ゆり子，藤澤まこと（2019）．クロニックイルネスにおける他者への「言いづらさ」―日本文学における近代小説に著わされた事象をふまえた論考．岐阜県立看護大学紀要，19（1）：147-154.
22) 寶田穂，黒江ゆり子，市橋恵子，他（2011）．「言いづらさ」は何を意味するのか．看護研究，44（3）：305-315.
23) 長谷佳子，高橋奈美，二本栁玲子，他（2009）．中範囲理論の看護実践での活用（3）「慢性疾患の病みの軌跡」看護モデルの活用（1）．看護技術，55（3）：295-299.
24) 黒江ゆり子（2019）．関節リウマチと慢性看護総論―"生活者”からクロニックイルネスを考える．RA ナーシング，3：1-6.
25) Kleinman A，江口重幸，皆藤章（著），皆藤章（編・監訳）（2015）．ケアをすることの意味－病む人とともに在ることの心理学と医療人類学．誠信書房.

# 2 入退院支援とは

## “その人らしく生きる”を支える入退院支援とは

入退院支援とは，患者と家族の意向に沿った療養生活上のニーズを基盤とし，入院前から退院後も継続する“その人らしく生きる”ことへの支援である。そして，病気の発症や悪化によって，これまでの生き方からの変更を余儀なくされるなかで，病気や障がいをもちながら自分らしく生きる人生へと編み直しをするための支援であるといえる。そこには患者・家族の意向を踏まえた意思決定支援，退院後の生活に向けた病状管理のためのケアとセルフケア自立に向けたケア，患者・家族への教育支援，社会資源の適切な活用への支援が含まれる。

患者にとって入院期間は，長い人生のなかの一部分であるが，病気や障がいをもちながらの入院中から退院後に向けた支援は，患者・家族のその後の生き方に大きく影響することとなり，きわめて重要な支援である。

## “その人らしく生きる”患者のニーズ

患者の“その人らしく生きる”を支えるためには，その人を病気や障がいをもった患者としてではなく，これまでの人生を生きてきた生活者としてとらえ，その人のこれまでの人生を深く知り，これからの生き方を意思決定するための支援が求められる。そのためには，以下の３つの視点から患者のニーズをとらえる必要がある。

①その人を生活者ととらえる

②その人のこれまでの人生を聴き尊重する

③“その人らしく生きる”生き方への編み直しを支援する

### 1）その人を生活者としてとらえる

天野によると，「生活にはモノやサービスの消費だけでなく，その前提としての生産や労働があり，またもっとも基本的には人間の生死や環境とのかかわりがある。『生活者』

という言葉は，生活が本来持っているそうした全体性と，この全体性を自らの手の中におきたいと願う主体としての人びとをさしている」[1]とあり，「もう一つは，『個』に根ざしながら，他の『個』との協同により，それまで自明視されてきた生き方とは別の『もう一つの』（オルターナティヴな）生き方を選択しようとする人びととしての『生活者』である」[1]と示されており，幅広い生活を行う主体としてのとらえ方と，それまでの生き方とは別の生き方を選択して生きる人としてのとらえ方が示されている。一方，看護学における「生活者」としては，「病気をもつ人」としてではなく，「その人の生きてきた個の歴史のなかで培われた生活習慣や生活信条を持ちながら生きている人」[2]であるととらえられ，「悩みながらも自ら問題を見つけたり，長い時間の中で培われた自分の価値観や生活信条に基づいて行動しようとする姿を指しており，生活の全体性を把握する主体を示す」[3]とのとらえ方も示されている。

看護師は，入院してきた患者の状況をみて病衣を着た姿＝病者でとらえがちであるが，その人の背景には今まで生きてきた歴史があり，そのなかで培われた価値観や生活信条があること，また家族の重要な一員であり，社会的な立場のある生活者であるととらえなければならない。また，生活者は，病気や障がいをもつことによる苦悩や不安を抱いているが，必要な支援が得られれば再びそのなかでの生き方を見出していく力をもっている人であるととらえることが必要である。

以下の事例をもとに，生活者としてとらえることの重要性について考察する。

**事例　A さん，80 歳代，男性**

●事例の概要

A さんは，18 年前と 8 年前の 2 回，心房細動が原因の脳梗塞を発症し，B 病院で治療を受け左半身不全麻痺になったが，日常生活活動（ADL）はほぼ自立していた。退院後も週 3 回の通所リハビリテーションに通い，リハビリテーションを続けていた。その後，腰椎椎間板ヘルニアによる左下肢痛が出現し，歩行器使用によるすり足歩行になったが，時間をかけて何とかトイレまで行き排泄ができていた。

5 か月前にトイレに行く途中で転倒し，救急搬送された C 病院で右大腿骨転子部骨折の診断を受け，入院となった。翌日，観血的骨接合術が行われ，適切な治療がなされた。

●支援を受ける前の状況

入院した C 病院の急性期病棟では，A さんは，「骨折して寝たきりになった患者」としかとらえられておらず，看護師に排泄の状況を聞かれることもなかったため，入院前に努力してトイレまで歩いていたことを把握されず，ずっとおむつ内排泄となり，リハビリテーションの時間以外はベッド上で寝たきりの生活であった。食欲が低下し，入院 1 か月間で 10kgの体重減少がみられ，腸骨部と仙骨部に数か所の褥瘡ができていた。同時に，感情表現がみられなくなり，生きる意欲も低下したようであった。

●生活者ととらえた支援

入院期間が長期になったことで，以前 A さんが脳梗塞で入院し，退院後も通所リハビリテーションを利用していた B 病院の回復期リハビリテーション病棟に転院となった。そこでは，看護師も理学療法士も入院前の A さんが歩行できていたことを知っており，できるだけ入院前の状態に戻れるよう，端座位の保持から始め，車椅子移乗，立位保持へと訓練が進められた。
　病棟でも看護師による端座位保持による食事が開始されたことでAさんの食欲は回復し，栄養状態が改善したことと，適切な体位変換が行われたことにより，3か月後には褥瘡が完治した。
　看護師がAさんに今の思いやこれまでの人生について尋ねたところ，Aさんは「家に帰って生活したい」「脳梗塞になるまでは30年間，毎朝牛乳配達を続けており，体力に自信をもっている」と語った。Aさんは，脳梗塞になってからもあきらめず，少しでも動けるようにと頑張ってリハビリテーションを行い，日々の生活のなかで何事も自己決定して生きてきた人であることがわかった。
●自宅退院に向けた支援
　退院2週間前に，退院前カンファレンスが開催された。Aさんは妻（80歳代）と2人暮らしで，妻は腰椎圧迫骨折の既往があったため施設入所が提案されたが，Aさんの家に帰りたいという強い意思が尊重され，訪問看護，訪問介護，通所介護の利用によりAさんの意思決定どおり自宅に退院することができた。

　C病院の急性期病棟の看護師は，Aさんを「骨折して動けない患者」としかとらえられておらず，ADLの自立に向けた支援は積極的には行われていなかった。そのなかでAさんは絶望感を抱き，生きる意欲をなくしていったと考えられる。
　一方，転院先であるB病院の看護師やリハビリテーションスタッフは，Aさんが脳梗塞後もリハビリテーションに励み，歩行してトイレで排泄していたことを知っており，Aさんを自身の決めたことに対して何事も努力をする「生活者」ととらえていた。看護師は，Aさんの今までの生き方に少しでも近づけるよう，ADLの自立を目指して支援し，それがAさんの生きる意欲の回復につながったといえる。
　Aさんは，病気や障がいで動けなくなっていく自身に絶望し，生きる気力を失いかけていたと考えられるが，B病院での端座位で床に足を付けて座って食べることをきっかけに，Aさんらしさや自らの生きる力を取り戻せた。そして自らの状況を受け入れ，その後の生き方についても自己決定できたと考える。

### 2）その人のこれまでの人生を聴き尊重する

　患者を生活者ととらえるには，まずはその人の思いや，これまでの人生を知り，そのなかで培われた生活信条や価値観を知る必要がある。そのためには，患者やその家族のこれまで生きてきた過程に興味や関心をもち，思いを聴くことから始める必要がある。
　人を生活者としてとらえ，その人生や生活を描く方法にアトキンソン（Atkinson R）によるライフストーリーインタビュー[4]がある（詳細は第Ⅰ章第1節参照）。
　日々の煩雑な看護実践のなかで，話を聴く必要性はわかっていても，じっくり話を聴く時間がとれないとジレンマを感じている看護師は多いと思われるが，短時間でもその人の人生に関心をもち，現在の思いや，これまでの人生を尊重しながら聴くことは，より深くその人を知ることにつながる。その人にとっても，これまでの人生を語ることが，あるがままの自分を受け入れ，これからの生き方を考える契機となる。

## 3）“その人らしく生きる”生き方への編み直しを支援する

患者の病状は，循環器疾患や呼吸器疾患など慢性疾患の急性増悪や，がんのように疾患をもちながら生きていく場合，脳血管疾患のように急に発症し急性期症状が治まっても後遺症としての障がいが残り，障がいをもちながら生きていく場合など，多様である。いずれも入院前の状態には戻れず，その後の生き方の変更を余儀なくされる。

### （1）病みの軌跡モデルとは

“その人らしく生きる”ための，その後の人生への編み直しへの支援として，病みの軌跡モデルを紹介する。ストラウス（Strauss AL）とコービン（Corbin JF）によると，病みの軌跡モデルでは，「軌跡（trajectory）の枠組みは一つの概念モデルであり，病気の慢性状態は長い時間をかけて多様に変化していく一つの行路（course）を示す」「病みの行路（illness course）は，方向づけや管理が可能であり，行路を適切な管理をすれば随伴する症状をコントロールすることができ，安定を保つこともできる」[5] と示されている。

病みの軌跡においては，「行路を方向づけるためには，患者・家族・保健医療専門職者が共に努力する必要がある」が，軌跡を図表に表すことができるのは過去の出来事を振り返ったときのみといえる。

### （2）慢性状況のそれぞれの局面

病気の慢性状況は，表 2-1 のように，それぞれの局面を移行していくことが指摘されている[6]。病気の進行や個々の状況によって局面は変化し移っていく。その動的な状況は，軌跡の局面移行（trajectory phasing）といわれる。そして，病気の今後の見通しである軌跡の予想（trajectory projection）には，病気の意味や症状，生活史，時間が含ま

表 2-1　病気の慢性状況（軌跡の局面）

| | |
|---|---|
| **前軌跡期** | 軌跡が始まる前，予防的段階，徴候や症状がみられない |
| **軌跡発現期** | 徴候や症状がみられる，診断の期間が含まれる |
| **急性期** | 病気や合併症の活動期，管理のため入院が必要となる状況 |
| **クライシス期** | 生命が脅かされる状況 |
| **安定期** | 病みの行路と症状がコントロールされている状況 |
| **不安定期** | 病みの行路と症状がコントロールされていない状況 |
| **下降期** | 身体の状態や心理的状態が進行性に悪化し，症状の増大がみられる状況 |
| **立ち直り期** | 障害や病気の制限の範囲内で受けとめられる生活のありように徐々に戻る状況，身体面の回復，リハビリテーションによる機能障害の軽減，心理的側面での折り合い，毎日の生活活動を調整しながら生活史を再び築くこと「編みなおし」などが含まれる |
| **臨死期** | 数週間，数日，数時間で死に至る状況，生活史のある人としての統合がなされる |

黒江ゆり子（2017）．慢性期看護の理解．黒江ゆり子（編著），新体系看護学全書 経過別成人看護学③慢性期看護．メヂカルフレンド社，p.58．より作成

れる。「病気とその管理に携わる医師や看護師，個人，家族はそれぞれ独自に軌跡を予想しどのように方向づければよいかを考えるが，それはその人の知識や経験，人からの伝聞，信念などにもとづいて行われる」[7]。したがって，入退院支援では，軌跡発現期から急性期を経た患者が，立ち直り期を経て安定期に移行できるよう支援することが求められると考える。

一方で，医療者，患者，家族の描く軌跡の予想は必ずしも同じ方向ではなく，それぞれの予想を確認したうえで，今後の局面が上向きになるように支援する必要がある。慢性状況にあるケアの焦点は治療にあるのではなく，「病気を管理しその病気とともに生きる方策を発見することにある」[8] と示されており，そのためには病みの行路の変化に伴い様々な状況に適応させるために何度も折り合いをつけ，一連の過程のなかでその人がそれまで編んできた人生や生活という糸を少しほどいてもう一度編み直し（reknitting）を行うことができるよう支援することが必要である。

A さんの場合，1 度目の脳梗塞の発症（軌跡発現期）により入院治療（急性期）の後，リハビリテーションに励み，ADL はほぼ自立していた（立ち直り期）。退院後も週 3 回の通所リハビリテーションに通い，リハビリテーションを続けていたが（安定期），後腰椎椎間板ヘルニアの発症による左下肢痛が出現し（下降期），歩行器使用によるすり足歩行になったが，トイレでの排泄はできていた。右大腿骨転子部骨折により手術・入院となり（急性期），その後 ADL の低下，食欲低下，褥瘡の発生などで生きる意欲が低下した（下降期）。B 病院への転院を契機に再び生きる意欲を取り戻し（立ち直り期），車椅子生活で ADL には多くの介助が必要になったが，自身の今後の生活については自己決定して自宅で生活している。

A さんの場合，病気が発症するたびに ADL が低下し，何度も繰り返し病気や障がいをもつ生活に折り合いをつけ，今後の自分らしい生き方へと編み直しを行ってきたと考える。

**（3）“その人らしく生きる”ための患者のニーズ**

このように，病みの軌跡モデルを活用した支援は，病いとともに生きる方策を発見する支援であり，“その人らしく生きる”ための編み直しへの支援を示唆していると考える。

病気や障がいにより変化した生活に適応するための入院中の支援は，その後の患者・家族の人生に大きく影響する。それゆえ，個々の看護師が入院前から退院後の療養生活を視野に入れた入退院支援の重要性を理解し，患者を生活者ととらえ，常に思いを聴きながら寄り添い，病気をもちながらの生活の編み直しに向けて支援することが重要である。

すなわち，“その人らしく生きる”ための患者のニーズとして，以下の 3 点が考えられる。

①個人の尊厳が尊重され，自らが意思決定し生活が送れる。
②退院後の病気や障がいをもちながらの生き方への編み直しができる。
③多職種の支援を受けながら安定した療養生活が継続できる。

この患者のニーズを基盤に“その人らしく生きる”ことを継続的に支援することが，看護師に求められる入退院支援であると考える。

# “その人らしく生きる”を支える入退院支援の方策

“その人らしく生きる”を支える入退院支援の方策として，①入退院支援の取り組みの確実な実施，②入退院支援の実践に向けた看護師の意識変革，③入退院支援の組織的体制の構築が重要であると考える。以下に，その3つの視点から必要な方策を説明する。

## 1）入退院支援の取り組みの確実な実施

以下に，入退院支援の取り組みの確実な実施に関連する医療提供体制の変化と，それをもとに策定した“その人らしく生きる”を支える入退院支援プロセス（以下，入退院支援プロセス）について説明する。

### （1）医療提供体制の変化

人口の少子高齢化が急速に進み，団塊の世代が75歳以上の後期高齢者となる2025年に向け，医療提供体制は医療機関完結型から地域完結型へと移行され，医療機関の機能分化・強化と連携，在宅医療などの充実が推進されてきた。

2016年度の診療報酬改定では「退院支援加算」が新設され，入院3日以内の退院困難患者の抽出や，7日以内の患者・家族との面談，多職種による早期のカンファレンスの開催，病棟に専任の退院支援職員を配置することなどの，退院支援の積極的な取り組みの推進につながった[9)]。また，退院直後に，医療機関の看護師などが自宅を訪問し，患者・家族に療養上の指導を行う場合の「退院後訪問指導料（580点）」と，訪問看護ステーショ

**「退院支援加算1」の算定要件[9)]**

2016年度から新設された「退院支援加算1」（2018年度から「入退院支援加算1」に変更）の算定に向け，必要な要件や施設基準を満たせるよう整備されたことが入退院支援の充実につながっていると考えられる。

「入院後3日以内に退院困難な患者を抽出」の要件は，入院時のスクリーニングやアセスメントの確実な実施につながる。

「入院後7日以内に患者・家族と面談し，病状や退院後の生活も含めた話し合いを実施」では，早期から患者・家族から直接意思の確認ができ，退院後の生活を見据えた入院時アセスメントおよび看護実践の確実な実施につながる。

「入院後7日以内に多職種によるカンファレンスを実施」することで，患者・家族，看護師，その他の関連職種が入院早期から目標を共有でき，同じ方向性で意思決定支援や退院後の生活を見据えたケア・教育支援，社会資源の調整につなげることができ，退院後の生活に向けた多職種カンファレンスの確実な実施につながる。

ほかにも，介護支援専門員との連携実績が問われることや，地域の20か所以上の医療機関などの職員と，入退院支援部門および病棟の職員（看護師または社会福祉士）が，各連携機関の職員と年に3回以上面会し情報共有を行うことも定められ，地域の関連職種との連携も強化されることにつながる。

**「退院後訪問指導料」の算定要件 [9]**

2016 年度の診療報酬改定で新設された「退院後訪問指導料（580 点)」は，病院の医師または医師の指示を受けた看護師が自宅などを訪問し，患者・家族に療養上の指導を行った場合に算定され，退院 1 か月を限度として 5 回まで病院の報酬として算定できる。

自宅などへの訪問時に，退院後に担当する訪問看護師と同行して必要な支援を行った場合，退院後 1 回に限り訪問看護同行加算として 20 点を加算でき，合計 600 点が算定できるようになった。そのため，病棟看護師が退院後の患者・家族の生活状況を把握し，必要な支援を行うことが可能となり，入院中の入退院支援の評価にもなる。これは，退院後の生活状況の把握・評価のための取り組みの実施が確実にできるようになったといえる。

ンまたは他の保険医療機関の看護師などと同行し指導を行った場合の「訪問看護同行加算（20 点)」が新設された [9]。

2018 年度の診療報酬改定では，住み慣れた地域で継続して生活できるよう，患者の状態に応じた支援体制や地域との連携，外来部門と入院部門（病棟）との連携などを推進する観点からの評価を充実させている。病気になり入院しても，住み慣れた地域で継続して生活できるよう，入院前から関係者との連携を推進するために入院前からの支援を行ったときの評価として「入院時支援加算（200 点，退院時 1 回)」が新設された。そして「退院支援加算」が「入退院支援加算」に変更され，外来部門と病棟との連携強化による入院前から入院中，退院後の外来や在宅までの切れ目のない支援が評価されることとなった [10]。

また，外来部門と入院病棟の看護師による患者情報の共有が確実に行われ，入院時には患者・家族の思いを含めた看護計画の立案につなげられることが重要である。退院後も引き続き支援が必要となる場合は，必要な支援が外来でも継続され，地域の専門職との連携が図られることで，患者・家族は住み慣れた地域で継続して生活できると考える。

**（2）“その人らしく生きる”を支える入退院支援プロセスの策定**

患者・家族への継続支援の方策として，以下の 3 つの重要な取り組みを含む入退院支援プロセスを考えてみる。

①退院後の生活を見据えた入院時アセスメント・看護実践の確実な実施
②退院後の生活に向けた多職種カンファレンスの確実な実施
③退院後の生活状況の把握・評価のための取り組みの実施

これらの効果的な取り組みから，“その人らしく生きる”を支えるために入院前から退院後までの一貫した支援を確実に行うための「入退院支援のプロセス」を図 2-1 に示す。

**①退院後の生活を見据えた入院時アセスメント・看護実践の確実な実施**

入退院支援においては，入院前から患者・家族の入院前の生活状況や，病状，社会資源の利用状況，退院困難な要因の有無などが把握される。それらの情報をもとに，病棟看護師が患者・家族を生活者ととらえ，入院時に患者・家族の入院前の生活や退院後の生活への意思を確認し，病状や治療も含めてアセスメントし，退院後の生活を見据えた目標設定および計画立案に結びつける必要がある。そして，退院後のその人らしい生活の構築に向

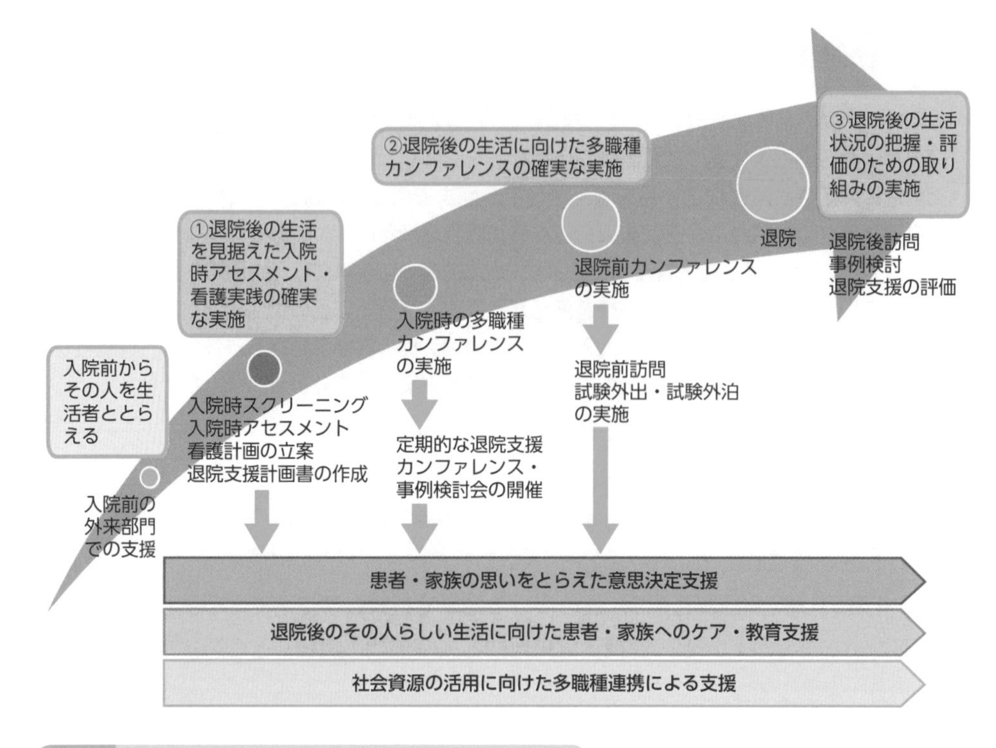


図 2-1 “その人らしく生きる”を支える入退院支援のプロセス

けて支援するためには，多職種と協働で取り組む必要がある。

具体的に行う看護実践としては，患者・家族の思いをとらえた意思決定支援，退院後のその人らしい生活に向けた患者・家族へのケア・教育支援，社会資源の調整に向けた多職種連携による支援などが含まれる。

●入院前の外来部門での支援

入退院支援の対象は，自宅などから入院する予定の患者であり，上記⑥の「退院困難な要因」をもつ者として，悪性腫瘍，認知症，誤嚥性肺炎等の急性呼吸器感染症，緊急入院，要介護認定が未申請，入院前に比べ ADL が低下し，退院後の生活様式の再編が必要であること，排泄に介助を要すること，退院後に医療処置（胃瘻などの経管栄養法を含む）が必要なこと，入退院を繰り返している人が選定され，入院前から入退院支援の必要性が共有されることになった。また，虐待や生活困窮などにより，入院早期から福祉などの関係機関との連携が必要な状態の患者や，小児における退院困難な場合も加えられた[10]。

これらは外来部門や入退院支援部門の看護師によって情報収集され，必ず入院病棟の看護師と情報共有される。医療機関によっては，外来部門で療養支援計画が立案される場合もある。これらの入退院支援が推進されることで，入院を予定している患者が，入院前から入院生活や入院後にどのような治療過程を経るのかをイメージでき，安心して入院医療を受けることができる。

●入院時スクリーニング，入院時アセスメント，看護計画の立案と看護実践

入退院支援体制が整備されている医療機関の場合は，入院前に退院支援が必要な患者の

**「入院時支援加算」の算定要件[10]**

2018年度の診療報酬改定では，外来部門における入院前からの支援が強化された。

具体的には，入院の予定が決まった患者に対して外来部門で，①身体的・社会的・精神的背景を含めた患者情報の把握，②入院前に利用していた介護サービス・福祉サービスの把握，③褥瘡に関する危険因子の評価，④栄養状態の評価，⑤服薬中の薬剤の確認，⑥退院困難な要因の有無の評価，⑦入院中に行われる治療・検査の説明，⑧入院生活の説明を行い，入院中の看護や栄養管理などにかかわる療養支援の計画を立案することや，患者および入院予定先の職員と共有することにより，入院時支援加算（200点，退院時1回）が算定できることになった。

スクリーニングが行われている場合もある。入院病棟の看護師は，入院時にその情報をもとに，改めて患者・家族を生活者ととらえ，退院後のその人らしい生活を見据えたアセスメントを行い，ニーズを明確にする必要がある。そのニーズを充足するための看護計画を立案し，患者・家族の思いをとらえた意思決定支援，退院後のその人らしい生活に向けた患者・家族へのケア・教育支援，社会資源の活用に向けた多職種連携による支援などを行う。なお，入退院支援のスクリーニングとアセスメント，患者・家族への意思決定支援，退院後の生活に向けた支援，社会資源の活用に関する支援の詳細については第Ⅱ章で説明する。

●退院支援計画書の作成

退院困難な理由を要している患者に対して，入院7日以内に退院支援計画書の作成に着手する。退院支援計画書は，退院についての患者の意向・希望や退院後の生活目標，患者以外の相談者，退院支援で留意すべき主な問題点・課題など，退院予定時期，退院支援内容，退院後の医療の確保に関することなどを記載する欄があり，患者・家族や関連職種と連携して退院支援内容を共有し，退院支援計画を作成した後，患者・家族に文書で説明して，同意する場合は署名してもらい，患者・家族に手渡す。これは，患者・家族，関連職種間での退院に向けた課題や必要な支援の共有につながる。

**②退院後の生活に向けた多職種カンファレンスの確実な実施**

患者・家族のその人らしい生き方を支えるためには，多職種それぞれの専門性を生かした支援が不可欠であり，同じ方向性で支援を進めるためには退院後の生活に向けた多職種カンファレンスの確実な実施が必要となる。

●入院時の多職種によるカンファレンス

入院時の多職種によるカンファレンスは，入院7日以内に患者・家族，看護師，医師，リハビリテーションスタッフ，医療ソーシャルワーカー（MSW），薬剤師，管理栄養士などの多職種が参加して開催される。医師から病状や治療方針が説明され，看護師が患者・家族の意思やADLの状況，看護計画などを示し，リハビリテーションスタッフからリハビリテーションの計画が示される。また，管理栄養士，薬剤師などの介入内容も共有し，患者・家族，多職種が同じ方向性で退院時の目標を設定し，その目標に向けて多職種が協働して支援を行うことが可能になる。

多職種カンファレンスに参加するには，看護師間の情報共有が必要になり，そのためのチーム内のカンファレンスが開催され，それが看護師の退院支援に向けた意識の向上にもつながる。

●退院前カンファレンス

退院前カンファレンスは，患者・家族，院内の多職種に加えて地域の専門職も参加して行われる合同カンファレンスである。そこでは，在宅における支援の継続に向けた情報を共有し，在宅生活上の課題やサービス利用などの具体的な支援が検討される。患者・家族にとっても，退院後の生活に対する不安が表出できることにより，解決策の検討につながる。多職種による在宅での具体的な支援内容が確認できることにより，在宅での生活のイメージ化にもつながる。

●退院前訪問，試験外出，試験外泊

退院前訪問では，医師の指示を受けた看護師，理学療法士，作業療法士などと介護支援専門員が，退院前に患者と共に自宅を訪問し，退院後の住環境や退院後の生活への適応状況などの課題を見出し，入院中に課題解決に向けて支援する。退院後の生活への不安の軽減につながる。

同様に，試験外出や試験外泊により，試験的に在宅での生活を送ることで，在宅生活上の課題が明確になり，安心して退院するための対応が可能になる。なお，試験外泊時に生活困難な状況になると，かえって在宅への退院が難しくなる場合もあるため，事前に介護支援専門員などと連携し，ベッドを設置するなどの在宅生活に向けた準備が必要となる。

**③退院後の生活状況の把握・評価のための取り組みの実施**

この取り組みとして，退院後訪問，訪問事例の事例検討，退院支援の評価がある。

●退院後訪問

病棟看護師が退院後に自宅を訪問することは，患者・家族にとって退院後の療養生活上の不安の軽減につながる。病棟看護師にとっても，実際に自宅に出向くことで在宅生活のイメージ化につながり，患者・家族の思いを直接聞くことで，入退院支援へのモチベーションの向上にもつながる。また，病棟看護師と訪問看護師が同行訪問することが評価されるようになったことにより，患者・家族のその人らしい生活に向けた病棟での支援が在宅療養へと継続され，在宅での生活に合わせて改善される契機となる。

**「退院前訪問指導料」の算定要件** [11]

「退院前訪問指導料（580点）」は，入院期間が1か月を超えると見込まれる患者の円滑な退院のため，自宅を訪問し患者またはその家族などに対して，退院後の在宅での療養上の指導を行った場合，当該入院中1回（入院後早期に退院前訪問指導の必要があると認められる場合は2回）に限り算定できる。

●事例検討，退院支援の評価

訪問事例の事例検討を行うことで，入院中の退院支援の振り返りおよび評価が可能となる。しかし，医療機関の退院支援の現状では，必要な患者すべてに退院後訪問が行われているわけではない。そこで，退院後の外来受診時に生活状況を聴いたり，訪問看護師や施設の看護師と連携して退院後の生活状況を把握し，事例検討を行うことにより，入院時から退院後までの支援内容を振り返ることができ，退院支援の評価につながる。その際，入退院支援が困難な事例だけでなく，円滑な支援につながった事例の検討を行うことも効果的である。

以上，入退院支援プロセスに沿った取り組みを確実に行うことにより，患者・家族の意思決定に沿った“その人らしく生きる”ことへの支援につながる。

### 2）入退院支援の実践に向けた看護師の意識変革

患者・家族の“その人らしく生きる”ことを支える入退院支援を行うには，その人を生活者としてとらえ，その人の生命および尊厳を尊重した支援が実践できるよう，看護師の意識の変革が必要となる。しかし，退院支援の現状を振り返ってみると，患者と家族の意思が異なり，家族の意思が優先される場合が多くみられる。また，患者・家族を交えた意思確認の機会を複数回もち，病状の説明や退院後に利用可能な社会資源に関する情報提供を行い，患者・家族がお互いに折り合いをつけながら意思決定ができるよう支援することが求められるが，こうした一連の支援に困難感を覚える看護師も多い。

入退院支援の事例検討を積み重ねることは，看護師自身が支援内容を振り返る機会となり，多様な支援方法や考え方を学ぶことができると同時に，入退院支援に関する意識を高め，次のより良い支援につながる。また，退院後の訪問によって実際の生活を把握することは，看護師の意識の変革に向けて効果的であるといえる。患者・家族の意思決定に沿った退院支援の重要性がわかり，生活者として患者・家族をとらえる視点が培われる。

病棟内で確実に入退院支援を実施するには，入退院支援推進の中核となる看護師の存在が重要となる。まずは，病棟の退院支援の課題を明確にし，その解決のために取り組む方向性やその病棟に適した方策を検討する。その方策をスタッフ間で共有して取り組みを進め，経過のなかで効果を評価しながら，さらにそこで出てきた課題の解決に向けて検討しながら進めていくことが求められる。中核となる看護師が，病棟のなかで退院支援の実践やスタッフ教育において効果的に機能するためには，看護師長，主任，チームリーダーなどの支援者が必要である。また，退院調整看護師が，病棟のなかで退院支援の実践モデルを示すことも，病棟看護師への教育・支援を行ううえで重要であり，“その人らしく生きる”入退院支援の実践につながる。

### 3）退院支援の組織的体制の構築

2016 年度から新設された「退院支援加算 1」の施設基準として，退院支援業務等に専従・専任する看護師および社会福祉士を配置することや，2 病棟に 1 名以上の入退院職員（看護師または社会福祉士）を配置することが要件とし規定されており[9)]，入退院支援部門と病棟との円滑な連携が図れるような体制が整備されたといえる。そして，“その人らしく生きる”を支える入退院支援がどの病棟でも受けられるためには，院内全体や各部署における入退院支援の組織的体制の構築が必要となる。

たとえば，各部署で入退院支援プログラムが確実に実施できるよう，入退院支援に関する委員会組織の委員が支援状況を確認することや，周知のための研修会やスタッフへのアドバイスを行うことも必要となる。また，地域包括ケア病棟などに，転入時の病棟間の看護サマリー，地域の専門職に向けた看護サマリーなどを整備し，入院時から退院後まで“その人らしく生きる”ことへの支援が継続される体制を整備することも重要となる。

そして，入退院支援に関する委員会において，院内全体の入退院支援の課題を明確にし，課題解決に向けて検討し，委員会組織で検討された内容が，委員をとおして病棟看護師に共有されることで，患者・家族に必要な入退院支援の看護実践が提供できるようになる。したがって，入退院支援に関する委員会組織が充実することによって，院内の入退院支援体制が整備され，入退院支援の質向上につながる。

上述した3つの方策を含めた入退院支援を行うことにより，“その人らしく生きる”を支える入退院支援につながると考える。

## 文献

1）天野正子（1996）．「生活者」とはだれか―自律的市民像の系譜．中公新書，中央公論新社，p.13.
2）河口てる子，患者教育研究会（2003）．患者教育のための「看護実践モデル」開発の試み―看護師によるとっかかり / 手がかり言動とその直感的解釈，生活と生活者の視点，教育の理論と技法，そして Professional Learning Climate．看護研究，36（3）：177-185.
3）黒江ゆり子，藤澤まこと，三宅薫，他（2006）．看護学における「生活者」という視点についての省察．看護研究，39（5）：337-343.
4）Atkinson R（1995）/ 塚田守（訳）（2006）．私たちの中にある物語―人生のストーリーを書く意義と方法．ミネルヴァ書房，p. viii - ix .
5）Pierre W（ed.）（1992）/ 黒江ゆり子，市橋恵子，寶田穂（訳）（1995）．慢性疾患の病みの軌跡―コービンとストラウスによる看護モデル．医学書院，p.3.
6）黒江ゆり子（2017）．慢性期看護の理解．黒江ゆり子（編著），新体系看護学全書 経過別成人看護学③慢性期看護．メヂカルフレンド社，p.58.
7）前掲書 6），p.14.
8）前掲書 6），p.18.
9）厚生労働省（2016）．平成 28 年度診療報酬改定の概要.
<https://www.mhlw.go.jp/file/06-Seisakujouhou-12400000-Hokenkyoku/0000115977.pdf> [2020.January 4]
10）厚生労働省（2018）．平成 30 年度診療報酬改定の概要．医科 I.
<https://www.mhlw.go.jp/file/06-Seisakujouhou-12400000-Hokenkyoku/0000198532.pdf> [2020.January 4]
11）厚生労働省（2012）．平成 30 年度診療報酬改定について．診療報酬の算定方法の一部を改正する件（告示）.
<https://www.mhlw.go.jp/file/06-Seisakujouhou-12400000-Hokenkyoku/0000196288.pdf> [2020.January 4]

# 3 地域包括ケアシステムにおける入退院支援

## 地域包括ケアシステムとは

### 1）社会的背景

少子高齢化が急速に進むわが国では，高齢化率＊1 が 1970 年に 7%に達して高齢化社会となり，1995 年に 14%に達して高齢社会となり，2007 年には 21%に達して超高齢社会となった。そこで，団塊の世代が 75 歳以上の後期高齢者となる 2025 年に向け，人々が地域での生活を継続するための医療・介護連携に基づくサービス提供体制および地域づくりが推進された。85 歳以上の高齢者が 1,000 万人を超える 2040 年には，医療および介護の需要が増えると同時に，介護は必要なくても生活上の困難を抱える高齢者がこれまでにない規模で増加することが予測される。

**（1）高齢者像の変化**

2000 年の介護保険施行時の要介護者は，幼少期の厳しい衛生環境や戦争をくぐりぬけ生き抜いてきた世代であり，若い頃に自分がその年齢まで生きていることを想像することが難しかったが思いがけず長生きしたという高齢者である。しかし，2040 年の社会では，要介護者の多くが介護保険の恩恵を受け，介護予防の重要性を知り，65 歳まであるいはそれ以上に就労を継続することが当たり前という時代を経験することになる。「人生 100 年時代」を生きる彼らは，人生の最終段階までの生活を十分に検討し，選択する時間が与えられた世代といえる。これからの高齢者は，情報通信技術（information and communication technology：ICT）や SNS（social networking service）が発展するなか，スマートフォンやタブレットなどの情報端末を活用した生活が一般的になり，現在の高齢者像とは異なっていることが予測される。また，生活の多様化とともに所得格差が拡大し，平均的な高齢者像に基づく施策が意味をもたなくなる。

**（2）家族の変化**

介護保険制度創設時に「介護の社会化」を目指したものの，現状では家族による介護が

＊1：65 歳以上の高齢者人口が総人口に占める割合。

果たす役割は大きい。これまでは介護をすべて専門職に任せることはできず，家族による介護がなければ在宅生活は支えられなかった。しかし，近年では高齢者の一人暮らしが増加し，80 歳代の親と 50 歳代で単身，無職の子が同居する「8050 問題」が指摘されるなど，高齢者が現役世代を経済的に支えている状況も生じている。2040 年には，家族介護を前提としない要介護者の支援提供体制の整備や制度設計が不可欠になるといえる。

家族が担う役割や住まい方も多様となり，一人暮らしでも近隣に子どもが住んでいる場合や，同居世帯であっても障害のある家族が要介護者と同居している場合，経済的な問題を抱えている場合など，本人以外の家族への支援を同時に検討しなければならないこともある。また，地域における生活スタイルの多様化に合わせて，地域づくりも多様な資源を組み合わせて対応する必要が生じてくる。したがって，現在は世帯単位で設計されている社会保障制度を，個人単位，地域単位へと再編していく必要がある。

### 2）社会的包摂

現代は，住民の一人ひとりが多様な生き方をし，多様な家族と多様な住まい方をし，経済面や家族関係，健康問題などにおいて様々な課題を抱えて生活している多元的な社会である。多元的な社会において，地域を「助け合い，支え合うコミュニティ」ととらえる人もいれば，単に生活する場所と考える人もいる。同じ地域に住んでいても，それぞれの住民にとって地域の役割や重要度，期待感は異なっている。

多元的な社会に向かう際の基本的なアプローチとして，それぞれ異なる生活上の課題を抱えた人々を地域のなかで排除（社会的排除）することなく援護し，地域社会の一員として包み込む考え方を「社会的包摂」＊2 とよぶ。社会的包摂という考え方では，一人ひとりの意思が尊重され，地域や社会のなかで排除されることなく生活が継続できる。こうした考え方が，地域包括ケアシステムの基盤となっている。

### 3）地域包括ケアシステム

2005 年の介護保険法改正において，第 1 条に「尊厳の保持」の文言が付記されたことが地域包括ケア＊3 の出発点といえる。2014 年度の診療報酬改定においては，団塊の世代が 75 歳以上となる 2025 年を目途に，重度な要介護状態となっても住み慣れた地域で自分らしい暮らしを人生の最後まで続けることができるよう，住まい・医療・介護・予防・生活支援が一体的に提供される地域包括ケアシステムの構築を実現すること，地域包括ケアシステムは，保険者である市町村や都道府県が，地域の自主性や主体性に基づき，地域の特性に応じて作り上げていくことが明示された（図 3-1）[2)]。

地域包括ケアシステムの全体構成を示した「植木鉢」の図では，地域包括ケアの前提と

＊2：国民一人ひとりが社会のメンバーとして「居場所と出番」をもって社会に参加し，それぞれのもつ潜在的な能力をできる限り発揮できる環境を整備することが不可欠である。このような社会的排除の構造と要因を克服する一連の政策的な対応を「社会的包摂（social inclusion）」という[1)]。
＊3：地域住民が住み慣れた地域で安心して尊厳あるその人らしい生活を継続することができるように，介護保険制度による公的サービスだけでなく，様々なフォーマル・インフォーマルな社会資源を本人が活用できるように，包括的および継続的に支援することをいう。地域包括支援センターが中核機関となっている。

○団塊の世代が75歳以上となる2025年を目途に，重度な要介護状態となっても住み慣れた地域で自分らしい暮らしを人生の最後まで続けることができるよう，住まい・医療・介護・予防・生活支援が一体的に提供される地域包括ケアシステムの構築を実現していきます。

○今後，認知症高齢者の増加が見込まれることから，認知症高齢者の地域での生活を支えるためにも，地域包括ケアシステムの構築が重要です。

○人口が横ばいで75歳以上人口が急増する大都市部，75歳以上人口の増加は緩やかだが人口は減少する町村部等，高齢化の進展状況には大きな地域差が生じています。

地域包括ケアシステムは，保険者である市町村や都道府県が，地域の自主性や主体性に基づき，地域の特性に応じて作り上げていくことが必要です。

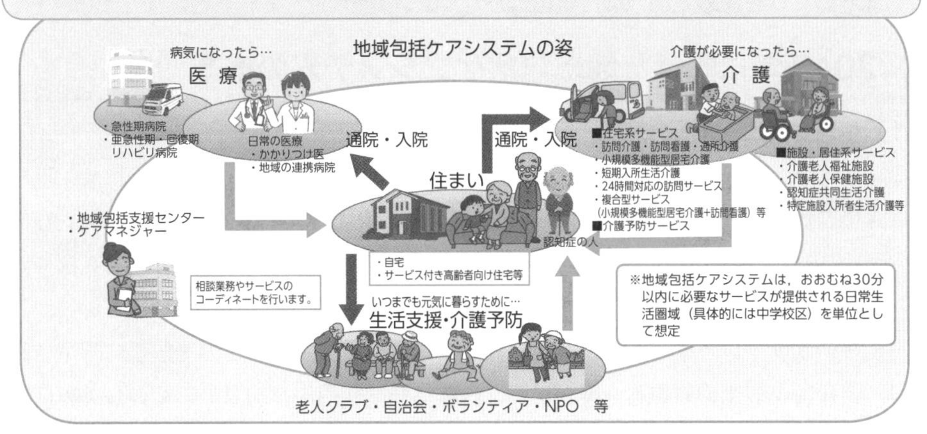


図3-1　地域包括ケアシステム

厚生労働省．地域包括ケアシステム．より引用

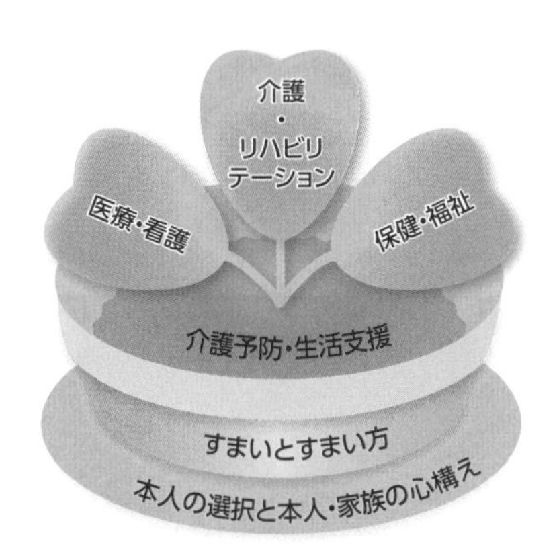


図3-2　地域包括ケアシステムの植木鉢

地域包括ケア研究会（2016）．地域包括ケアシステムと地域マネジメント．より引用

して，本人の選択と本人・家族の心構えが必要であることが示され，本人の意思決定の重要性が強調された（図3-2）[3]。要介護者がどこに住むのか，どのようなサービスを使って生活するかは本人の意思決定に基づくものであるが，本人が在宅生活を望んでいても，家族の生活を守るために施設入所を選択することが日常的に起こっている。今後も家族は多様化し，本人との関係性が希薄な関係者が本人の意思を十分に尊重しないまま決定する

という事案が出てくると思われる。本人の意思を尊重するとともに，家族も悩みを抱える個人としてそれぞれの人生に対する意思を尊重できる状況を，どのように折り合いをつけ，実現するかが重要となる。

地域包括ケアシステムでは，多元的な社会における地域の実情に合ったしくみを設計する必要がある。住民が望む地域の姿を描き，そのためのしくみやサービスを設計し，協働して地域づくりを進めていかなければならない。

## 4）2040年に向けた地域包括ケアシステムの推進

### （1）生活支援ニーズへの対応

2040年は，85歳以上の高齢者が1,000万人以上となる社会であり，多様な生活支援ニーズにこたえる体制の構築が，介護保険の範囲を超えた地域全体の課題となる。現在は，要介護度の軽い人を対象とした介護予防・日常生活支援総合事業*4で，生活支援や介護予防の一部を事業化し，それぞれの地域の実情に合わせた取り組みが行われている。しかし，現在の制度では，地域の多様な支援資源の活用は要支援1・2の対象者に限定されており，要介護1以上の対象者や障がい者，一般住民は利用や参加がしにくいしくみになっている。生活支援の事業化にあたり，市町村で多様な地域資源を活用した事業を行い，また地域の事業者や住民へと活動の場を広げていく必要がある。

要介護者は身体介護を必要とする利用者が多く，身体介護と生活援助の一体的な提供が必要となる。したがって，専門職による生活支援を残しながら，より選択肢を増やす方向で市町村の事業化を検討する必要がある。

### （2）医療ニーズへの対応

急性期の対応として医療機関の入院機能は引き続き提供されるが，慢性期の疾病管理を継続しながら在宅生活を継続するためには，さらなる在宅医療の整備が必要となる。しかし，在宅での医療資源を増やすだけでは，在宅医療体制を構築することは困難である。

現在の在宅医療が抱える負担を医療職間に分散し，一部は他の専門職と連携を強化することによって結果的に負担が軽減されるなどの方策も検討すべきである。たとえば，定期巡回・随時対応型訪問介護看護*5が，日中に予防的視点をもって利用者の状況を適切にモニターしていれば，夜間の急変を減らすことができるなどがある。

また，在宅での一人暮らしや在宅での看取りの増加が予測されるなか，地域の医療提供体制におけるしくみの構築が必要となる。在宅医療や訪問看護，訪問介護も含めて，夜間の対応を地域での当番制にして分担するなどのモデルを検討し，実施する必要がある。

### （3）住まいの多様化への対応

現在では，居住系サービスの多様化に加え，外づけのサービス利用を前提としたサービ

*4：介護保険法で定められている総合事業。市町村が中心となり，地域の実情に応じて住民の多様な主体が参画し，多様なサービスを充実することで地域の支え合い体制づくりを推進し，要支援者に対する効果的かつ効率的な支援などを可能とすることを目指している。

*5：日中・夜間を通じて，訪問介護と訪問看護の両方を提供し，定期巡回と随時の対応を行う介護サービス。1つの事業所で訪問介護と訪問看護を一体的に提供する一体型と，訪問介護を行う事業者が地域の訪問看護事業所と連携をしてサービスを提供する連携型がある。

ス付き高齢者向け住宅，住宅型有料老人ホーム，グループリビングなどの多様な住まいも増加するなか，「施設」と「在宅」という分類は意味を失っており，一般の居宅から介護医療院まで，多種多様な住まいが存在している状況である。

2040 年には，多様な選択肢のなかから，一人ひとりのニーズに合った「住まいの多様化」と「住まいを支えるしくみ」が必要になる。介護度の重い人を受け入れるための施設，軽い人用の施設という整理の仕方ではなく，それぞれの住まいにおいて人生の最終段階まで過ごすためにどのようにすべきか，心身の状態が変化したときにどのように支えるかの検討が必要になる。

#### （4）専門職の育成

地域包括ケアにおいて，包摂的な地域社会を構築し，生活全体をケアすることができる人材を確保するという方向のなかでは，単に専門的なサービスを提供する従事者としてではなく，地域とのかかわりをもった人材を育成することが不可欠である。多職種連携においても，専門職間での連携にとどまらず，地域住民や本人・家族を交えた地域全体のなかでの多職種連携を位置づける必要がある。

地域包括ケアシステムは，地域での一人ひとりにとっての当たりまえの生活の継続を目標としている。地域における人々の生活は，人と人との様々な関係性のなかで営まれており，本人を尊厳ある一人の生活者として理解し，家族や地域住民との関係性を意識したかかわりができる能力が求められる。また，障がい者や低所得者など，多様な課題が交錯する地域で，現在の地域の実態を見きわめられる包括的な知識と，保健医療福祉の総合的な視野をもち活動できる能力が求められる。

#### （5）2040 年のケアマネジメント

2040 年に向けて，本人および家族のニーズに合った生活の実現に向けて，地域資源を結び付け，可能な限り本人の望む生活を支援するための，より個別性の高いケアマネジメントが求められる。すでに介護予防・日常生活支援総合事業の介護予防ケアマネジメントや地域ケア会議（自立支援型マネジメント）＊6 において，ケアマネジメントの視点は，介護保険の枠を越えて民間サービスや地域の住民活動へと範囲を広げている。したがって，今後のケアマネジメントは，介護保険以外の公的制度との連携は当然として，地域の民間サービスや住民全体の活動など，地域で生活を継続していくなかで必要とされる資源を適切に組み合わせる能力がこれまで以上に求められるといえる[4)]。

## 地域包括ケアにおける医療機関の果たす役割

### 1）医療機関の果たす役割

地域包括ケアシステムが推進されるなかで，医療機関の果たす役割も変化してきた。医

＊6：多職種の専門職の協働のもと，高齢者個人に対する支援の充実と，それを支える社会基盤の整備を同時に推進し，地域包括ケアシステムの実現に向けた手法として市町村や地域包括支援センターが開催する会議。

療提供体制は医療機関完結型から地域完結型へと移行し，医療機関の機能分化・強化と連携，在宅医療などの充実が推進されてきた。

### （1）地域包括ケア病棟の役割

医療機関のなかで，地域包括ケアシステムを支える病棟として地域包括ケア病棟が新設された[5]。2014 年の時点では，急性期治療を経過した患者や在宅で療養している患者の受け入れ，在宅・生活復帰支援の役割をもつことが明示された。2018 年には，在宅で療養している患者などの受け入れの要件が追加され，自宅などからの入院患者には，在宅等緊急受け入れ機能と在宅等予定受け入れ機能（化学療法 / 緩和ケア, 手術・麻酔 < 出来高, 短期滞在手術等基本料 3>，糖尿病教育入院，薬剤使用の適正化）があることが示された（図 3-3）[6]。2020 年度の診療報酬改定においては，さらに実績要件が見直され，入院患者に占める自宅などから入院した人の割合が 1 割以上から 1 割 5 分に引き上げられ，より在宅療養患者の受け入れが推進されることになった[7]。

地域包括ケア病棟の対象者は，自宅や急性期病床から入棟し，退院先は自宅や介護老人保健施設（在宅強化型）などで，在宅復帰率 70％以上の要件が定められている。疾患別では，骨折・外傷（脊髄損傷以外）が最も多く，肺炎，悪性腫瘍，脳梗塞，心不全（高度非代償性），慢性閉塞性肺疾患（COPD），パーキンソン病関連疾患などとなっており，退院に向けて病態の安定，疾病の治癒・軽快，リハビリテーションにより退院後の生活への

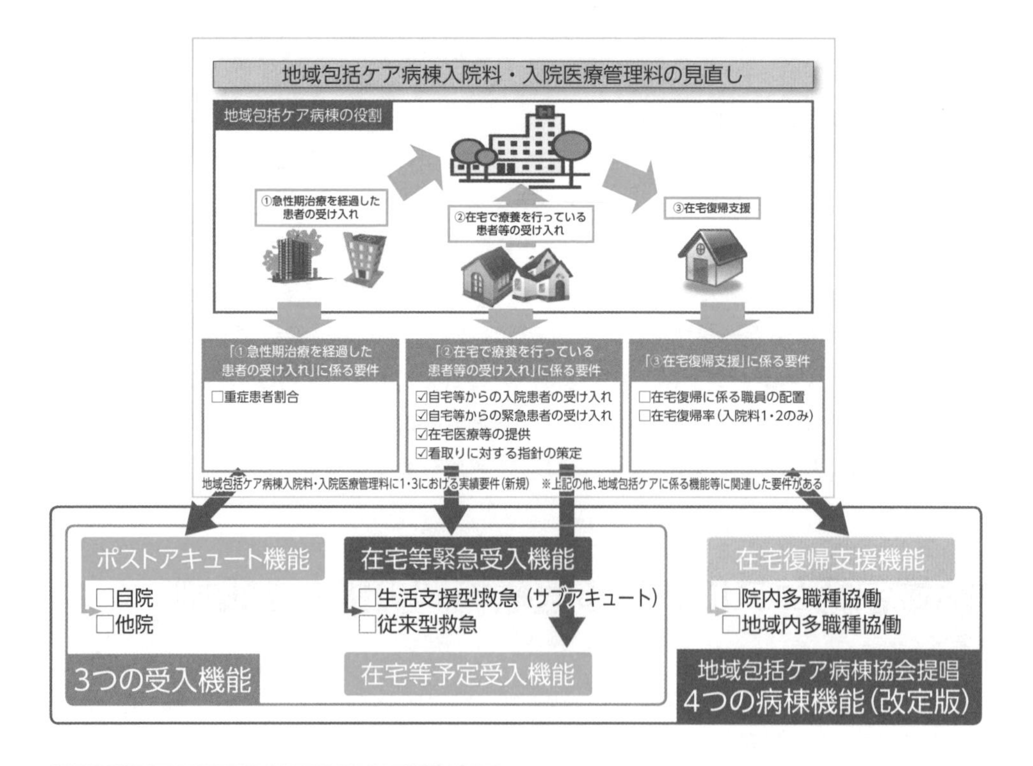


図 3-3 地域包括ケア病棟の役割と 4 つの病棟ケア

地域包括ケア病棟協会（2019）．地域包括ケア病棟の病棟機能と地域包括ケア病棟を有する病院の病院機能．より引用

準備などを目指している[8)]。退院後の生活を視野に入れた支援としては，入棟時早期から，退院後の生活に向けた意思決定支援，セルフケア自立に向けた支援，医学的管理に向けた本人・家族への療養指導などが行われている。

#### （2）入退院支援体制の推進

地域包括ケアシステムのなかで，人々が「住み慣れた地域で自分らしい暮らしを人生の最後まで続けることができる」ことを目指すためには，急性期治療から在宅療養までのスムーズな連携が不可欠となる。2018年に「入退院支援加算」が設けられたことにより，入院前から外来部門と病棟との連携強化が図られ，退院後のその人らしい生き方の実現を目指す入退院支援が組織的に推進されることになった。

このように，医療サービスの利用者ニーズが多様化し，医療提供体制が変化するなかでの地域包括ケアシステムにおいて，人々がより健康で“その人らしく生きる”ために，医療機関の果たす役割は大きいといえる。医療機関の看護師の入退院支援においては，地域の看護師との連携，その他の専門職者との連携・協働により，その人の生き方に合わせた質の高い支援を提供することが求められている。

### 2）看護師の果たす役割

第Ⅰ章2節「入退院支援とは」で述べたように，入退院支援とは，患者と家族の意向に沿った療養生活上のニーズを基盤とし，入院前から退院後も継続する“その人らしく生きる”ことへの支援である。そして，病気の発症や悪化によって，これまでの生き方からの変更を余儀なくされるなかで，病気や障がいをもちながら自分らしく生きる人生へと編み直しをするための支援である。地域包括ケアシステムのなかで，その人が人生を編み直し，退院後も住み慣れた地域で継続してその人らしく生きられるためには，看護師の果たす役割が重要となる。

#### （1）「つなぐ」機能

どの年代であってもどのような状況であっても共通することは，その人が尊厳を保って暮らしていけるように，身体と生活の両方の視点をもち，制度を越えて療養の場をつなぐ，他職種をつなぐ，情報をつなぐなど，「つなぐ」機能である。

**表3-1　地域包括ケアで看護に期待される機能**

①健康上，生活上のアセスメントとリスクの予見：その人が抱えている障がいや病状，置かれている環境や状況，家族関係，家庭環境など人的環境も含めた健康状態をアセスメントし，起こり得るリスクを予見する
②情報の整理と他職種への情報発信：患者から得た情報を整理し，他職種へ情報発信する
③意思決定への支援と倫理調整：患者・家族の意思を尊重し，権利擁護を第一に考えた話し合いをもち調整する
④ケアの質管理：多様な職種がかかわるなかでケアの質を管理する

齋藤訓子（2018）．地域包括ケアの中の看護職とは何か．保健医療社会学論集，29（1）：25-32．より作成

地域包括ケアで看護に期待される機能として，表 3-1 の点が示されている[9)]。

### （2）入退院支援体制の構築

地域包括ケアのなかでの看護師の役割を入退院支援の視点からみてみると，2018 年からの「入退院支援加算」の新設により，外来部門（入退院支援担当部署）で入院前からの支援が始められるようになった。入退院支援担当部署の看護師は，入院予定患者の入院前の生活状況として利用しているサービスや服薬中の薬剤の把握，今まで入院時に行われていた栄養状態などの各種スクリーニングを行い，看護や栄養管理になどにかかわる療養支援の計画の立案や，入院生活に関するオリエンテーションを行う。

病棟看護師は，療養支援の計画をもとに，患者や家族の退院後の生活に向けた意思を確認し，退院後のその人らしい生活に向けた看護計画を立案し，患者・家族の退院後の生活に向けた支援を実施する。退院前には多職種参加の退院前カンファレンスを実施し，在宅療養を担う医療機関との連携強化を図るとともに，病棟看護師，外来看護師，訪問看護師や保健師などの看護師同士の看看連携や，地域の専門職との多職種連携を図り，患者・家族の退院後のその人らしい生活を支援するためにそれぞれの専門性を生かして検討する。

退院後は，医療機関では外来看護師が療養支援を行い，在宅では地域の専門職者が療養支援を継続することにより，患者・家族は地域のなかでも継続的にその人らしく生きるための支援が受けられるよう調整する（図 3-4）[10)]。

したがって，地域包括ケアシステムのなかでの入退院支援における看護師の役割は，患

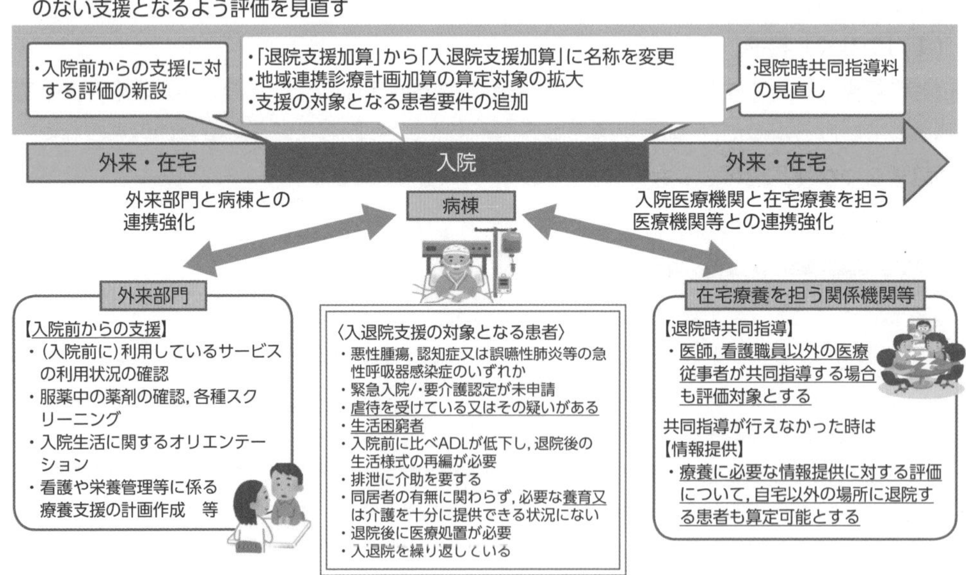


図 3-4　入退院支援の推進

厚生労働省（2018）．平成 30 年度診療報酬改定の概要．より引用

者の疾患を管理しながら，本人・家族の意思決定に沿って療養生活を編み直すことを支援することである。そして，介護支援専門員と協働し，地域の専門職や地域住民などを含めた社会資源による支援をコーディネートし，その人が住み慣れた場所で安全・安楽に“その人らしく生きる”ことを継続的に支える支援体制を構築することであるといえる。

### 文献

1）内閣官房．社会的包摂政策を進めるための基本的考え方．
＜https://www.cas.go.jp/jp/seisaku/syakaihosyou/syutyukento/dai10/houshin.pdf＞［2020．April 16］
2）厚生労働省．地域包括ケアシステム．
＜https://www.mhlw.go.jp/stf/seisakunitsuite/bunya/hukushi_kaigo/kaigo_koureisha/chiiki-houkatsu/＞［2020．April 16］
3）地域包括ケア研究会（2016）．地域包括ケアシステムと地域マネジメント．平成 27 年度老人保健事業推進費等補助金老人保健健康増進等事業，地域包括ケアシステム構築に向けた制度及びサービスのあり方に関する研究事業報告書，三菱 UFJ リサーチ＆コンサルティング．
＜https://www.mhlw.go.jp/file/06-Seisakujouhou-12400000-Hokenkyoku/0000126435.pdf＞［2020．April 16］
4）地域包括ケア研究会（2019）．2040 年：多元的社会における地域包括ケアシステム―「参加」と「協働」でつくる包摂的な社会．平成 30 年度老人保健事業推進費等補助金老人保健健康増進等事業，地域包括ケアシステムの深化・推進に向けた制度やサービスについての調査研究，三菱 UFJ リサーチ＆コンサルティング，p.5-31.
＜https://www.murc.jp/wp-content/uploads/2019/04/koukai_190410_17.pdf＞［2020．April 16］
5）厚生労働省（2014）．平成 26 年度診療報酬改定の概要．
＜https://www.mhlw.go.jp/file/06-Seisakujouhou-12400000-Hokenkyoku/0000039378.pdf＞［2020．April 16］
6）地域包括ケア病棟協会（2019）．地域包括ケア病棟の病棟機能と地域包括ケア病棟を有する病院の病院機能．2019.08.30（改定版）．
＜https://chiiki-hp.jp/wp-content/uploads/2019/04/20190830_地域包括ケア病棟の病棟機能と地域包括ケア病棟を有する病院の病院機能.pdf＞［2020．April 16］
7）厚生労働省（2020）．令和 2 年度診療報酬改定の概要．
＜https://www.mhlw.go.jp/content/12400000/000616842.pdf＞［2020．April 16］
8）厚生労働省（2017）．平成 29 年度第 4 回入院医療等の調査・評価分科会．
＜https://www.mhlw.go.jp/file/05-Shingikai-12404000-Hokenkyoku-Iryouka/0000171846.pdf＞［2020．April 16］
9）齋藤訓子（2018）．地域包括ケアの中の看護職とは何か．保健医療社会学論集，29（1）：25-32.
10）厚生労働省（2018）．平成 30 年度診療報酬改定の概要．
＜https://www.mhlw.go.jp/file/06-Seisakujouhou-12400000-Hokenkyoku/0000197979.pdf＞［2020．April 16］

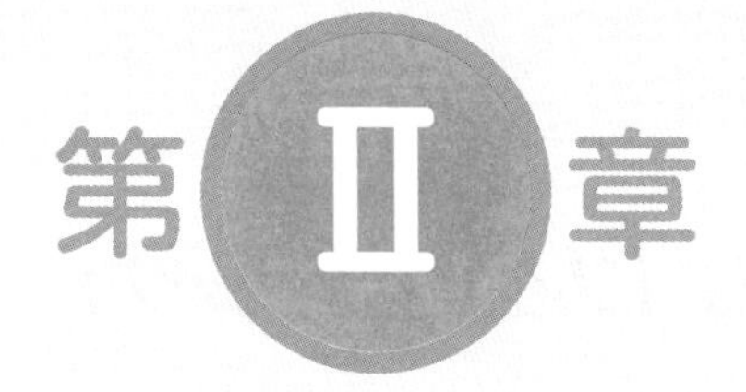

# 第Ⅱ章

# 入退院支援のステップ・バイ・ステップ

# 1 入退院支援のスクリーニングとアセスメント

## 入退院支援が必要な患者の抽出（スクリーニング）

“その人らしく生きる”を支援するためには，病気や障がいで入院した患者の退院後の生活に向けた支援の必要性を判断し，入院時早期から支援を開始する必要がある。2016年度の診療報酬改定では「退院支援加算」が新設され，退院支援加算 1 を算定するためには，入院 3 日以内の退院困難患者の抽出や，7 日以内の患者・家族との面談，7 日以内の多職種によるカンファレンスの実施，病棟に専従の退院支援職員を配置することなどが要件として示され，退院支援の積極的な取り組みの推進につながった。2018 年度の診療報酬改定により，自宅などから入院する予定の患者には，入院前に外来において入院時スクリーニングおよび入院時アセスメントが実施されるようになり，入院時から入退院支援が必要な患者が特定され，支援が開始される体制が整備された医療機関が増加している。

本項では，先行文献を参考に入退院支援における入院時スクリーニングがどのような目的で開発されてきたのかを確認し，そのうえで，生活者であるその人をどのようにアセスメントして支援につなげればよいかについて考えてみたいと思う。

### 1）入院時スクリーニングの必要性

先行文献によると，入院時スクリーニングが推進された背景には，退院計画が最初に制度化されたアメリカの影響がある。アメリカにおいては，入院早期から退院後に複雑なケアを必要とする患者や，退院困難が予測される患者・家族をスクリーニングツールにて漏れなく早期に発見・特定し支援することにより，在院日数の短縮，入院長期化の防止，再入院の減少，患者・家族の退院後の不安感の軽減が報告されたと示されている[1)]。

わが国においても，急速な少子高齢化に伴う高齢者の増加や医療費の高騰などにより，医療制度改革において医療の質向上と効率化を図るために，医療機関の機能分化や，在院日数の短縮化が図られ，在宅移行への取り組みが積極的に行われるようになった。2000年の介護保険制度の導入とともに，入院が必要となった場合に入院早期から退院後の継続したケアを保障するための入退院支援が非常に重要になってきた。

### （1）退院支援スクリーニング票の開発と有効性の検証

鷲見ら[2)]は，入退院支援の「ハイリスク患者の早期発見」「ニーズアセスメント」「プランニング・実施」「フォローアップ」の4つのプロセスのうち，「ハイリスク患者の早期発見」では，入院早期に行うスクリーニングによる退院困難患者の抽出が重要であるととらえ，2000年から入退院支援の必要性が高いと思われる高齢患者に対し，退院支援の必要性を判断する「退院支援スクリーニング票」（以下，スクリーニング票）を開発した。2000～2001年の調査では，特定機能病院老年内科に入院した65歳以上の全患者を対象に，「医療処置」「退院先希望」「ADL」「認知障害」「家族構成」「家族介護問題」「介護保険認定状況」の7項目を選定したスクリーニング票を使用してスクリーニングを実施した結果，合計26点のスクリーニング票で10点以上の患者は，専門部署による退院支援の実施，自宅外への退院，長期入院という特徴が認められたと報告している[2)]。その後も2002年には，特定機能病院の複数科に入院した65歳以上の全患者を対象としてスクリーニング票を検証し，退院支援の必要性の高いハイリスク患者を入院時点で抽出することができ，専門部門との連携を入院早期から図ることが可能になることなどから，その有用性を確認した[3)]。

2004年には，特定機能病院において20歳以上の患者を対象に「改訂版退院支援スクリーニング票」（以下，改訂版スクリーニング票）を検討し，有用性を確認している[4)]。入院時スクリーニングを実施することにより，病棟看護師は入院時に患者や家族と，入院前の生活，入院時点での退院に向けた思い，家族介護の問題などを話し合うことになる。それが看護師の退院後の生活を見越した入退院支援のアセスメントの機会となり，同時に入退院支援に対する関心を高め，入院中の看護ケアにも生かされることが期待できる。また，患者・家族にとっても入院期間，入院目的を理解し，主体的に退院を考えるきっかけとなることもスクリーニング導入の効果として期待できると示されている。一方，入院時スクリーニングはあくまでも入院時点での予測であり，入院中に病状変化により「医療処置の可能性」などは変化するため，継続的にアセスメントすることや，専門部署との効果的な連携，退院支援プロセスの検討の必要性についても言及されている[4)]。

鷲見らの開発したスクリーニング票をもとにした「退院支援スクリーニング票」を一般病院の急性期病院に導入し，早期退院支援スクリーニングの妥当性を確認した研究[5)]では，スクリーニング票の活用により入院早期の段階における院外連携が必要な患者の把握漏れはなくなり，入院早期から入退院支援が実施できることが検証されていた。そして，入院時スクリーニングの実施だけでなく，スクリーニング後に行う退院支援の充実を図り，患者・家族が円滑に在宅療養または次の治療・生活の場に移行できるように支援していく必要性についても示唆していた[5)]。

### （2）入院時スクリーニングの課題

2012～2014年までの2年間に行われた特定機能病院の退院調整部門が実施する入退院支援に関する実態調査では，入院時スクリーニングにより入退院支援の必要性の有無や，入退院支援の方向性を早期に見通すことができれば，退院調整部門の支援を早めることにつながることが確認された。しかし，早期のスクリーニングでは抽出できなかったケースも多く，入院直後のスクリーニングには限界があることや，入退院支援が必要な患者をすべて抽出することの困難さが示され，二次的スクリーニングの必要性を示唆していた[6)]。

したがって，入院時スクリーニング導入の効果として，入退院支援が必要な患者が入院早期から必要な支援が得られること，スクリーニングを行った看護師が退院に向けた方向性を意識して支援に取り組むこと，入退院支援に関する意識の向上につながること，および患者・家族にとっても退院後に望む生活に関する意思決定の契機となることが考えられる。しかし，入院時スクリーニングの判断だけでは，その後の病状変化などに対応できないことより，継続的にアセスメントを行う必要があることや，支援の必要性が判断された患者に必要な支援が確実に提供できるための退院支援プロセスなどの整備が必要であることが改めて認識された。

## 2）退院支援スクリーニングシートを活用した入退院支援アセスメント

入院時スクリーニングの必要性が浸透し，各医療機関では自施設の特徴を考慮したスクリーニングシートを考案し，入院時スクリーニングを実施している。以下に「退院支援スクリーニングシート」（以下，スクリーニングシート）を入退院支援アセスメントに活用し，入退院支援の質向上に向けて取り組んだ事例と，スクリーニングシートと情報共有シートを併用し，アセスメントしながら支援を進めている事例を紹介する。

### （1）患者・家族の意思を尊重した入退院支援アセスメントの実施

●事例の概要

地域の基幹病院であるA病院では，2002年度に副院長直属の地域連携室が設置され，退院調整看護師が専任化され，入退院支援の質向上に向け先進的に取り組んでいた。

モデル病棟とした整形外科病棟では，2007年度から入院から退院までの支援プロセスを示した退院支援プログラムを考案し，退院後の生活を視野に入れた入院時アセスメント，入院時・退院前カンファレンスを実施する取り組みが開始された。退院支援に必要な入院時アセスメント用紙（退院支援スクリーニングシート）の内容を再度見直し，介護保険適用の有無や，社会的背景をチェックする欄のほかに，患者・家族の退院に向けた意向を，入院時と手術後2週間目の2回確認して記入できるように修正した（**表1-1**）。それにより，受け持ち看護師は入院時には必ず患者の入院前の生活を把握すると同時に，患者・家族の意向を確認し，退院調整看護師の介入の必要性や，患者・家族への療養指導の必要性のアセスメントを行うようになった。

2008年度には，退院支援に関する委員会の決定により，当該病棟で入院時アセスメント時に使用していた入院時アセスメント用紙（退院支援スクリーニングシート）を院内全体で使用することになり，院内全体の入院時アセスメントの充実に向けた取り組みへとつながった。

●考察

入院時アセスメントにおいては，退院支援部門の支援の必要性の有無を判断するだけでは不十分であり，入院時に患者・家族の入院前の生活や退院後の生活への意向を確認し，病状や治療も含めて退院時の状態を予測して，退院後の生活を想定したうえで退院時の目標設定に結びつけることが必要となる。入院時アセスメントの用紙を改善し，その項目に

**表 1-1　退院支援スクリーニングシート A 病院**

患者氏名〔　　　　　　　　〕年齢〔　　　〕病棟〔　　　〕受け持ち看護師〔　　　　　〕

ID 番号　〔　　　　　　　　〕　キーパーソン〔　　　　　　　　〕

入院年月日〔　　　年　　　月　　　日〕　　　記入日〔　　　年　　　月　　　日〕

※介護保険の認定を受けている場合は記入してください。
　ケアマネジャー名〔　　　　　〕　事業所名（　　　　　　　）　要介護度〔　　　　　〕

※身体障害者の認定を受けている場合は記入してください。　　身体障害者手帳等級〔　　　　　〕

◇以下の項目に該当する場合，右の欄に○をつけてください。

| | | 項目 | ○ |
|---|---|---|---|
| 介護保険・身体障害者手帳の適用 | | 1．介護保険の申請が必要<br>(① 65 歳以上，② 40 ～ 64 歳で特定疾病がある←この条件に該当しているが，介護認定を受けていない) | |
| | | 2．今回の入院で，介護保険の再申請が必要 | |
| | | 3．身体に重度の障害があるが，身体障害者の認定を受けていない | |

＊上記項目のうち，１つ以上○がついたら，さらに以下の項目を記入し退院調整看護師にコピーを提出。

| | | 項目 | ○ |
|---|---|---|---|
| 患者の社会的背景 | | 4．独居高齢者である | |
| | | 5．独居で民生委員や各町村の保健師等が連絡先になっている | |
| | | 6．高齢者の２人暮らしである（家族はいても昼間は老夫婦のみの場合も含む） | |
| | | 7．家族のみの介護では負担が大きい | |
| | | 8．退院後に，在宅で社会資源の利用が予測される | |
| | | 9．退院先が決まっていない | |
| | | 10．施設入所・転院を予定している | |

＊上記項目のうち，１つ以上○がついたら，さらに以下の項目を記入し，退院調整看護師にコピーを提出する。

| | | |
|---|---|---|
| 退院後の生活に対する本人・家族の意向 | 入院時 | 本人 |
| | | 家族 |
| | 手術後2週間目 | 本人 |
| | | 家族 |
| 退院支援に関するアセスメント | | |
| 備考欄 | | |

沿った記載を続けることで，看護師個々が，患者・家族の退院後の療養生活を見据えたアセスメントの視点をもてるようになった。そして，退院時の患者の身体状態やその後の療養生活を視野に入れることで，入院前の生活を知ることや，患者・家族の意向を確認することの必要性に気づき，それが退院後の生活状況の予測につながった。そして退院後の自立した生活に向けてADL低下を最小限にするためのケアや，退院後の生活を見据えた患者・家族への療養指導の実施，そして退院後の生活環境を整備するための支援に結びついたといえる[7)]。

**（2）退院支援スクリーニングート・情報共有シート活用によるアセスメント・支援の実施**

●事例の概要

B病院では，入院時のスクリーニングシートに，日常生活動作，医療行為，家庭環境，社会的状況などをチェック形式で入力することにより，入退院支援担当部署の支援につなげられるようにシステム化していた。しかし，退院支援に必要な情報を十分に得ることができないとのことで，新たに情報共有シートを考案して，退院支援スクリーニングートとともに活用した。情報共有シートには，入院患者の特徴に合わせて，入院前の状態7項目（食事，移乗・移送，酸素，主介護者・他協力者，介護保険，利用中のサービス，自宅構造），入院後3日目の状態6項目（食事，移乗・移送，酸素，吸引，今後の方向性，家族支援の必要性とその内容）が記入できるようにした。

●考察

スクリーニングシートと情報共有シートの活用により，入院3日目とその後は状態に合わせて評価をしながら支援を進めることができた。情報共有が円滑に行われ，個別性に応じた入退院支援に取り組むことができ，同時に，看護師の入退院支援に関する意識の向上につながったといえる[8)]。

## “その人らしく生きる”を支える入退院支援のアセスメントと支援

第Ⅰ章2節「入退院支援とは」において，“その人らしく生きる”を支えるためには，患者をこれまでの人生を生きてきた生活者ととらえ，その人のこれまでの人生を深く知り，これからの生き方を意思決定できるよう支援することが必要であり，そのニーズをアセスメントするには，①その人を生活者としてとらえる，②その人のこれまでの人生を聴き尊重する，③“その人らしく生きる”生き方への編み直しを支援することの3つの視点からとらえる必要があると述べた。そこで，その人を生活者としてとらえ，“その人らしく生きる”生き方への編み直しを支援するための入退院支援のアセスメントの考え方として，病みの軌跡モデル[＊1]に基づく支援プロセスを活用して考察する。

病いをもちながら生きる生活者としてのその人には，病気の管理も必要であり，これまで生きてきた生活史があり，入院前や入院中，退院後の日常生活活動は相互に影響し合う。

＊1：病みの軌跡（illness trajectory）は，ストラウス（Strauss AL）とコービン（Corbin JF）が，慢性疾患の管理のために提示した概念モデル。第Ⅰ章2節「入退院支援とは」参照。

同時に，管理に関連する数多くの条件も相互に作用しており，支援プロセスは複雑になる。病気の状況および人生が変化するものであるため，支援プロセスは変化に柔軟に適応できる選択肢をもつものでなければならないと示されている[7)]が，これは入退院支援のあり方にも通じるものである。

病みの軌跡に基づく支援プロセスには，個人・家族の位置づけと目標設定（ファースト・ステップ），病気の管理に影響を与える条件のアセスメント（セカンド・ステップ），介入の焦点を定める（サード・ステップ），管理の条件の操作（フォース・ステップ），介入の効果の評価（フィフス・ステップ），の5つのステップがある。

### 1）個人・家族の位置づけと目標設定（ファースト・ステップ）

支援プロセスの最初のステップである個人・家族の「位置づけ」にかかわる内容として，①過去から現在までの軌跡の局面＊2と局面移行＊3，②現在の局面において経験されているすべての症状や障がい，③管理プロセスに参加している人々（本人，家族，医療関係者など）の軌跡の予想＊4，④医学的療養方法と選択可能なケアを含む軌跡を管理するための全体計画と遂行状況，⑤「折り合い」をつけるために，家族それぞれがどこでかかわっているか，⑥日常生活活動を遂行するための調整，がある。これら①〜⑥についての情報収集を行い，アセスメントしたうえで「位置づけ」を行う。

また「位置づけ」のためには，病いとともにある生活状況について，患者・家族にこれまで生きてきた過程や経験を語ってもらう必要がある。そして患者・家族が安心して語るために，看護師には聴くための知識や技術が求められる。

「位置づけ」ができれば，各局面に合わせた目標設定を患者・家族・看護師が協働で行う。

### 2）病気の管理に影響を与える条件のアセスメント（セカンド・ステップ）

次に病気の管理に影響を与える条件をアセスメントし，患者・家族の管理を促進する条件や，目標に到達する能力の妨げとなる条件を明らかにする。

具体的に病気の管理に影響を与える条件として，①資源（人的資源，社会的資源，知識と情報，時間，経済力），②医学的状態とその管理に伴う過去の経験，③必要なことを実施する動機づけ，④ケア環境とその適切性（家庭や医療施設が特定の局面にある個人や家族のニーズの充足に適切か），⑤ライフスタイルや信念，⑥病気の管理に携わっている人の相互作用や相互関係（協力的か衝突的か），⑦病気のタイプと生理学的状態の程度や症状の性質，⑧保健医療にかかわる法的・経済的環境，がある。これらを情報収集し，管理を促進する条件や，目標に到達する能力の妨げとなる条件を明らかにしていく。

＊2：軌跡の局面：病みの軌跡の様々に変化する様相を表現したもので，前軌跡期，軌跡発現期，急性期，クライシス期，安定期，不安定期，下降期，立ち直り期，臨死期などがある（第Ⅰ章2節「入退院支援とは」参照）。
＊3：局面の移行：軌跡の局面は一定の順序で現れるものではなく，個々の状況によって異なるので，これらの諸局面を移っていく動的な状況を局面移行という。
＊4：軌跡の予想：病気の行路に関する見通しを意味し，病気の意味，症状，生活史および時間が含まれる。「これから何が起こるのか」「どのくらいそれが続くのか」「自分はどうなるのか」「どのくらい費用がかかるのか」「自分と家族にとっての意味は何か」を予想する。

### 3）介入の焦点を定める（サード・ステップ）

介入の焦点として，望ましい目標に到達するために操作する条件を明らかにする。

患者の軌跡の予想が不正確である場合は，患者の病気に対する知識の程度（どの程度知識をもっているか，何から得た知識か，その知識は正しいか，患者の信念や価値観に合う知識かなど）をアセスメントする。そうすることで，患者の信念や価値観に基づく解釈により軌跡の予想が不正確な場合，その点を描き出し修正することが可能である。

### 4）管理の条件の操作（フォース・ステップ）

問題になっている条件を操作する段階であり，直接的なケアやカウンセリング，教育，調整（コーディネーション）などの介入をする。

不正確な情報がある場合は，患者がより現実的な予想が立てられるように，教育などを通じて介入する。病状の変化や生活史，日常生活活動の変化が避けられない場合は，状況の変化を認識し，変化によってどのような支援が必要かを明確にする。望ましい目標に到達するために，介入を繰り返し，継続的に柔軟に支援していく。

### 5）介入の効果の評価（フィフス・ステップ）

最後のステップとして，介入を評価する。ここで重要なのは，目標に到達できたかという単一な評価ではなく，新たな調整やコーピングが必要なときに，その人が対処できているのか，新たな状況のなかで懸命に努力しているのか，感情的にも身体的にも動き出そうとするような変わり目にあるのかを見きわめ，その後の支援につなげることである。

病みの軌跡に基づく支援の焦点は，「病いとともに生きる方策を発見すること」と示されている。それは「患者・家族の生活がどのようであるか」「患者・家族がどのように生きようとしているのか」を把握することによって可能になる[9) 10)]。それはまさに“その人らしく生きる”ことへの支援につながるといえる。

急性期の状態で入院した患者をアセスメントする際に，病気の管理にのみ焦点が置かれがちであるが，その人を生活者ととらえ，その人の生活史を聴き，人生を尊重し，入院前の日常生活活動がどうであったかにも焦点を当ててアセスメントし，意思決定に沿った退院後の生き方への支援に生かしていく。患者・家族の思いは，病状の変化とともに変化する。その変化とともにどのような支援が求められているかをアセスメントし，患者・家族が“その人らしく生きる”生き方への編み直しができるよう支援することが，入退院支援におけるアセスメントであり，求められている支援であると考える。

文献

1）森鍵祐子，大竹まり子，赤間明子，他（2008）．急性期病院における早期退院支援を目的としたスクリーニング票の導入．日本在宅ケア学会誌，12（1）：26-34．
2）鷲見尚己，村嶋幸代（2005）．高齢患者に対する退院支援スクリーニング票の開発（第一報）．病院管理，42（3）：277-288．
3）鷲見尚己，村嶋幸代（2005）．高齢患者に対する退院支援スクリーニング票の開発（第二報）—大学病院における妥当性の検証．

病院管理，42（4）：479-491.
4）鷲見尚己，奥原芳子，安達妙子，他（2007）．大学病院における改訂版退院支援スクリーニング票の妥当性の検証．看護総合科学研究会誌，10（3）：53-64.
5）前掲書 1），p.33.
6）冨田耕平，前川佳敬，福森優司，他（2016）．大学病院における退院調整部門が実施する退院支援に関する実態調査．大阪大学看護学雑誌，22（1）：17-22.
7）藤澤まこと（2013）．医療機関の退院支援の質向上に向けた看護のあり方に関する研究（第 2 部）―退院支援の課題解決・発展に向けた方策の検討．岐阜県立看護大学紀要，13（1）：67-80.
8）佐藤幸一，坂上あこ，加藤栄子（2018）．退院支援における看護師間の情報共有の取り組みの評価―情報共有シートを活用して．日本看護学会論文集 慢性期看護，49：123-126.
9）Pierre W（ed.）（1992）/ 黒江ゆり子（1995）．慢性疾患の病みの軌跡―コービンとストラウスによる看護モデル．医学書院，p.3.
10）黒江ゆり子（2017）．慢性期看護の理解．黒江ゆり子（編著），新体系 看護学全書．経過別成人看護学③慢性期看護，メヂカルフレンド社，p.56-71.

# 2 患者・家族への意思決定支援

## 入退院における意思決定支援とは

### 1）入退院における意思決定支援の必要性

患者の入退院の際に，意思決定支援が必要になるのはなぜだろう。私たちは，ふだん自分の生活の細々したこと，たとえば何時に起きるのか，どの服を着るのか，どの店に買い物に行くのか，困り事がある場合に誰に相談するのかなど，一つひとつを自分で決定し，その積み重ねで生活を営んでいる。家族のなかのことについても，家族のルールによって必要な家族員で話し合い，決定している。しかし，疾患の発症により入院することで，患者は今までに経験したことのない苦痛や身体状況，不安などに直面する。その状態が疾患の治癒とともに消失すれば，入院前と同じ生活を自ら営んでいけるが，疾患の再発の可能性がある場合や障がいが残った場合，病いや障がいをもちながら生活を続けていくことが想定される。その際，これまでの経験をもとにして生活を決定していくことに困難さを感じ，時には生活のイメージすらつかない状況に途方に暮れるだろう。そこで，生活をみる視点と健康問題を支援する視点を併せもつ看護師が，その専門性を発揮し，意思決定の過程を支援することが求められるのである。

### 2）意思決定支援とは

入退院時の意思決定の場面として，患者の家族と看護師の次のような会話が思い浮かんだ人もあるだろう。

**会話１　看護師と家族の会話**

看護師「病状が落ち着き，今の状態がゴールです。家に帰れそうですか」
家　族「こんな状態では家で看るのは難しいです。この状態でも看てくれる施設はないですか」
看護師「それではソーシャルワーカーに連絡しますので，施設について相談してください。ご家族で相談して，施設が決まったら教えてくださいね」

入退院時の意思決定については，この会話のように，療養場所を決定することだけが目的ではない。病いや障がいとともに生きる状況で，患者・家族がどのようにそれを受け止め理解しているのか，どのように生活していきたい，生きていきたいと思っているのかを共にたどりながら，患者と家族の思いを引き出し，今後の療養場所や療養方法の一つひとつを患者と家族が共に意思決定できるように支援していくことである。すなわち，患者・家族の病いや障がいの理解と受け止め，これまでの生活とこれからの生活，これまでの生き方とこれからの生き方を看護師が共にたどることこそが，患者と家族が自ら考え決定し行動していくことにつながる。

また，意思決定支援は，決定したその療養場所で患者と家族が望むような生活を営んでいるのか，患者と家族の生活のなかに療養がうまくなじんでいるのかなど，退院後の患者と家族の生活の営みの変化のありようとその受け止めを確認することによって評価される。

## 患者・家族の意思を引き出す支援

入退院時に患者と家族が「どのように生活していきたい，生きていきたいと思っているのか」は，患者と家族の生活，人生そのものにかかわる意思決定となる。したがって当然，患者と家族が納得して決定することが重要である。患者と家族の意思を引き出すには，患者と家族に話を聴くことによって思いを確認する以外に方法はない。では，患者と家族からどのような思いを聴き，どのように確認すればよいのだろうか。次のような会話が頭に浮かんだ人もあるだろう。

**会話２　看護師と患者・家族の会話**

看護師「退院後にどんな生活をしたいですか」
患　者「家に帰れればいいです。家で暮らしたいです」
家　族「今までどおりの生活ができないと困ります。日中，一人でいられないと家では暮らせないと思います」
看護師「今までどおり一人で過ごすのは難しいです。見守りやお手伝いが必要な部分があります。ご家族でよく相談してください」

この会話のように，退院に向けて，退院後の生活の要望だけを問いかけることはないだろうか。人にはそれまで歩んできた人生（生活史）があり，その延長線上に入院している今と，退院後の生活がある。また，これまでに築き上げてきた生活スタイルや，周囲からの影響を受けながら形づくられた価値観があり，これをもとにして直面する課題への対応策を決定している。看護師は，患者の生活史を共にたどり，現在置かれている状況や病状に対する受け止め方，患者を取り巻く環境，家族との関係性，医療者との関係性などにも視点を置いて聴き取っていくなかで，患者の大切にしている考え方や生活スタイル，今後生きていくうえでの希望や目標をとらえることができる。患者と家族の生活や人生にかかわる意思決定を支援するには，退院後の生活の要望に至るそうした様々な内容を語ってもらうことが重要である。

では，患者と家族の生活史や価値観を知るためには，どのように聴き取っていったらよいだろうか。

### 1）患者・家族の思いの受容

まずは看護師が，現在置かれている状況や病状に対する患者と家族の受け止め方，患者を取り巻く環境，家族との関係性，医療者との関係性などに視点を置き，患者と家族の生活史や考え方を理解して支援したいという認識をもつことである。

患者と家族は，疾患や後遺症など受け止めきれない病状を抱え，またこれまでの状況とのギャップにより苦悩している。さらに，国の施策として推進されている早期退院もあり，退院後の生活を思い描けず，先行きへの不安を感じやすい。そうした思いに対し，即座に判断して説明するのではなく，まずは思いを受け止めていくという姿勢が必要である。患者・家族が思いを語っている際に看護師が説明や助言を入れると，語りは止まってしまう。患者と家族が自由に語ることができれば，抱えている不安や心配事，関係性など，患者を取り巻く状況や課題の本質が明らかになってくる。

退院支援においては，患者だけ家族だけではなく，両者の思いを丁寧に聴き，家族の関係性を踏まえて支援に生かしていくことが重要である。

### 2）情報提供

退院支援においては，生活のなかでの療養方法や療養場所などについての情報を提供することになる。看護師が療養方法や在宅サービス，療養場所などの情報を提供しても，患者や家族が必要と感じなければそれらの情報は受け入れられない。また，その情報が，患者と家族の心配事や困り事を視野に入れたものでなければ選択には至らない。情報提供では，患者の病態や患者・家族の思い，価値観，これまでの生活を踏まえ，患者・家族と共に今後どのように生活していきたいのかを聴き，患者・家族の要望，心配事や困り事をとらえて，必要としている情報や適した選択肢を提示していくことが大切である。選択肢をあげる際には，1 つに絞るのではなく，その患者と家族に適したものを複数提示する。さらに，それを選択した場合，どのような生活になりそうかを示し，共に考えることで，患者と家族の意思決定を支援することができる。

このように，対話のある情報提供が，患者と家族の意思決定に大きな影響を与えることを認識し，患者・家族が十分に納得し自身で療養生活を決定していけるよう支援することが重要である。決定した内容が，たとえ看護師の当初の考えと異なっていても，その決定の道筋を共にたどっていれば，共感を示すことができるのである。

以下に，具体的な退院支援の事例を取り上げ，支援の前後の家族への聴き取りから得られた状況と，療養場所の決定に至る支援の一部を紹介する[1)]。

### 事例1　Aさん，50歳代，男性

●事例の概要

Aさんは，低酸素脳症により気管切開し気管カニューレを装着している。呼びかけにより開眼は可能だがコミュニケーションはとれない。胃瘻にて栄養管理しており，四肢の拘縮と筋緊張が強い状態である。病状が不安定な時期があり退院機会を逃し，入院期間が1年を経過していた。

既往歴として肺気腫を患っていた。

妻（50歳代）と妻の母（70歳代），長男（20歳代）の4人暮らしで，長女（20歳代）は他県で暮らしている。

●支援を受ける前の家族（妻）の状況

家族は，Aさんの入院期間が1年と長期化しているため，退院すると病状が悪化するのではないかと不安を感じていた。医療者に転院を勧められていたが，転院先として候補にあがっていた病院について家族は納得しておらず迷っていた。

自宅で看たいという思いはあるものの，医療依存度が高く介護負担が大きいため，自宅では実際どのように看ていけばよいのかイメージがつかない状況であった。「病気が重く，家で看られるか心配」と話している。

●療養場所の決定に向けた支援

家族には自宅で看たいという思いがあるが，医療依存度が高く介護負担が大きいため迷っているという状況から，在宅での医療や介護がどのようになるのか，Aさんに必要となる看護・介護内容を共に確認した。訪問診療・訪問看護の内容，医療物品の調達，介護保険による在宅サービスを利用した介護，レスパイトケアについて説明した。また，実際の1日，1週間，1か月がどのような生活になるかについて具体的に説明し，在宅サービスを利用して在宅療養した場合に想定される費用負担の概算も示した。

以上のかかわりから10日目に，妻が自宅退院の意思を語ったが，表情は硬く退院準備の話題を避けるような様子がみられた。

訪問診療が可能なかかりつけ医について家族に相談したが，思い当たるところがなかったため，自宅近隣の在宅医を紹介し，妻はその在宅医に相談に行った。その後，かかりつけ医を決定できたと笑顔で話し，自分から退院準備について話し始めるなど，積極的な様子に変わった。

●支援を受け在宅療養に移行したことによる影響

退院4か月後，家族は在宅療養に移行したことで病院へ通う負担がなくなったことが退院して一番良かったと感じており，入院中の毎日の面会が負担となっていたことがうかがわれた。また，Aさんは1人で受診し，そのまま入院となった経緯から，どうしても一度は「連れて帰りたいという思いをかなえることができた」とも語った。

「在宅で看ていけると実感できた」という言葉のなかには，訪問看護により不安がなくなったこと，デイサービスやショートステイの利用をもっと早く知っていたらよかったという思いがあり，病院の看護師から自宅療養は無理だと言われていたことも思い起こしていた。

離れて暮らす長女は，父の発症以来，大好きだった父に会うことができず「あんな様子だったら生きていても意味がない」と話していた。在宅療養の移行後に帰省し，娘の名前がわかるかという問いに，反応のなかった父が返答した姿に接し，「お父さんの顔を見て，以前のお父さんではないのはわかっているけれど，あんなに穏やかそうで表情があるなら生きていてよかったと初めて思えた」と涙ながらに語った。在宅療養に移行したことで，「娘が父親を受け入れる機会になった」という家族全体としての影響も確認された。

## 3）患者と家族の意向が異なる場合の支援

患者と家族の思いを受け止め，情報提供し，意思決定を支える過程では，患者は家に帰りたいと願っているが家族は家では看られないと思っているなど，患者と家族，また家族員間で意向が異なる場合も多くみられる。退院支援の場面で患者と家族の意向が違うとき，看護師も自らの判断を重ね合わせ，自宅への退院は難しいと感じることはないだろうか。

患者と家族は，たとえこれまで共に生活をしてきたとしても，それぞれの人生のなかで，それぞれの生活スタイル，過去の経験，これまでの関係性，価値観，疾病や状態のとらえ方をもつ個々の人である。患者の疾病により変更を余儀なくされるそれぞれの生活に対し，意向がまったく同じはずがないということを，看護師が認識することが，意向が異なる患者と家族の意思決定を支えるファーストステップであるといえる。

では，患者と家族の意向が異なるとき，どのように支援すればよいだろうか。前述の会話１のように，家族の意向に合わせてソーシャルワーカーなどに依頼し，家族の意向だけで支援を進めていないだろうか。また，家族の意向に合わせるよう患者を説得したり，会話２のように，家族に話し合いと決定の過程をすべて任せていないだろうか。

患者と家族の意思決定を支えるセカンドステップは，意見をすぐにまとめようとせず，患者と家族それぞれから思いを聴き，受け止め，それぞれの要望の焦点がどこにあるのかを明らかにして，患者の意思を尊重し，かつ家族の意向も大切にできる方法を探り，患者と家族と共に話し合っていくことである。以下に，具体的な事例において，意向が異なる患者と家族の意思決定の支援を紹介する。

**事例２　Ｂさん，80歳代，女性**

●事例の概要

Ｂさんは，３か月前に胸部Ｘ線の異常により肺がんと診断されていたが放置しており，今回，右腹部痛と歩行困難，食欲不振があり，近医からの紹介で入院した。痛みと歩行困難は腰椎圧迫骨折によるものと診断され，保存療法にて疼痛は消失し歩行も可能になった。しかし，肺がんは末期状態であり，余命は長くないことが告知された。Ｂさんは一人暮らしであり，長男夫婦は遠方に住んでいる。

Ｂさんは，１日も早く家に帰りたい，自分の家で歌を詠みながらゆっくり暮らしたいと強く希望していた。長男夫婦は仕事があり同居が難しく，がん末期である母の一人暮らしを心配し，自宅退院に反対であった。主治医は余命と一人暮らしであることを考慮し，緩和ケア病棟での入院を勧めていた。

●課題の抽出

人生の最期を自分の家で過ごしたいBさんの要望と長男夫婦の意向の違いは，長男夫婦が付き添えないなかでがん末期の母を一人暮らしさせることへの不安によることが考えられた。看護師は，長男夫婦に，Bさんの強い思いを大切にしたいと考えていることを伝え，自宅に退院した場合，Bさんの状態に合わせて，現在行っている酸素療法や食事などが摂取できないときの点滴などが訪問診療で受けられること，訪問看護により病状の観察や状態に合わせた保清，点滴，24時間の連絡ができること，Bさんが入院を希望するときは病院と連携できること，訪問介護により食事の準備や買い物，掃除など日常生活を支援できること，またそれらの在宅サービスを利用してもBさんが一人になる時間はできてしまうことを説明した。

長男夫婦は，支援体制が整うのであれば，1週間程度なら自分たちも自宅に滞在することはできると言い，Bさんの希望をかなえて自宅への退院を了解した。Bさんは，長男夫婦に具合が悪くなったら病院に戻ることを約束した。

●経過

Bさんと長男夫婦と共に話し合い，訪問診療，訪問看護，訪問介護を契約し，在宅酸素，ベッドなどの福祉用具を準備したうえで自宅へ退院した。Bさんの自宅は，大きな柱時計が静かに時を刻み，きちんと整えられ手入れされた家具のある室内は，古くても美しいたたずまいであった。

退院後7日間は苦痛もなく，歌を詠むなど，ゆったりと穏やかに過ごした。その後，呼吸状態が悪化，食事が摂れなくなり，点滴と酸素流量を上げてほしいと要望があった。トイレで排泄したいという希望が強く，状態をみて歩行を介助しトイレでの排泄やポータブルトイレで排泄した。一人きりになる時間が不安ではないか尋ねると，Bさんは「もうこの歳まで生きたのだから，不安なことは何もないわ」と話した。

退院13日目に妹が訪問し，Bさんは妹が持ってきた桃をおいしそうに食べることができた。退院14日目に血圧，体温，呼吸音が低下し，最期のときが近づいていることが予測された。医師から長男への連絡により，長男が駆け付けた。病院への搬送は身体的負担が大きいこと，このまま自宅で看取ることができることを伝え，長男夫婦は自宅で看取ることを承諾した。Bさんは「今朝，病院に戻ることを決心したのだから，もう連れて行って」と強く要望し，長男夫婦と共に病院に搬送され，半日を共に過ごし静かに永眠した。

**事例3　Cさん，70歳代，男性**

●事例の概要

Cさんは，3年前に脳梗塞を発症し左不全麻痺となったが，身の回りのことは何とか自分ででき，家の前の畑の世話をしながら過ごしていた。再度脳梗塞を発症し，左完全麻痺，構音障害，嚥下機能低下がみられ，胃瘻を造設した。食前に吸引が必要な状態であった。排泄は尿意がなく失禁がみられていたためおむつを着用している。

家族は，妻（70歳代），長男夫婦（50歳代），孫（10歳代）の5人暮らしで，長男夫婦は日中仕事で出かけている。

●課題の抽出

Cさんには「家に帰りたい」「畑の草が気になる」「食べられるようになりたい」との希望があった。Cさんには食事や排泄など多くの介助が必要となるが，長男夫婦は2人とも仕事のため日中は介護を担えないため，施設への入所を希望していた。Cさんの妻は，Cさんの思うようにさせてあげたいが，自分では面倒がみられないため，長男と嫁に任せるしかないと話した。

家で過ごしたいCさんと長男夫婦の意向の違いは，長男夫婦が日中に介護を行えないことと，仕事と週末の畑仕事という忙しい毎日にさらに介護が加わることへの心配にあった。そこで，長男夫婦に，訪問看護や訪問介護，デイケアなどの在宅サービスについて説明した。また，Cさんに必要なケアとしては，日中に在宅サービスで行えるケア，それ以外に家族が行う朝，夕，夜間の介護があり，家族が分担する必要があること，皆が休めるようショートステイなどレスパイトケアの利用や，それらの費用負担についても説明した。

長男は，おむつ交換について，嫁には抵抗感があるので，朝夕は母と自分で行い，日中は在宅サービスを利用することができれば家で看られるかもしれないと話した。しかし，Cさんがデイケアやショートステイに行ってくれるのかと心配していた。そこで，Cさんに，家に帰ってからもリハビリテーションを続けるためにデイケアが利用できること，デイケアの規模や内容は様々で，体験利用などを活用して選択できること，日中長男夫婦が不在の間は訪問看護と訪問介護で吸引や胃瘻の管理，排泄の介助などを受けることができること，月に1回など予定を決めて介護施設に泊まることで，介護を担う家族に休憩時間をつくることができることを伝えた。Cさんは，あまり外出したくないがリハビリテーションが行えるなら行ってもいい，ショートステイは気が進まないが仕方がないと話した。

●経過

Cさん，長男夫婦，妻と話し合い，訪問診療，訪問看護，デイケア，訪問介護，月に1週間のショートステイの利用と，ベッドや車椅子などの福祉用具を準備することとなった。ウィークデイの3日間はデイケアで動作訓練と嚥下リハビリテーション，入浴，昼食の胃瘻の管理を行い，ウィークデイの2日間は訪問看護で吸引と胃瘻の管理，おむつ交換，リハビリテーションなど，訪問介護で午後のおむつ交換などを行うこととなった。

朝夕のおむつ交換は妻と長男が行い，デイケアの準備と送り出し，夜間のパッド交換は妻が行うことになった。朝夕の吸引と胃瘻の管理は嫁が行い，週末は家族だけでみることとなった。

長男夫婦と妻は，必要な介護について指導を受け，自宅へ退院となった。退院後は在宅サービスを利用して過ごし，訪問看護では車椅子で畑に行き，季節の作物について楽しそうに話す様子がみられた。日中は失禁もあるが，トイレで排泄ができるようになった。

## 意思決定が困難な患者の場合の意思決定支援

患者の意思を尊重し，かつ家族の意向も大切にする退院支援をしたいと考えても，患者が明確な意思表示ができない場合もある。その場合，患者は，治療や今後の療養方法などのすべての意思決定を家族にゆだねることになる。

意思を確認できない患者の場合，入退院に関する意思決定は，家族の意向に沿って進みがちであるため，看護師は患者の尊厳を大切にして家族が代理となり意思決定できるよう支援することが重要である。看護師から，患者がこれまでどのような生き方や考え方をしてきた人であったか，患者ならどのような選択をするかという問いを投げかけ，話し合う機会を提供し，家族と共に話し合う。

また，代理で意思決定する家族には，その過程やその後の暮らしのなかで，「迷い，葛藤，不安，答えの出ない代理意思決定への悩みが存在」[2] する。自分が決めてもよいのか，自分の選択で本当に良かったのだろうかという思いを抱える家族を支援することも大切である。

以下に，具体的な退院支援の事例を取り上げ，代理で意思決定する家族への支援の一部を紹介する。

**事例４　Ｄさん，70 歳代，女性**

●事例の概要

Ｄさんは，脳出血により体動や嚥下が困難な状態となり，意思の疎通も図れなくなった。末梢点滴で補液を行っていたが，嚥下状態の改善が認められないため，今後は胃瘻の造設か中心静脈栄養，または栄養量としては少ないがこのまま末梢点滴かを選択する必要があることについて，夫（80 歳代）は医師から説明された。病棟看護師から退院調整看護師に，夫は中心静脈栄養を選択し，今後の退院先について相談したいと連絡があった。

●施設の選択

退院先の相談には，夫，妹夫婦（70 歳代），弟（60 歳代）が参加し，この状態ではとても自宅で看ることができないため，入所できる施設を紹介してほしいと話した。

夫は中心静脈栄養を選択しており，近隣の介護老人保健施設や特別養護老人ホームでの対応は困難であるため，有料老人ホームで対応できることを説明し，いくつか具体的な施設名をあげ費用も説明した。家族は，それらの施設が遠いことと費用も想定より高く，利用できないと話した。

Ｄさんの病歴および既往歴から胃に問題はなかったため，夫に中心静脈栄養を選択した理由を尋ねると，胃瘻を造設すると施設に入所しにくくなると聞いたため中心静脈栄養を選択したと答えた。また，胃瘻の場合に選択できる施設について教えてほしいと話した。

●栄養療法の選択

中心静脈栄養の同意書類は提出されていなかったため，変更可能であることを伝え，栄養療法の選択について，Ｄさんなら何を選択したかをまず皆で考えてみることを提案した。そのうえで，その後の過ごし方についても，Ｄさんがこれからの人生を過ごすところでもあることを念頭に置き，どこで暮らすかを考える必要があることを伝えた。

中心静脈栄養は有料老人ホームのほかに療養型病床をもつ病院の選択肢もあること，具体的な病院名と予想される待機期間，待機期間をどこで過ごすか，胃瘻は患者の残された消化機能を活用する方法と考えることもできること，胃瘻の場合の受け入れ可能な施設と予想される待機期間，待機期間をどこで過ごすかについて説明した。

さらに，自宅で看る場合に想定できる介護サービスとその費用，家族で担うことが予測される介護の内容についても説明した。

　Dさんがこれから暮らすところとして，皆で再度よく考え決定してほしいこと，どの方法を選択しても最後まで相談にのることを説明した。

## 多職種連携による意思決定支援

### 1）地域資源の活用と連携

　看護師は，患者・家族とのかかわりから意思を引き出し，入退院における意思決定を支援するが，患者と家族が暮らす地域での生活を整えていくうえでは，意思決定の段階から多職種による連携が欠かせない。特に患者と家族が暮らす地域の資源やネットワークに精通したスタッフは，「地域資源でどのように支えられるか」を具体的に提示できる。

　連携にあたっては，患者と家族にその必要性を説明し，了解を得て連携をとることになる。入院前からケアマネジャー，訪問看護師，地域包括支援センターの職員などの専門職がかかわっていた場合は，入院前の患者と家族の生活の状況や今回の入院経過について確認することで，それぞれの職種がとらえた入院前の患者・家族のふだんの暮らしぶりや考えを知ることができる。入院前に専門職のかかわりがない患者の場合は，介護保険被保険者であればケアマネジャーまたは地域包括支援センターの職員，障害者総合支援法の対象であれば相談支援専門員が，退院後の支援について相談を担当できる職種であることを患者と家族に説明し，依頼先を決定していく。

　ケアマネジャーなどの相談担当者に，現在の病状と治療方針，退院後に予測される日常生活への影響，継続する医療処置，現在の患者と家族の思いを伝え，今後どのように支援できるかを地域資源の活用も視野に入れ，共に具体的に検討していく。方向性を決定していくにあたっては，患者と家族，病院の看護師，訪問看護師，ケアマネジャーなどで患者と家族の困り事や心配事に対し，それぞれの専門性を発揮してアイディアを出し合い，患者と家族がどのような生活を望むのか，どのように支援できそうか，どのような準備が必要かを話し合い，皆でイメージを共有しながら退院後の療養生活について具体的に意思決定を支援していくことが重要である。

### 2）院内連携

　同様に，院内の多職種との連携も意思決定には不可欠である。院内の多職種は，現在の患者の状態をとらえており，何が必要なのか，どうあるとよいのかを最もよく知る人々である。院内の多職種がもつそれらの情報と，地域資源でどのように支えられるかを踏まえることで，患者と家族は退院後の生活について意思決定することができるのである。

### 3）多職種連携における看護師の役割

看護師は，患者・家族にかかわるすべての職種がもつ情報を把握し，患者・家族も含めて多職種間で情報を共有する機会をもつことで，患者と家族の意思決定を支える役割を担うことができる。また，患者が安定した状態で，その人らしく生きるために，ケアマネジャーなどの相談担当者と協働して地域で支えるチームを構築するという認識をもつことも大切である。

特に，医療依存度の高い患者や慢性疾患により入退院を繰り返す患者の入退院支援では，早期の段階からケアマネジャーなどの相談担当者に加え，訪問看護師と協働することにより，在宅で安定した状態を保ち生活を営むことができる療養方法とその支援を検討していくことが可能となる。

## 患者・家族の意思決定の確認

看護師は，患者と家族が療養方法や療養場所などを意思決定していく過程にかかわっているが，その過程には，病状の変化や患者・家族の疾患や障がいの受け入れなども大きく影響している。したがって，病状の変化や疾患や障がいの受け入れ状況の変化に伴って，決定したことが揺らぐことがある。退院支援は退院先を決定するだけの支援ではない。疾患や障がいを抱えた患者と家族のこれからの療養生活と人生を支える支援である。揺らいでいる患者や家族の思いに耳を傾け，看護師として対話することで，患者と家族は自らの決定を再度確認し，納得した決定とすることができる。退院支援において，看護師は伴走者として患者と家族のペースをとらえながらペーシングし，走り続けることが必要である。

また，「家族の意思」という場合，家族の誰の意思を確認したらよいだろうか。病院へキーパーソンとして届け出ている家族員や，患者の最も近くで日常的な介護などを担う家族員があげられる。家族は，支え合い発展することのできる最小単位の共同体である。患者と，キーパーソンとされる家族員，介護を主に担う家族員，その他の家族員の意思を確認し共有することで，お互いの意思を認め合い，同じ方向に向けて支え合っていくことができる。看護師は，患者と家族の意思決定を確認し，疾患や障がいを抱える患者と家族がその関係性を発展させながら，地域で暮らし続けていけるよう支援することが重要である。

文献

1）加藤由香里，黒江ゆり子（2013）．訪問看護ステーションを利用した在宅療養への退院支援方法の創生と組織的取組みへの推進の検討．岐阜県立看護大学紀要，13（1）：41-53.
2）相場健一，小泉美佐子（2011）．重度認知症高齢者の代理意思決定において胃瘻造設を選択した家族がたどる心理的プロセス．老年看護学会，16（1）：75-84.

# 3 退院後の生活に向けた支援

## 支援のポイントと課題

退院後の生活に向けた支援では，患者・家族が必要な医療やできる限り自立した生活が送れるよう支援することと，入院中から病棟看護師が中心となり，院内外の多職種チームと連携・協働することが重要となる。

入院当初は，病状変化の予測が難しく，また治療が優先されるため，退院支援の必要性は理解していても，入院前の生活状況の把握や退院支援の取り組みは遅れがちになる。また，病棟看護師が患者の退院後の在宅療養生活を具体的にイメージすることが難しく，退院後の生活を見据えての社会資源の活用や，より具体的な退院支援に結びつけることが難しいという現状もある。そこで，再入院することなく療養生活が送れるための病状管理，日常生活への支援，QOLの維持・向上のための支援と同時に，介護者の負担が軽減できるような社会資源などのサービスの利用を検討するなど，患者・家族の多様な状況や生活に対応していく必要がある。また，退院後の在宅療養生活を支える多職種と連携しながら退院準備をすすめ，退院後も継続的に支援をする。

退院支援をすすめるうえでは，食事や排泄の自立もしくは自立に近づけることが，患者・家族にとって在宅療養の可能性を判断する視点となり，実際に在宅生活の支援を考えるうえで重要な要素となる。また，ADLが低下していても，患者自身ができることやできる可能性のあることに目を向け，その人のもつ回復力や意欲，思いなどを尊重して支援することと，できない部分を介助するための社会資源の活用などについて，患者・家族と共に考えていくことも重要なことである。

食事，活動，排泄は，生活者として基本的な要素であるが，患者はこれらに何らかの困難を抱えている。退院後の在宅療養生活に向けた具体的な支援として，以下に食事，排泄，清潔，生活環境，家族（介護者）への支援について述べる。

# 食事・食生活への支援

入院中の患者を，もともと在宅で生活していた「生活者」という視点でとらえると違う側面が見えてくる。なぜこの人は入院に至ったのか，なぜこの人は入退院を繰り返すのかを考える際に，「生活者」としてのこれまでの病気との向き合い方や日常生活の習慣，生活環境などを確認する。退院後の個々の多様な生活から共通の支援方法を引き出すのは難しく，在宅支援の方法は無数にあるが，患者の個別性に合わせた支援をすることで患者が活気を取り戻すなど，より豊かな生活への支援につながる。

嚥下機能が低下した患者は，誤嚥のリスクから経口摂取を断念し，経管栄養へ変更する場合が少なくない。しかし，少しでも食べる意欲を引き出し，摂食障害を考慮した適切なケアを行い，口から食べることをサポートすることが大切である。

食形態を変更して，何を食べているのかわからない食事になると食欲もわかないが，少しでも口から食べることを目指して入院前の食習慣や好みなどを把握し，食事量が増えるよう考慮する。たとえば，嚥下機能や食欲が低下していても好物の餅は誤嚥することなく嚥下できたり，好きな菓子なら自力で口に運んだりする場合もある。または家族の準備した食事や長年過ごした生活環境に戻ることで食事量に変化がみられることもある。ゆえに家族からの情報収集や協力を得ながら，患者にとって食べることが少しでも楽しみにつながるきっかけを見つけることである。

以下，経口摂取の場合（本人に口から食べたい，家族にも食べさせたいという思いや希望がある，もしくは身体的に栄養ケアの必要性がある人）の支援について述べる。飲食をすすめるには，常にリスクマネジメントの視点をもち，目的は適切な栄養管理や経口摂取を維持すること，食を楽しむこととする。

## 1）食べる力の評価（KT バランスチャートの活用）

今まで，食べる力の評価は摂食嚥下機能で判断されることが多かったが，食べることができるかどうかは，一つの要因だけでは判断できない。口から食べることをサポートする包括的な評価として，口から食べる（Kuchikara-Taberu）バランスチャート（以下，KT バランスチャート）＊1 がある[1)]。

KT バランスチャートの評価項目は，以下のように分類されている。

1）心身の医学的視点：①食べる意欲，②全身状態，③呼吸状態，④口腔状態
2）摂食嚥下の機能的視点：⑤認知機能（食事中），⑥咀嚼・送り込み，⑦嚥下
3）姿勢・活動的視点：⑧姿勢・耐久性，⑨食事動作，⑩活動
4）摂食状況・食物形態・栄養的視点：⑪摂食状況レベル，⑫食物形態，⑬栄養

＊1：KT バランスチャートは，口から食べるための支援における包括的評価ツール。医学的・介護的側面だけでなく，不足している機能を補い，可能性や強みを引き出し，多職種で包括的評価を行いながら治療，ケア，リハビリテーションにつなげ，その成果も可視化することができる。

従来であれば，心身の医学的視点については医師が，摂食嚥下の機能的視点は主に言語聴覚士が，摂食状況・食物形態・栄養的視点では栄養士が，というように多職種がそれぞれの専門職の視点で評価してきた。KT バランスチャートでは，①～⑬の項目が複合的に連動しており，総合的に評価して対応策を検討することができる[1)]。

13 の評価項目を 1 点（かなり不良もしくは困難）から 5 点（良好）のスコアで表し，総合的なレーダーチャートで可視化される。各項目で，点数が低く不足している点と，点数が高く対象者の強みとなる部分を焦点化し，その原因や誘因を検討し，アセスメントする。そこから具体的なアプローチ法を計画し，点数が段階的に上がるよう治療やケア，リハビリテーションなど食支援の方向性を検討する。計画実施後には再評価し，その結果を多職種間にフィードバックし，ケアやリハビリテーションの充実につなげる。介入前後の変化がレーダーチャートで可視化されるので，患者・家族と共有することができ，多職種を含めたチームアプローチとしても活用できる。

### 2）嚥下機能の評価

摂食嚥下運動は，味覚，口腔感覚，触覚，温度感覚，痛覚，圧覚などの情報が中枢神経系で瞬時に処理され，運動を行うという複雑で緻密な運動である。

嚥下機能の評価は，嚥下運動としての食べ物を口腔に取り込み，咀嚼し，飲み込む一連の流れである摂食嚥下プロセスだけでなく，歯科医師や歯科衛生士と協力し，食べる力（口唇の閉鎖力の測定），噛む力（噛み合わせの確認），歯の本数，口腔内の潤い，唾液の分泌（口腔内の乾燥度の測定），細菌数（口腔細菌数の測定）などの項目から総合的に判断する。

口腔機能や嚥下機能が低下している場合，その原因や，今後食べることの可能性をアセスメントし，原因ごとに対処する。たとえば，水分摂取ができなければ口腔機能の低下が考えられる。口周囲の筋力低下があれば，顔の表情が乏しく唾液分泌も少なくなり，口腔内の抗菌作用も低下するため，顔面マッサージを行う。会話が少ない，円背である，前屈姿勢など食事摂取を困難にする様々な関連要因も含めてアセスメントをする。

### 3）口腔ケア

食欲低下の原因として，食事がおいしく感じられない，口腔内が乾燥するなどがある。口腔内の清潔を保持し，保湿などの口腔ケアを行う。口腔ケアの意義は，口腔内の細菌を除去し口腔環境を改善する，②舌や口腔粘膜など口腔周囲組織を刺激し，唾液分泌を促すことである。

口腔ケアを実施する際には，嚥下機能だけでなく，噛む力，口腔内の乾燥状態，口すぼめができるか，歯の状態なども同時に観察する。また義歯の洗浄や，必要時には歯科治療もすすめる。

### 4）食べる意欲への支援

食べる意欲には，大脳皮質全般が関連する食欲，視床下部にある摂食中枢と満腹中枢，消化管での消化機能，視覚や嗅覚，味覚などの認知，加齢，心理的・情緒的な要因として

**表 3-1 食事の支援内容**

●食べる意欲を増すようなアドバイスをする
●口腔ケアの物品を調え，口腔ケアを行う
●吸引や呼吸機能を高めるリハビリテーションを行う
●認知機能を高めるために環境を整える
●安全・安楽な姿勢に調整する
●摂食嚥下機能を評価する
●内服薬の服用法についてアドバイスする
●食事を援助するスタッフや家族へ，介助方法をアドバイスする
●摂食補助具の使用やテーブルなどの調整についてアドバイスする
●人工栄養や経口摂取についてアドバイスする
●食形態や調理法についてアドバイスする
●補助食品の購入についてアドバイスする
●(必要時）間接的・直接的訓練など個別のニーズに応じて実施する
●サービス提供者間で情報を共有し，対応法についてアドバイスする
●多職種と協働し，自宅訪問し，対応策を共有する

ストレスや不安，個人的な背景として生活習慣や嗜好，生育環境，治療に伴う薬剤の副作用などが複合的に関連しており，これらの要因を考慮してアプローチを考えていく。

具体的なアプローチとしては，口腔ケアを丁寧に行い，口腔内の爽快感を得て味覚や五感を刺激する，好物や嗜好品を勧める，内服薬を見直す，空腹感が生じるように時間を調整する，家族など誰かと一緒に食事をする，嗜好を優先して自力摂取をすすめる，活動性を高めるなど，ステップアップしながら食べる意欲を支援する。そして食べる意欲へアプローチしながら，意欲を維持することも必要となる。

退院に向けての具体的な食事の支援を**表 3-1** に示す。

### 5）多職種連携によるチームアプローチ

食事の支援においては，言語聴覚士，栄養士，歯科衛生士と協力して，多職種で課題や課題解決に向けてのプロセスを共有し連携する。また，入院中だけでなく，在宅での食支援チームをつくり，病院の支援チームと連携し支援が継続できるような体制を整える。

実際は，医師，看護師，言語聴覚士，管理栄養士，歯科衛生士が食支援チームとして自宅を訪問し，食支援活動を行うこととなる。入院中の食事は治療食であるが，在宅では生活の一部としての食事になるため，好きな食べ物や嗜好を探り，食べることが楽しみとなるような食事を家族と共に考えていく。

## 排泄への支援

排泄は日常的な行為であり，排泄のありようは人それぞれの文化的背景に基づいて生活様式や生活習慣のなかに組み込まれている。また，排泄は個人の自立した行為でもある。どんなに身体が弱り ADL が低下しても，「排泄だけは自立していたい」と考える人がほとんどである。排泄はその人の尊厳や自尊心に大きくかかわり，生活習慣や価値観が関連していることを意識して支援する。

排泄は，患者本人にとっても介護する家族にとっても退院後の在宅療養生活を判断するうえで重要な要素となる。退院支援をすすめる際に，家族から「トイレまで自分で行くことができて，自分で始末ができるようになれば家でも看られる」という言葉をよく耳にするが，排泄行為の自立は在宅療養が可能かの判断に大きく影響する。

## 1）その人の尊厳と自尊心への配慮

排泄行為の自立は，その人の身体的，心理的，社会的，文化的側面で意義が大きい。自分で排泄できず誰かの援助を受けなければならない場合，人は「もうトイレにも一人で行けない」と尊厳の一部が崩れるように感じる。また，排泄介助を受けることは，排泄する姿，排泄器官（陰部）や排泄物を看護師にさらけ出すことであり，大きな苦痛を強いられる。多床室や共同トイレにおける排泄介助では，特に留意する。また，尿意や便意を感じても介助を依頼しにくく看護師を呼ぶことを我慢している人もいるため，コールがあったときは待たせず介助し，タイミングを見計らって声をかけるなど配慮する。

一度でも排泄に失敗すると，闘病意欲にダメージを与え，自尊感情が低下する。精神的な落ち込みから抑うつ状態になる可能性もある。少しでも排泄介助を受ける回数を減らすために，食事・水分摂取量を減らして排泄を我慢する人もいる。常に排泄介助を受ける人は，「おむつをするのはつらい」「自分で何とか処理したい」「失禁を人に知られたくない」という思いがあり，認知機能が低下した人の場合はおむつを拒否してはずしたり，汚した下着やおむつを隠したり，暴言で介護者にあたるなどの行動をとることもある。

ゆえに排泄介助が必要な人の思いや遠慮する気持ちを常に意識し，その人の尊厳と自尊心を守るよう排泄環境にも配慮し援助する。

## 2）排泄の自立への支援

排泄行為のプロセスは，まず尿意や便意を感じ，トイレに行くタイミングを見計らい，排泄の準備状態を確認し，移動する。このように，排泄行為は様々な感覚や意識，動作が複雑に組み合わさって成り立っており，動作，行動，認知が機能して初めて排泄が自立する。

排泄の自立への支援では，まずそれぞれの動作や認知の程度を確認し，どの部分を介助するかを明確にする。退院後の療養生活を考える場合，排泄行為だけでなく，患者の排泄習慣や食事・水分摂取量，ふだんの活動量，睡眠状況などの日常生活や療養環境も含めて考える必要がある。また，入院初期は治療のため安静が優先されやすく，一時的にでもおむつを使用することもある。特に高齢者は入院により要介護状態になりやすく，退院後もおむつの使用が継続されることが少なくない。家族の希望も踏まえたうえで家族の介護力や理解力を考慮し，排泄に関する介護負担が減らせるよう援助方法を検討し，自立に向けて支援する。

### （1）排泄行為と確認事項，援助のポイント

排泄行為の一連の流れに沿って，確認事項，援助のポイントを記載する。

**①尿意，便意を感じ，人に伝える**

【確認事項】

- 尿意，便意を感じることができる
- その尿意，便意を排泄と結びつけて自覚できる
- 尿意，便意があることを人に伝えることができる
- 尿意，便意をある程度我慢できる
- 入院前の排泄自立度，既往歴との関連

尿意，排便のサインは，表情や声，話し方，身体の動き，様子が落ち着かずにそわそわする，機嫌が悪く怒りやすいなどがある。行動の特徴や排泄に関連するサインを見つけ，排泄パターンを確認して定期的に誘導する。

**②臥床姿勢から，自立または介助にて起き上がる**

【確認事項】

- 自宅で使用している寝具（ベッドまたは布団）
- 起き上がりから座位になるまでの行動
- ベッド使用の場合，ベッドの操作が一人でできる
- ベッドを挙上し，足を動かす態勢がとれる

**③座位をとり，その姿勢を保持する**

【確認事項】

- ベッドで端座位となり，足を床につけることができる

起居動作から座位姿勢となりその姿勢が安定するかは，便座での座位姿勢の保持にも関連する。患者は疾患や後遺症などで，できないと思い込み，できる力があることを自覚していない場合がある。患者の身体的な力を見きわめ，まずは座位姿勢をすすめる。そのことがスイッチとなり，今まで諦めていた「一人でトイレに行きたい」という思いを引き出すことにもつながる。

**④ベッドから，自立または介助にて立ち上がる**

【確認事項】

- 座位姿勢からの立ち上がりの際に，自立または補助具（手すり，立ち上がり器具など）の使用が必要か

**⑤居室からトイレまで，自立または歩行器などの補助具，車椅子などを使用して移動する**

【確認事項】

- トイレまで移動する動線に障害物がないか
- 手すりの設置
- 廊下などの段差の有無
- 夜間の移動時の足元の照明
- 床の滑り止めなど室内の環境

**⑥トイレの場所を認識する**

【確認事項】

- トイレの場所と行き方がわかる

排泄はトイレでするという意識があり，トイレの場所とそこまでの道順がわかるか認知機能を確認する。病院のトイレの場所が認識できない場合も，自宅であれば認識できる場

合がある。

入院中は，トイレまでの距離が短い病室への変更や，トイレの表示として目印をつける，トイレまでの動線をわかりやすい表示にするなど工夫する。夜間や薄暗い時間帯は，トイレを自動点灯にし，トイレまでの動線で足元に照明をつけるなど，場所を認識しやすくする方法を検討する。

**⑦トイレの扉を，自立または介助があれば開けることができる**

【確認事項】

●トイレの扉の開け方が理解できる

●扉の取っ手をつかみ，開けることができる

**⑧下衣と下着を，自立または介助にて下ろす**

【確認事項】

●立位または座位姿勢が安定し，着衣をつかんで下ろすことができる

●下衣と下着は，着脱しやすいものを選んでいる

●トイレ内は動きやすいスペースが確保されている

**⑨トイレの便座を認知し，座る**

【確認事項】

●便座を認知し，便座の位置に腰かけることができる

●便座のふたの構造（開閉しやすさ）

●トイレ内での上下運動や横移動で，姿勢が安定する位置に手すりなどが設置されている

**⑩排泄準備ができるまで排泄を我慢する**

【確認事項】

●尿意や便意を感じてからトイレで排泄の姿勢がとれるまで，排泄を我慢できる

●排泄障害による失禁などの有無

**⑪排泄する**

【確認事項】

●正しい排泄姿勢（前傾姿勢）をとれる

座位になり，正しい排泄姿勢（前傾姿勢）をとることで，腹圧がかけやすくなり蠕動運動も促進され自然排泄になる。排泄の姿勢として，前傾姿勢をとりやくするために，足が床につかない場合は足台を置くことや，前傾姿勢が 5 ～ 10 分程度とれるようにクッションを利用するなど工夫をする。

**⑫排泄後に尿道口または肛門を拭いて後始末をする**

【確認事項】

●トイレットペーパーを準備して拭き取ることができる

●トイレットペーパーが取りやすい位置にある

●尿パッドやおむつを捨てるゴミ箱がある

●使用したペーパーを便器内に廃棄することができる

●洗浄式便座などが使用できる

**⑬便座から立ち上がる**

【確認事項】

- 便座からの立ち上がりの際に，自立または補助具（手すり，立ち上がり器具など）の使用が必要か

**⑭下衣と下着を上げる**

【確認事項】

- 立位姿勢が安定して着衣を上げることができる
- 介助を要する場合は，着衣を上げるため 30 秒間ほど立位が可能である

**⑮排泄物を流す**

【確認事項】

- 排水レバーやボタンを押す操作ができる
- 自動センサーで便器洗浄する機能の有無

**⑯手を洗う**

【確認事項】

- 排泄後，手指衛生を行うことが習慣化できている
- 手洗い場所が認知できる
- 手洗い後に水分を拭き取ることができる

**⑰居室に戻る**

【確認事項】

- ⑤と同様に，戻る居室の位置が認知でき，その場所まで戻ることができるか

**⑱ベッドに座る**

**⑲ベッド（または布団）に臥床する**

①～⑲の排泄に関する行動を確認し，介助が必要な行動に合わせてケアやリハビリテーション，声かけ，見守り，トイレやポータブルトイレへの誘導を行う。また，障害の程度に合わせて段階的な目標を設定し，ケアの工夫や能力に合わせたリハビリテーションを行う。また，排泄パターンを観察し，排尿障害や排便障害のタイプを把握し，障害に合わせた対処方法を考える。

排泄の自立への支援では，1 回でも成功した場合は，できたことを共に喜ぶ姿勢が大切である。そうすることで，次回の排泄への意識が高まり，意欲をかき立てることができる。自立への意欲を継続するかかわりを心がける。

### （2）転倒・転落リスクへの配慮

排泄に関する行動では，「トイレに行こうとした」「自分で（排泄が）できると思った」など患者が介助を受けずに行動した結果，転倒・転落の事故が起きやすい。

前述した排泄に関する行動の④～⑱は常に転倒のリスクがあり，一度でも転倒を起こすと，自立への意欲を失うことがある。立位姿勢や歩行が不安定な場合は，常に見守りなど移動を介助し，めまいやふらつきなどバランス能力が低下している場合は座位姿勢から立ち上がるまで焦らず時間に余裕をもつなどの配慮をする。

自力歩行が不安定でトイレまでの移動が難しい場合は，自宅でも使用できる補助具や車

椅子の使用を検討する。転倒・転落事故をゼロにすることは難しいが，在宅療養の環境を考慮した転倒予防策を，家族や理学療法士と共に検討する。転倒などが起きた場合の対処法についても，家族があわてず対応できるように事前に相談しておく。

## 清潔保持の支援

病院における入浴，洗髪，更衣，洗面，整容など清潔へのケアは，感染対策などの側面だけでなく，生活リズムを整え，日常生活を維持することにつながり，結果として在宅療養への移行をスムーズにする。また，高齢者や認知症患者は，身だしなみを整えることで活動への参加意欲が高まり，外出や他人と交流する機会が増えることや，季節や場所，時間，人の認知の助けにもなる。

清潔に関することは，患者の価値観や生活習慣によりそれぞれに違いがあるため，個別性を理解したうえで，患者・家族が維持しやすい環境を整える。また，家族の介護力や経済的負担にも配慮した社会資源の活用も考慮する。

## 生活環境の整備

患者の身体機能に合わせ，療養環境を整備する。在宅療養では，長年住み慣れた自宅に戻り生活するため，病院のような環境整備を目指すのではなく，患者の ADL に合わせ，理学療法士や作業療法士などの助言も得て住宅改修の必要性などを検討する。

療養環境を整えるため，できるだけ早期に家屋調査を行う。その際は，患者・家族，理学療法士，ケアマネジャーも同行し，実際の動線を確認し，経済的な負担も考慮したうえで改修すべき箇所などを検討する。住宅改修後は，退院前に試験外出を行い，患者自身で実際の動線を確かめ，家族には改修した設備に合わせた介助方法を伝える。

在宅療養の環境を整えるうえで必要なことは，患者の生活に焦点を合わせて総合的なアセスメントをすることであり，医療処置やケアは患者・家族の日常生活に合わせて簡素化できるよう工夫する。入院中に実施されていた医療処置やケアの方法なども継続できるよう支援し，退院後の生活上の課題を明確にしながら，患者の残存機能が低下しないよう自身でできることを実施してもらう。また，社会資源の活用については，過剰な支援とならないよう患者・家族と共に検討する。

# 家族（介護者）への支援

## 1）介護の状況

2017年度末までに要介護または要支援認定を受けた人は641万人となり，年々増加の一途をたどっている[2)]。介護者の主な年齢は，60歳以上は男性が70.1%，女性が69.9%であり，80歳以上は男性が24.7%，女性が11.7%と，老老介護の状態も増加傾向である。また，介護者の7割近くが何らかの悩みやストレスを自覚しているとされ，ストレスの原因としては「家族の病気や介護」が男性73.6%，女性76.8%で最も多く，次いで「自分の病気や介護」男性33.0%，女性27.1%という結果であった。そのほかに，金銭的な問題や自由にできる時間がない，仕事の問題などもあがっている[3)]。

これらの現状から，今後さらに独居や老老介護，日中独居などが増加し，在宅療養を継続する困難さが増すことが考えられる。しかし，介護状況などから医療者側が最初から在宅療養は無理と決めつけるのではなく，患者・家族に在宅療養の希望があれば，その意向に近づけるように共に相談して決めていくことが重要である。

## 2）家族（介護者）が抱える課題

家族は，退院する患者が入院前の状態に回復していると考えがちであり，医療者がとらえている退院後の状態とのずれがある。そして，回復への過度の期待をもったままでは退院支援がスムーズに進まないことがある。患者の今の病状と今後予測される回復の程度について家族に伝え，入院前と同じ生活をすることが難しいことを理解してもらう。

患者が入院中のリハビリテーションでADLが向上し自宅退院した場合も，入院中と同様のリハビリテーションを継続できず，退院後にADLが低下することもある。その結果，介護力がさらに必要になる場合もある。また，家族は患者の思いを尊重したいと願いつつもそれぞれ葛藤を抱えている。看護師は，家族の介護負担を軽減することを念頭に置き，家族の本音や希望，心配事を丁寧に聴き取っていく。そして，患者と家族の思いが重なる点を見つけ，思いを一つの方向に導くよう支援する。

## 3）家族の力を引き出す支援

家族は潜在的な力を有しており，その力が生かされるか否かは，それを引き出す看護師の腕にかかっている。看護師は，家族のもつ力や強みを自分の価値観や規範で判断せず，家族が歩んできた歴史や経験を家族の視点から理解しつつ，その家族らしさを見出していくことが重要である[4)]。家族の思いを尊重し，その潜在的な力を引き出し，地域の力も合わせてマネジメントすることで，認知症を抱えた老老介護を継続し地域で看取りができたという事例もある。

家族の力を引き出す支援には，医療・介護の連携をすすめ，24時間体制で応じられる在宅支援チームをつくることや，民生委員やボランティアなど地域住民も含めた資源の開発が必要である。より良い在宅支援チームづくりにおいて，看護師には，相手と情報交換できるコミュニケーション力をもって信頼関係を築き，マネジメントする調整・連携力が求められる。また，家族が介護しながらでも社会とのつながりを保ち，自分らしく生きられるような環境を構築していくことが重要である。

### 4）病棟看護師の退院支援

病棟看護師は，退院支援として在宅療養に向けた準備を進めながら，退院後に起こり得る課題や支援の方向性などを検討し具体的なスケジュールを立てる。また，入院中に課題をすべて解決しようと焦って指導や準備を行うのではなく，課題が残った場合は退院後に訪問看護師などにつなぎ，継続的に支援する体制を整える。その際は，退院時にどこまで療養指導がすすみ，どのような課題が残っているかを整理し，解決に向けて在宅支援チームで役割分担する内容を具体的に示す。病棟看護師の退院支援では，常に患者・家族と共に考え取り組む姿勢をもち，支援全体を総合的にとらえることがポイントとなる。

文献

1）小山珠美（編）（2017）．口から食べるための包括的評価と支援スキル．口から食べる幸せをサポートする包括的スキル―KT バランスチャートの活用と支援，第 2 版，医学書院，p.16-19.
2）厚生労働省．平成 29 年度介護保険事業状況報告（年報）．報告書の概要.
＜https：//www.mhlw.go.jp/topics/kaigo/osirase/jigyo/17/dl/h29_gaiyou.pdf＞［2020 February 15］
3）厚生労働省．平成 28 年国民生活基礎調査の概況．介護の状況.
＜https：//www.mhlw.go.jp/toukei/saikin/hw/k-tyosa/k-tyosa16/dl/05.pdf＞［2020 February 15］
4）瓜生浩子，森下幸子（2013）．キーワードで学ぶ！家族看護学入門―家族の力・強さ・ストレングス．家族看護，22：133-140.
5）宇都宮宏子（監），坂井志麻（編）（2015）．退院支援ガイドブック―「これまでの暮らし」「そしてこれから」をみすえてかかわる，学研メディカル秀潤社.
6）排泄ケアナビ．排泄行動のプロセスで障害をチェックする / 奥井識仁，奥井まちこ（2002）．在宅でみる排尿介護のコツ．南山堂.
＜http：//www.carenavi.jp/ohyo/purpose/pdf/check_pdf_01.pdf＞［2020 February 1］
7）日本創傷・オストミー・失禁管理学会（2017）．排泄ケアガイドブック―コンチネンスケアの充実をめざして．照林社.
8）餅田敬司（2019）．第 1 特集 その患者さん，本当に帰せますか？ 入退院支援“あるある”Do ＆ Do Not．ナーシングビジネス，13（9）：775.
9）末廣健児，石濱崇史，後藤 淳（2008）．トイレ動作について考える．関西理学療法，8：7-11.

# 4 社会資源の活用に関する支援

## 社会資源を活用する意義

社会資源は，入退院支援の手段の一つとして活用されているが，看護師が社会資源を検討するとき，何に焦点を当てているだろうか。社会資源の一つである介護保険では，介護保険法第１条の目的において，「加齢に伴って生ずる心身の変化に起因する疾病等により要介護状態となり，入浴，排せつ，食事等の介護，機能訓練並びに看護及び療養上の管理その他の医療を要する者等について，これらの者が尊厳を保持し，その有する能力に応じ自立した日常生活を営むことができるよう，必要な保健医療サービス及び福祉サービスに係る給付を行う」ためとうたわれている。すなわち，社会資源を活用するにおいて，患者の「尊厳を保持する」ことと「有する能力に応じ自立した日常生活を営むことができる」ことが重要なのである。

また，厚生労働省は地域包括ケアシステムの実現に向けて，「高齢者の尊厳の保持と自立生活の支援の目的のもとで，可能な限り住み慣れた地域で，自分らしい暮らしを人生の最期まで続けることができるよう，地域の包括的な支援・サービス提供体制（地域包括ケアシステム）の構築を推進」[1]している。ここでも，「尊厳の保持」と「自立生活」，そして「自分らしい暮らしを人生の最期まで続ける」がキーワードとなっている。

看護師が社会資源の活用に関する支援をするときには，尊厳の保持を常に念頭に置き，有する能力に応じた自立生活を目指し，それが“その人らしい”暮らしの営みにつながることが社会資源を活用する意義といえる。

## 社会資源に関する基礎知識

社会資源を活用するには，その資源の根拠となる制度などを知っておく必要がある。入退院支援においては，介護保険制度，医療保険制度，障害者総合支援法（介護給付，訓練等給付など），身体障害者福祉法（身体障害者手帳の交付など）によるサービスが活用されている。ここでは，それぞれの制度について解説するのではなく，患者が住んでいる地域で“その人らしく生きる”ことを支えるために，どのような資源を知ればよいのか，どのように社会資源を選ぶのかについて考えてみたい。

### 1）身近な地域にある社会資源

それぞれの制度などを根拠とする様々な社会資源の概要を知ることは大切である。しかし，概要がわかっても，入退院支援を必要とする患者や家族の困り事に結びつけて情報提供することは難しい。自分が支援している地域において，その社会資源はどのようなことを行っているのか，その社会資源を利用するためには，どこに連絡をするとよいのか，どのような事業所があるのかなど，具体的に知ることが重要である。

具体的に知る方法の一例として，医療機関において介護保険制度のサービスを知る機会として，在宅サービス勉強会を開催した取り組みについて紹介する（表 4-1）。

この勉強会では，介護保険制度のサービスの種類を事前に学習したうえで，実際に在宅サービスを提供している近隣の事業所の担当者が講師となり，そのサービスを具体的にどのように提供しているのか，何を大切にして行っているのかなどを話し，質疑応答を加えるという形式で，９回シリーズで９種の在宅サービスについて行った。参加者の感想をみると，在宅サービスの具体的な活動内容と提供する人の大切にしていることを理解し，さらに今後の自身の退院支援の取り組みに活用しようと考えられていることが読みとれる。

ふだんから在宅サービスの担当者とかかわりのある退院調整看護師なども，新たな事業所が開設されたときには，直接話を聞いたり，見学したりする機会をもつことで新たな事業所の情報を得て特徴をつかむことが多い。自分のかかわる地域にある事業所について，事業所の理念や活動内容を具体的に知ることで，患者に合った利用可能な資源を選択肢として提示することができる。病棟で働く看護師も，身近にある在宅サービスの特徴をサービス提供者から直接的に聞くことで，入退院支援に必要な情報や，様々な在宅サービスの具体的なイメージがもて，様々な職種の考え方や活動の仕方が理解でき，“その人らしい”生活を共に考え，支えるチームの一員として，患者と家族が求める生活を広く展望して支援することができる。

### 2）療養生活の場面で考える社会資源

患者の入退院支援では，その患者の退院後の状態を予測して退院後の生活を構築するため，生活場面ごとに社会資源について考える必要がある。それぞれの患者の状態や価値観などにより必要となる社会資源は異なるので，以下にあげる社会資源をすべて使用したほうがよいということではなく，また患者によってはそぐわない場合があると思われる。社会資源の概要を知り，選択する視点を広げる参考にしてほしい。

**（1）生活環境**

身体状況に合った住みよい住環境に改善するために，退院前訪問指導などの機会を活用し，住宅改修の計画を立てることがある。利用する患者本人，患者の身体の可動状況を把握しているリハビリテーションスタッフ，生活状況を把握している看護師，共に住む家族，住宅改修を多く手がけている住宅改修事業者，在宅での生活状況を把握しているケアマネジャーが自宅に集まって，それぞれの立場から意見を出し合うことで，過不足のない必要

表 4-1　在宅サービス勉強会の内容と参加者の感想

| 研修テーマ / 講師 | 内容 | 参加者の感想 |
| --- | --- | --- |
| 1. 居宅介護支援<br>ケアマネジャー | 実際に使用している書類を提示し，事例を用いて，情報収集，サービス計画，サービスの開始，フォローアップという一連の流れを説明する | 「実際に使用している書類が見られて参考になった」<br>「退院前カンファレンスのときにどのような情報を提供すればよいか今まではっきりしなかったが，具体的に知ることができた」<br>「在宅支援に必要な情報収集は，入院中とは違い，居宅中心であり，そうした情報を入院中から収集していきたいと思った」<br>「本人の気持ちや家族の気持ちなどを考えて支援していることがわかった」など |
| 2. 福祉用具，住宅改修<br>福祉用具事業所<br>福祉用具プランナー | 実際に使用している書類を提示し，事例を用いて，利用者との出会い，ケアマネジャーとのやりとり，支援計画，用具の選定と納品，納品してからの利用者とのかかわりという一連の流れを説明する | 「情報収集がしっかり行われていることがわかり，計画書もわかりやすかった」<br>「書類作成やアフターケア，サービスの丁寧さがわかり，熱心に取り組んでいることが伝わった」<br>「その人に合わせた用具を選定し，状態の変化に応じてきちんと用具が変更されていることに驚いた」<br>「今後は様々なことを相談したいと思った」など |
| 3. 訪問看護<br>訪問看護ステーション所長 | 訪問看護のサービス内容と，実際に使用している書類を提示し，事例をもとに，どのような人が利用しているのか，医療保険と介護保険の訪問看護の違い，訪問看護を利用するメリットについて説明する | 「利用方法や具体的な料金などを知ることができた」<br>「訪問看護のおかげで，障がいがあっても自宅で過ごせる人が増えていると思った」<br>「訪問看護を理解し活用することで，在宅医療をより広げていけるのではないかと思った」など |
| 4. 訪問介護<br>訪問介護事業所管理者 | 訪問介護が「24 時間・365 日，生活をみていく」サービスであることについて，実際に使用している書類を提示し，事例を用いて，サービス内容や費用を説明する | 「訪問介護において，できることとできないことを知ることができた」<br>「身体介護と生活援助の違いについて理解が深まった」<br>「自立した生活が送れるよう，利用者の自己決定を尊重してサービスを行っていることがわかった」<br>「現在病棟に入院している患者も，訪問介護を利用して自宅退院できる可能性があると感じた」など |
| 5. 訪問リハビリテーション<br>訪問看護ステーション理学療法士 | 訪問リハビリテーションの目的や対象，長所と短所について解説し，実際に使用している書類を提示し，事例をもとに，どのような人が利用しているかなどを説明する | 「外来リハビリと訪問リハビリの違い，介護保険と医療保険のリハビリについて理解できた」<br>「訪問リハビリの適応となる患者について，具体的な活動内容が理解できた」<br>「在宅での生活動作のリハビリを行える点が訪問リハビリの長所なので，退院する患者で必要な人に勧めていきたい」<br>「退院調整をしていくうえでリハビリの調整も大切であると感じた」など |
| 6. 訪問入浴<br>訪問入浴事業所所長 | 利用までの流れや実際の利用の様子，利用者とのかかわりなどについて，DVD を用いて説明する | 「DVD で実際どのように入浴サービスが提供されているのか具体的にイメージすることができ，細かな点まで具体的に知ることができた」<br>「訪問看護や主治医など，ほかのサービスと密に連携していることを知ることができた」<br>「本人の思いを優先したケアで，サービスとして整っていることに驚いた」<br>「自宅へ退院する患者で，必要な人に伝えていきたい」<br>「訪問入浴を勧めるときに具体的に伝えられる」など |
| 7. デイケア<br>デイケア看護師<br>8. デイサービス<br>リハビリテーション特化型デイサービス理学療法士 | デイケアとデイサービスの違い，デイケアでの 1 日の流れ，デイケアでの利用者の過ごし方と利用者の声を紹介する<br>デイケアとデイサービスの違い，リハビリテーション特化型デイサービスについて説明する | 「デイケアとデイサービスの違いがよくわかった」<br>「デイケアでの具体的な様子がわかり，患者・家族へ情報提供できるようになった」<br>「デイサービスは，事業所ごとに特徴が違うので，患者に合った事業所を選択する必要があることが理解できた」<br>「利用者の状態や気持ちをくむ姿勢が伝わり，個別性を大切にし，本人のもっている能力を引き出し向上させるかかわりに感動した」など |
| 9. ショートステイ<br>短期入所生活介護施設相談員 | 利用料金や利用の様子について，写真を交えて説明する | 「具体的な利用料金を知ることができた」<br>「ショートステイのサービス内容や体調不良時の対応を知ることができた」<br>「利用を希望する患者や家族に，情報提供できるようになった」など |

不可欠な改修の計画を立てることが大切である。

●住宅改修費の補助

住宅改修には費用がかかるため，介護保険対象者であれば介護保険の住宅改修，介護保険の被保険者とならない患者で所定の障害に該当する人は，身体障害者住宅改善費が利用できる。また，所得などの条件により，高齢者住宅改善（改造）促進助成事業*1なども利用できる。いずれの場合も改修できる箇所は限られているが，疾病による障害で生活しづらくなった箇所はほぼ含まれる。

●福祉用具の貸与，購入

生活環境の検討の際には，住宅改修と同時に福祉用具の検討も重要である。状態が変化しやすい場合や予後が短い場合，時間と費用のかかる住宅改修ではなく，すぐに利用できて，状態によって変更できる福祉用具で対応する。たとえば，段差解消のための外階段のスロープは，取りはずし式の軽量のスロープや，車椅子の場合は車椅子に乗ったまま段差のあるところまで移動できる車椅子用電動昇降機が利用できる。室内の手すりは住宅改修として設置もできるが，福祉用具として据え置き型や突っ張り型のもののほうが幅広い場で活用できることがある。トイレや浴室の手すりについても同様である。

福祉用具は介護保険の場合は品目により貸与（レンタル）のものと購入のものがある。障害者総合支援法の場合は，補装具費支給制度*2，日常生活用具給付等事業*3により助成を受け，給付または購入が可能である。

福祉用具は年々機能性が向上しており，特にレンタルの場合は，モニタリングとメンテナンスもされていることから，状態や要望の細かな変化に対応が可能であり，“その人らしい”生活を支える手段となる。患者と家族だけではなく，かかわる多職種で多面的に検討することで，より患者と家族の生活に即した環境整備が可能になるため，患者と家族を含め関係職種に働きかける。

### （2）療養相談

療養相談は，退院後の療養のために必要な指導や退院後の生活環境の整備と異なり，退院直後から差し迫って必要とされにくい。しかし，患者が病状の悪化や再発を繰り返さないために，家族が安心して介護するために，療養相談できる人または場を準備しておくことが入退院支援において大切である。

●訪問看護，病院外来

療養相談ができる社会資源としては，訪問看護が最適である。訪問看護師は患者の病状を把握しており，かつ自宅に出向くので，患者にも家族にも対面してその人のために時間がつくれ，相談を受けることができる。

また，定期的に通う外来の看護師も療養相談にのることができる資源である。看護専門外来がなく，一般外来で対応する場合は，退院前から外来看護師と連携して可能な体制を整えるなど，工夫が必要である。

*1：市町村が主体となって実施している高齢者にかかる各種住宅支援事業である。
*2：市町村が主体となり，障害者が日常生活を送るうえで必要な移動等の確保や，就労場面における能率の向上を図ること，障害児が将来，社会人として独立自活するための素地を育成助長することを目的として，身体の欠損または損なわれた身体機能を補完・代替する用具の購入または修理費用について控除額（補装具費）を支給する。
*3：市町村が行う地域生活支援事業のうち，必須事業の一つとして規定されており，障害者等の日常生活がより円滑に行われるための用具を給付または貸与することなどにより，福祉の増進に資することを目的とした事業である。

●ケアマネジャー，地域包括支援センター

療養生活の全般については，介護保険対象者であれば，ケアマネジャーや地域包括支援センターが相談にのることができる。ケアマネジャーが相談にのりながら経過をフォローするなかで，疾病管理に関する相談や指導，家族の介護相談が必要な状況になったら，早期に訪問看護を導入するなどをあらかじめ伝えておく。

**（3）医療処置，薬剤管理**

退院後に行う医療処置や薬剤管理は，患者本人や家族が行えるように入院中に指導している。患者や家族が十分に行えない場合や，トラブルや状態変化が起きたときに，患者や家族だけで早期発見し対応することは容易ではない。社会資源を活用し，自宅でも安定した状態が継続できるように支援する。

●訪問看護

活用できる社会資源として，訪問看護は自宅に出向くことができるので，直接的に医療処置や薬剤管理を行うことができ，患者や家族ができるようになるよう指導したり見守るなどの支援もできる。また，トラブルや状態悪化を予測し，あらかじめ患者や家族に対処法などを伝えておくことができ，トラブルや状態変化が生じた場合も訪問して対応することができる。また，患者がデイケアを利用している場合，デイケアの看護師に利用中の服薬や医療処置を依頼することができる。

●訪問介護，デイケア

訪問介護は介護を提供するサービスであるが，患者や家族が行う医療処置や薬剤管理を日々の生活のなかで見守ることができる。正しく見守るためには，訪問看護師や入院中の病院看護師との連携が不可欠である。

●在宅訪問薬剤管理指導

在宅訪問薬剤管理指導は，薬剤師が患者の自宅を訪問して，薬歴管理，服薬指導，服薬支援，薬剤の服薬状況・保管状況および残薬の有無の確認などを行うものである。薬剤師という専門性を生かして，薬剤の使用状況や患者の生活リズムに合わせた薬剤の選択について主治医に提案することもできる。

●訪問診療

医療を受ける場について，外来通院が可能な場合は，外来通院することが交通機関の利用や他者とのかかわりなどの機会となり，リハビリテーションとしての意義もある。しかし，患者の状態によっては，外来通院が困難な場合がある。また，患者や家族が自ら通院が困難だと訴えないことも多い。外来通院が困難，または困難が予測できる場合，訪問診療に切り替えるよう提案をする。

訪問診療を行う医師は，それまでの病院の医師とは異なる場合が多く，また，近隣のクリニックや診療所など，入院施設とは異なる医療機関となることもある。患者や家族が，主治医が変わっても不安を抱くことがないよう，患者の疾患や治療内容などに対応できて，患者宅を訪問できるエリアにある診療所などを紹介する。患者や家族にかかりつけ医があれば，その診療所を検討するとよい。

### （4）清潔ケア

●入浴環境の整備

清潔ケアのなかでも，日々の入浴は，清潔の保持や安全，心身のリラックスや楽しみなど様々な側面があり，大切である。家の風呂に入りたいという希望をかなえるために，手すりの設置などは住宅改修でも福祉用具でも可能である。また，洗い場や浴槽内の椅子は福祉用具として購入できる。浴槽内で昇降するリフトは福祉用具としてレンタルでき，バスリフトに移乗すれば座ったままで電動で浴槽内に浸かることができる。

●入浴介助

福祉用具を利用しても介助が必要な場合，介助者は介助方法の指導を受けた家族でも可能であるが，老老介護や認認介護，仕事や育児に繁忙な場合などの家族の状況から，家族が担うことが困難なこともある。その場合は，患者の病状により訪問介護や訪問看護により入浴を介助する。家族以外の人が浴室に入ることへの抵抗感はあるが，家の風呂にゆっくり入りたいという思いは実現できる。

●通所施設の入浴

家の風呂でなくてもよい場合，または家の風呂では介助が困難な場合は，身体状況に合った入浴スタイルを選択する。デイケアやデイサービスなど通所施設の入浴は，普通の浴槽や入りやすい工夫がされている浴槽，シャワーチェアのまま浴槽に入ったり，臥床したままで入れる浴槽など，身体状態に合わせて，より安全に入ることができるよう工夫されており，介護スタッフの介助や見守りもある。

通所サービスでは，入浴だけでなく，日中６時間程度そこで過ごし，リハビリテーションや余暇活動，昼食なども利用できるというメリットがある。１日の多くの時間を過ごす場所となるため，事業所選びでは，入浴スタイルが患者の身体の状態や好みに合っているかだけでなく，入浴時間以外の活動や雰囲気が患者の要望に合っているかが重要である。

●訪問入浴サービス

家の風呂ではないが，自宅で入浴する方法として，訪問入浴サービスがある。訪問入浴は，臥床したまま入ることができる浴槽を自宅に持ち込んで，安全・安楽に入浴するサービスである。看護師を含む３人のスタッフが状態を確認後，ベッドから臥床したまま浴槽に移動する。

患者と家族は着替えの準備だけで，それ以外の準備や片づけを行う必要はない。好みのボディソープやシャンプー，入浴剤を使うこともでき，バスタオルでプライバシーを守りながら，洗髪や洗体も丁寧に行われ，湯船にもゆったり浸かることができる。

### （5）食事

食事は１日に３度の機会があり，健康状態に直接関連する。また，食事形態は様々であり，食事摂取するまでに買い物や調理という作業過程も伴う。食事に関連する社会資源について，食事の準備を患者・家族が行う場合と，患者・家族以外が行う場合に分けて解説する。

●患者・家族が食事を準備する場合

退院にあたって，疾患の管理上必要な栄養量や制限，形態などについて栄養士からの栄養指導を受けることが多い。栄養指導にあたり，看護師から栄養士に情報提供が必要な内容は，入院前の生活状況と食事内容・量，入院前の食事の買い物と調理を誰が行っていたか，退院後の食事で心配な点と食事の準備を誰が行うかなど，生活のなかでの具体的な情報である。また，介護食や治療食を活用する場合は，経済面についての情報も必要である。また，栄養指導後には，患者と家族に指導の内容を確認して知識の習得状況を確認し，さらに退院後の毎日の食事をどのようにしようと考えているのか，心配事は何かなど具体的な実施方法を聞き，共に考えることで，患者と家族が実行可能な食生活を検討することができる。

選択する食品の選び方は様々である。通常の食材を購入し調理する場合は，これまでと変更はないが，栄養制限や食形態の調整が必要な場合は調理方法を変更する必要がなる。調理方法の変更や，塩分制限やたんぱく質制限などを新たに日常的に継続することは大変なことであり，また患者１人分だけを調理する手間などを乗り越えて習慣化するまで，病院や訪問の栄養士，看護師で支援していく必要がある。

人が行動を変えて習慣化することには努力が必要であるため，通常の食材に加え，たとえば，低たんぱく米などを取り入れる方法もある。このような食材を取り入れることで，行動の変化を減らし，制限によるストレスを減らしていくことができる。しかし，このような食材は，通常の食材と比べ費用がかかる。経済状況や価値観はそれぞれであるため，このような食材の機能と費用を提示して，どの程度取り入れるかを選択できるようにする。

食形態の変更では，ミキサー食などの調理に家族が戸惑うことも多い。高齢者世帯の場合，ミキサーが自宅にないので購入する必要があり，１人分，１品ずつミキサーを洗浄しながら調理するという手間もかかる。ミキサーを購入するという前提ではなく，ミキサー状に調理できる道具を，患者の自宅にある道具で代用できないか話し合う。また，配食サービスやレトルト商品の利用も検討する。

●患者・家族以外が食事を準備する場合

訪問介護で調理する場合，普通食の調理は訪問介護の「生活援助」で行っており，ミキサー食や腎臓病食などの調理は，「特段の専門的配慮をもって行う調理」として訪問介護の「身体介護」として提供される。

配食サービスでは，高齢者用の普通食だけでなく，糖尿病や腎臓病，高血圧などの治療食を提供するなど，多くの事業所がある。食事は毎日の楽しみの一つでもあるので，食べてみて選ぶことが大切である。また，高齢者用の食事は塩分などが控えめに設定されているため，高血圧で塩分制限がある場合に高血圧食ではなく高齢者用の普通食で対応できることがある。患者の制限内容に合わせて選択肢を固定しすぎることに注意する。

デイケアやデイサービス，ショートステイなどの通所・入所施設の利用も，患者・家族以外が食事の準備を行う社会資源といえる。３食すべてを毎日というわけにはいかないが，通所では１食か２食，ショートステイでは３食，患者に合った内容および形態の食事が提供されるため，患者・家族の負担を軽減することができる。

**（6）排泄ケア**

排泄は，生活動作のなかでも自立して個室で行いたい動作である。したがって，排泄ケアに関連する社会資源としては，まずはトイレの住宅改修や福祉用具など環境を整える資源を検討する。

●住宅改修，福祉用具の利用

住宅改修では，手すりを立ち上がりや立位時に必要な個所に設置する。手すりは住宅改修による取り付け以外に，便座の周りに据え置きタイプの手すりもあり福祉用具としてレンタルできる。また，和式便器を洋式便器に変更することは介護保険でも可能である。トイレまでの動線にある段差の解消も，住宅改修で可能である。トイレまでの歩行と，トイレ動作を安全に行うことができるよう，自宅のトイレにて訪問リハビリテーションで練習することができる。

●トイレまでの移動が自力で困難な場合

ポータブルトイレや尿器を使用する方法がある。それらの用具は直接肌が接する物であるため，介護保険では福祉用具の購入の品目にあたる。

ポータブルトイレや尿器は，自身で排泄動作はできるものの，移動動作が困難な場合や移動動作が不安定になる夜間などに有効である。しかし，ポータブルトイレについては，ベッドサイドや室内にトイレを置くことや，居室内のオープンなスペースで排泄することに抵抗感がある人が少なくない。ポータブルトイレの外観が気になる場合は，家具調のポータブルトイレの利用や，ポータブルトイレ使用時に手すりが必要な場合は，据え置き型の手すりで対応できる。居室で排泄することに抵抗感があり，居室のふすま越しにある廊下にポータブルトイレを設置することもある。

患者と家族の気がかりや対処法などの要望を確認しながら検討していく。

●排泄動作に介助が必要な場合

入院中に，リハビリテーションスタッフと看護師から介助方法の指導が必要であるが，自宅においても自宅のトイレでの動作方法と介助方法について，訪問リハビリテーションまたは訪問看護にて介助方法を確認することで，より負担の少ない介助が可能になる。排尿・排便時間が安定していれば，訪問介護でトイレまたはポータブルトイレへの誘導から排泄介助，後始末までの一連の介護が利用できる。また，ポータブルトイレ内の排泄物の処理についても，訪問介護の利用が可能である。

●尿意，便意がない場合

おむつでの排泄となるが，この場合は，訪問介護，訪問看護，訪問入浴，通所サービスなどを組み合わせて，おむつを交換するという方法がある。なお，紙おむつの購入に関しては，各市町村の事業として紙おむつ購入助成が利用できる。また，おむつ代が医療費控除の対象となる制度もあり，おむつ代の領収書と，寝たきり状態にあること，および治療上おむつの使用が必要であることについて，医師が発行したおむつ使用証明書があれば申請できる。

**（7）移動動作**

●福祉用具の使用

移動動作を支援する社会資源では，住宅改修による生活環境の整備のほかには，福祉用具のレンタルが幅広く活用できる。杖や歩行器，車椅子のいずれも，病院で使用している標準型に比べ，多様なバリエーションがある。

たとえば，歩行器は身体の状態に合わせた形に加え，買い物を日課にしている場合には荷物が入れられる機能や，疲労が強い場合に座ることができる座面の機能，外観が気になる場合のデザインなど，患者の要望に合わせることができる。

移動用のリフトでは，玄関の上がりがまちを座ったまま上がることができる椅子タイプのものや，階段を昇降できる椅子タイプ，ベッドと車椅子の間を移動させる吊りタイプ，浴槽に座ったまま沈むことができる椅子タイプ，居室で床面の高さから座面が昇降する椅子タイプ，外から居室まで車椅子に乗ったまま移動できる車椅子用電動昇降機など，患者の家の構造や患者の暮らし方に合わせて選択できる。

患者の生活を豊かにする道具として，患者と家族と話し合い，移動動作に関する多様な福祉用具の活用を検討していく。

●介護タクシー

そのほかには，介護タクシーがある。通院や買い物，預金など「日常生活上または社会生活上必要な行為に伴う外出」については，介護保険の「通院等のための乗車又は降車の介助（通院等乗降介助）」＊4 として，介助料の部分に関して適用することができる。なお，入退院時は自費での利用になる。介護保険の場合も，運賃は自費である。

### （8）リハビリテーション

疾病や障がいをもちながらも“その人らしい”生活を実現していくためには，有する能力を可能な限り維持・向上させることが基盤となる。そのためには，療養生活のなかにリハビリテーションを組み込むことが大切である。

リハビリテーションは，患者の理解や意欲を引き出すことが大前提であるが，生活のなかにリハビリテーションを取り入れるには，リハビリテーションの機会を意図的に設けることが大切である。しかし，退院後の生活を考えるときに，医療処置や生活に関する介護など生命や生活に直結することに焦点が当たるため，リハビリテーションの機会の確保に関する意識が薄れがちである。

●生活環境の整備

リハビリテーションの機会としては，身近なところではADL（日常生活活動）そのものがリハビリテーションとなる。今できていることから頑張ればできることまでを，自分でできるように患者と相談しながら環境を整えることが日々のリハビリテーションの機会になる。一人で安全にできる環境が重要になるので，患者・家族と相談しながら，リハビリテーションスタッフや看護師，福祉用具事業者などで生活環境を整える。

●訪問リハビリテーション，訪問看護

環境を整えても一人で実施が困難な場合は，訪問リハビリテーションを活用することができる。自宅でどのような道具を用い，どのように体を使うことで安全な生活動作が可能になるか，リハビリテーションスタッフと検討しながら練習することができる。ADLに加え，患者の疾患に即して，嚥下や発語，呼吸，認知などの機能の向上を目指して，自宅

＊4：介助は，外出準備や乗降介助，帰宅後の着替えなどまでが含まれる。

表 4-2 デイケアとデイサービスの共通点

- 送迎があり，座位で往復できる
- 一定時間，施設内で過ごす
- ほかの利用者や職員など，家族以外の人との交流がある
- 入浴・排泄動作などがリハビリテーションとなる
- 利用すること自体が，生活リズムをつけることや様々なリハビリテーションとなる

で理学療法士，作業療法士，言語聴覚士が 1 対 1 で対応できる。また，訪問看護師によるリハビリテーションも可能である。

自宅で行うメリットは，患者の暮らしている環境のなかでリハビリテーションが行えるので，患者のこれまでの暮らしぶりや価値観，生活を理解して患者の生活や環境に合わせたリハビリテーションの内容が提供できるところである。

●通所施設（デイケア，デイサービス）

デイケアやデイサービスも，リハビリテーションの機会を提供できる場である。

通所リハビリテーションは，介護老人保健施設，病院，診療所などに通い，心身の機能の維持・回復を図り，日常生活の自立を助けるために行われる理学療法，作業療法など必要なリハビリテーションである[2)]。デイケアは，通所リハビリテーションを提供する介護保険サービスで，医師，看護師，リハビリテーションスタッフなどの医療従事者が配置されている。リハビリテーションスタッフによる個別リハビリテーションが可能で，集団でリハビリテーションやレクリエーションも行われる。

通所介護（デイサービス）の事業は，利用者が可能な限り居宅において，もっている能力に応じ自立した日常生活を営むことができるよう生活機能の維持・向上を目指し，必要な日常生活上の世話や機能訓練を行うことにより，利用者の社会的孤立感の解消，心身の機能の維持，利用者の家族の身体的・精神的負担の軽減を図るもの[3)] とされている。利用者が楽しく過ごせるよう，書道や生け花，陶芸，体操，マシントレーニングを用いたパワーリハビリテーションなど多彩なプログラムが準備されており，利用の楽しみを引き出して活動を高めるメリットがある。また，日中のデイサービスに引き続き，自費で宿泊サービスを受けられる事業所もある。

デイケアとデイサービスの共通点を**表 4-2** に示す。

利用時間は 1 ～ 14 時間までの幅があるが，日中のおよそ 6 時間，またはそれ以上の時間を日々過ごす場となるので，利用する患者の求めることや要望を十分にとらえて選択する。

### （9）レスパイトケア

在宅療養を継続していくためには，レスパイトケアの視点が重要である。レスパイトケアとは，介護している家族が一時的に介護から離れて休息がとれるよう，在宅療養者の介護を一時的に代替する支援のことである。退院前に必ずしも利用を決定しておく必要がない場合もあるが，介護の長期化が予測される場合は，計画的に準備をしておくか，レスパイトケアサービスについて情報を提供しておく。レスパイトケアは介護している家族のた

**表 4-3　レスパイトケアで利用できる在宅サービス**

| | | | |
|---|---|---|---|
| 滞在型 | 医療保険制度 | 訪問看護 | 長時間訪問看護加算（90 分以上，週 1 回） |
| | | | 難病等複数回訪問加算算 |
| | | | 在宅人工呼吸器使用患者支援事業（1 日につき 4 回目以降の訪問看護） |
| | 介護保険制度 | 訪問介護 | |
| | 障害者総合支援法 | 居宅介護 | |
| | | 重度訪問介護 | |
| 宿泊を含む通所型 | 医療保険 | レスパイト入院（一般病棟，障害者病棟，療養病棟，地域包括ケア病棟などを利用） | |
| | 介護保険制度 | デイサービス（通所介護） | |
| | | デイケア（通所リハビリテーション） | |
| | | ショートステイ（短期入所生活介護） | |
| | | ショートステイ（短期入所療養介護：医療型ショートステイ） | |
| | | 小規模多機能型居宅介護 | |
| | | 看護小規模多機能型居宅介護 | |
| | 障害者総合支援法 | 生活介護 | |
| | | 短期入所 | |

厚生労働科学研究費「難病患者の地域支援体制に関する研究」班（研究代表者：西澤正豊）（2018）．神経難病患者のためのレスパイトケアマニュアル．より作成

めのサービスであるが，利用するのは患者であり，宿泊等一定期間そこで暮らすことになるサービスであるので，患者に利用する目的を説明し納得が得られることが大切である。

レスパイトケアという視点から各種制度におけるサービスをみると，滞在型と宿泊を含む通所型のサービスに大別される（**表 4-3**）[4)]。

●滞在型サービス

滞在型のレスパイトケアにあたるサービスでは，医療保険制度による訪問看護で「長時間訪問看護加算（90 分以上，週 1 回）」や「難病等複数回訪問加算」「在宅人工呼吸器使用患者支援事業（1 日につき 4 回目以降の訪問看護）」，介護保険制度による「訪問介護」，障害者総合支援法による「居宅介護」「重度訪問介護」がこれにあたる。

●宿泊を含む通所型サービス

宿泊を含む通所型のレスパイトケアにあたるサービスでは，一般病棟，障害者病棟，療養病棟，地域包括ケア病棟などを利用した「レスパイト入院」，介護保険制度による「デイサービス（通所介護）」「デイケア（通所リハビリテーション）」「ショートステイ（短期入所生活介護）」「ショートステイ（短期入所療養介護：医療型ショートステイ）」「小規模多機能型居宅介護」「看護小規模多機能型居宅介護」，障害者総合支援法による「生活介護」「短期入所」がこれにあたる。

介護保険制度のデイサービス（通所介護），デイケア（通所リハビリテーション），ショートステイ（短期入所生活介護），小規模多機能型居宅介護については，人工呼吸器などの

高度な医療処置や管理への対応は難しい場合がある。

## 必要な社会資源の検討

社会資源を活用する意義として，患者の尊厳の保持を念頭に置き，有する能力に応じた自立生活を目指し，それが“その人らしい”暮らしの営みにつながることについて前述した。退院後の生活支援においては，患者の生活と家族全体の生活を考える必要があり，社会資源の活用においても，家族の介護負担の軽減に視点を置いて利用を検討するものがある。すなわち，患者の“その人らしい”暮らしと家族の暮らしのどちらも視野に入れる必要がある。

利用する社会資源を検討するときには，患者の意見も家族の意見も十分に確認する。また，家族とケアマネジャーだけ，看護師と患者や家族だけで検討するのではなく，患者と家族，患者にかかわる様々な病院および地域の多職種で話し合い，患者と家族の様々な側面を様々な視点で検討する。そうすることで，身体機能面だけでなく，精神面，生活面，倫理面において妥当な社会資源を活用した支援計画を検討することが可能となる。


文献

1）厚生労働省．地域包括ケアシステムの実現へ向けて．
<https://www.mhlw.go.jp/stf/seisakunitsuite/bunya/hukushi_kaigo/kaigo_koureisha/chiiki-houkatsu/>［2020．April 28］

2）厚生労働省（2017）．第 141 回社会保障審議会介護給付費分科会．通所リハビリテーション（参考資料）．
<https://www.mhlw.go.jp/file/05-Shingikai-12601000-Seisakutoukatsukan-Sanjikanshitsu_Shakaihoshoutantou/0000168706.pdf>［2020．April 28］

3）厚生労働省（2017）．第 141 回社会保障審議会介護給付費分科会．通所介護及び療養通所介護（参考資料）．
<https://www.mhlw.go.jp/file/05-Shingikai-12601000-Seisakutoukatsukan-Sanjikanshitsu_Shakaihoshoutantou/0000168705.pdf>［2020．April 28］

4）厚生労働科学研究費「難病患者の地域支援体制に関する研究」班（研究代表者：西澤正豊）（2018）．神経難病患者のためのレスパイトケアマニュアル．
<https://plaza.umin.ac.jp/nanbyo-kenkyu/asset/cont/uploads/2018/07/2018.02-神経難病レスパイトケアマニュアル.pdf>［2020．April 28］

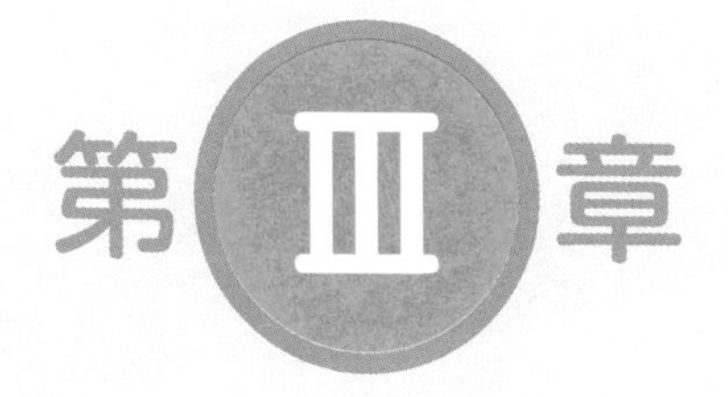

# 第Ⅲ章

## “その人らしく生きる”を支える

# 入退院支援のアプローチ

# 1 ADL低下が予測される人への入退院支援

## 入退院支援の特徴

入院患者は，疾患による症状や後遺症から，食事動作，排泄動作，清潔動作，移動動作などのADL（日常生活活動）の低下がみられることがしばしばある。また，高齢患者では，入院治療の間にADLが低下することも多い。いずれの場合も，患者の入院時からかかわる看護師は，ADL低下を予測することが可能な立場といえる。以下に，ADL低下が予測される人への入退院支援の特徴をあげ，介入のポイントを紹介する。

### 1）入院前のADLの把握

入院時のアセスメントでは，患者や家族から今回の入院に至った経過などとともに，入院前のADLについても確認する。ここで注意が必要なのが，患者や家族が語るADLは，多くは入院前ではあるが疾患を発症した後のADLであり，退院支援を行う看護師が必要としている「入院前のADL」とは違うということである。

初発でADL低下にかかわる既往歴がなければ，入院前のADLが自立していたことは容易に理解できる。しかし，ADLの低下にかかわる既往歴がある場合や高齢者の場合，疾患を発症する前のADLを知ることで退院時のADLが予測でき，そこにアプローチする支援につながっていくのである。すなわち，入院直前ではなく，疾患を発症する前のADLを把握することが必要となる。その際，ADLの一つひとつを詳細に確認して，生活の全体像を把握するよう心がける。

### 2）入院中のリハビリテーションとADLを維持・向上させる支援

入院早期から，機能回復を目指して理学療法士や作業療法士，言語聴覚士などのリハビリテーションスタッフ（以下，リハビリスタッフ）によるリハビリテーションが開始される。看護師はリハビリテーションの実施状況を確認し，病棟での生活動作に取り入れ，生活のなかでのリハビリテーションをとおしてADLの維持・向上を目指す。また，医師やリハビリスタッフと入院中のリハビリテーションのゴールを共有する際にも，看護師はそのゴールが入院前のADLとどの程度差があるのかという視点をもつことが必要である。

高齢患者で入院治療に伴う廃用症候群によりADLが低下した場合は，リハビリスタッフによるリハビリテーションが行われないこともある。廃用症候群によるADL低下は予測可能なため，看護師は病棟での生活動作によってADLを維持できるよう意識して支援する。

こうした支援は患者と共に進めていくが，その過程を家族とも共有することが大切である。まずは家族にも疾患や障がいによりADLが低下している現状を理解してもらい，ADLを維持・向上させる援助の方法が習得できるよう働きかけ，退院後の生活に生かしていく。

### 3）退院後のリハビリテーションの重要性

入院中のリハビリテーションでは，病状を見据えてゴールが設定され，多くの場合，ゴールの状態で退院を迎えることになる。しかし，その状態は入院前のADLと同じではないことが多い。また，疾患や障がいの状況によって，入院前のADLに戻ることが不可能な場合もある。

退院後の生活のなかでのリハビリテーションの継続に向けて，主治医，リハビリスタッフ，患者・家族が話し合い，リハビリスタッフによる個別のリハビリテーションや集団での活動をとおしたリハビリテーションなど，その人の状態に適切なリハビリテーションを決定していく。退院後にもその人らしい生活を営んでいくためには，退院時のADLを維持・向上し，リハビリテーションを継続していくことが大切である。

### 4）患者・家族の思いに寄り添う

リハビリテーションやADLの維持・向上を目指す支援をしていても，患者や家族から「できないことにも付き合ってほしい」「できないことにもアプローチしてほしい」という声を聞くことがある[1]。こうした患者の切実な思いに寄り添い，やりたいことや望みを聴き取ってアプローチを共に考え，可能な方法を見出し実践していくことは，患者・家族のそばにいる看護師の役割といえる。

## 最期まで好きなものを食べて家で過ごしたいと願う多系統萎縮症患者の入退院支援

### 1）本人の状況

- Aさん，70歳代，男性。妻と2人暮らし。60歳で退職後は妻と野菜作りをしている。頑固な性格だが，家族を大切に思い，遊びに来る孫の成長を楽しみにしている。
- 60歳代後半に多系統萎縮症*1を発症。四肢のしびれと歩行の不安定さを自覚するよ

*1：非遺伝性の神経変性疾患で，小脳性運動失調，パーキンソン症候，自律神経障害などを呈する。

うになり，農作業に支障が出るようになった。はじめは頸椎症性脊髄症と診断され，手術を受けた。しかし，手術後も四肢のしびれがなくならず，2か月後に歩行障害の進行とともに，声の出しにくさが出現した。症状が良くならない苛立ちと，原因がわからないという不安で眠れない日が続いた。その後もリハビリテーションをしながら療養生活を続けたが，徐々に一人で入浴や外出ができなくなった。しゃべりにくさが出現し，筆談でコミュニケーションをとっている。

- 1年後に進行性核上性麻痺＊2と診断された。Aさんは，病名告知と同時に手術や薬で治らない病気であり，進行すると人工栄養や人工呼吸器が必要になるという説明を受けたが，冷静に受け止め，筆談で「やっと納得がいく診断がついた。自分がどうなっていくのかわかってすっきりした。治らない病気なら胃瘻造設などのすべての延命治療は望まない。余生は家で過ごしたい」という思いを医療者と家族に伝えた。
- 歩行困難と発語困難など症状がさらに進行し，要介護2の状態となったため，訪問リハビリテーション，訪問看護，デイサービスを利用しながら療養生活を続けた。デイサービス利用開始2か月後，お茶を飲むとむせやすくなったことに職員が気づき，誤嚥予防のケアや食事形態の変更を提案した。しかし，Aさんは，食べられなくなってきていることを受け入れられず「大丈夫。何でも食べられる。心配しないでほしい」と職員の提案を拒み，トロミ剤を使わなかった。数日後，湿性咳嗽が続き喀痰が増えたことに妻が気づき，誤嚥性肺炎が確認され入院となった。

## 2）家族の状況

- 妻：70歳，主介護者。Aさんに歩行障害が出始めてからは，3人の娘と協力し農作業を続けていた。Aさんの通院に付き添い，Aさんが病気や治療で悩んだときは娘たちと一緒に話し合いAさんを支えてきた。Aさんとは何でも話し合える夫婦関係で，夫が筆談で意思を表明したときも，話し合った末の決断と冷静に受け止め理解を示した。Aさんの移動介助が増えてからは，腰痛や疲労を感じるようになり，退院後の療養生活を支えられるか不安を訴えている。
- 3人の娘：54歳，52歳，48歳。全員結婚し，それぞれ自宅から車で30分の距離のところに住んでいる。Aさんとの関係はよく，できる限り支援したいと思っている。週末は交代で帰省し，家事や介護の手伝いをしている。三女は必要なときは介護休暇をとって自宅療養を支えたいとの思いがある。

## 3）支援内容

### （1）退院調整スクリーニングとアセスメント

病棟看護師は医師の病状説明の場に同席し，Aさんの身体の障がいが中等度から重度に進行しており，経口摂取はできるが誤嚥や窒息のリスクが高くなっていること，経管栄養

＊2：中年期以降に発症し，眼球運動障害，構音障害，頸部・上半身の硬直，動作緩慢，易転倒性，認知症などを呈す。緩徐進行性で最終的には死に至る神経変性疾患。

や中心静脈栄養，喀痰の吸引，人工呼吸器などの準備をする段階であることを確認した。Aさんは「経管栄養や人工呼吸器などは使用したくない。食べたい物を口から食べたい。早く退院して家で過ごしたい」と書面で意思表示した。妻は「少しでも食べられるうちは本人が食べたい物を食べさせてあげたい」と，夫の希望を尊重したい思いを語った。病棟看護師は，Aさんの身体状況を慎重に評価したうえで，口から食べるための支援を検討する必要があると判断した。

自宅の生活状況を妻に確認すると「むせやすくなったと感じていたが，病気が進行して食べられない状況が迫ってきているとは思っていなかった」「トロミ剤は嫌がるし，食べなくなるのが心配でやめた」「サンドウィッチ，から揚げ，寿司は嬉しそうに食べるので，小さく切って食べさせていた」という情報が得られた。妻が，身体の状態や誤嚥リスクを理解していない状況で介護していたことがわかった。

病棟看護師は，妻に対し嚥下障害の理解とケア技術を高める支援をすることと，環境を整備することで，早期退院を目指す必要があると判断した。

**（2）目標の設定**

退院準備カンファレンスを開催し，病院スタッフと在宅ケア関係者で情報を共有し，退院支援の課題について協議した。

**【退院準備カンファレンスの参加者】**

- ●病院スタッフ：主治医，病棟看護師，リハビリテーションスタッフ（理学療法士），退院調整看護師
- ●在宅ケア関係者：ケアマネジャー，訪問看護師，訪問リハビリテーションスタッフ

**【情報共有】**

●病院スタッフからの情報
- ・誤嚥や窒息のリスクが高まっている状態である
- ・Aさんも妻も最後まで口から食べることを望んでいる

●在宅ケア関係者からの情報
- ・頸部・体幹・下肢の強い筋固縮や，可動域制限などの運動機能の低下がある
- ・室内移動や外出は，車椅子を利用している
- ・尿失禁があり，おむつを使用している

協議の結果，病院スタッフと在宅ケア関係者が連携し，経口摂取の早期再開と早期退院を目指すという目標を設定し共有した。

**（3）役割の明確化**

病院スタッフは，摂食嚥下機能の評価と食事形態の検討，口腔ケア，食事摂取時の姿勢の検討，食事介助や吸引方法について家族への指導をすることになった。退院調整看護

師がケアマネジャーに今後の治療や支援の方向性などの情報を提供し，退院前に再びカンファレンスを開催し，在宅ケア関係者と調整することになった。

**（4）経口摂取を継続するための支援**

肺炎の症状が落ち着いた後に，主治医，病棟看護師，リハビリテーションスタッフで気道クリアランス，口腔ケア，食事摂取時の姿勢を確認しながら，ゼリー食を開始した。Aさんからは，文字盤で「おいしい。もっと食べたい」と意思の伝達があった。

嚥下機能の評価により，咀嚼や舌の送り込みの力と咳反射が低下しており，口腔内停滞や梨状窩*3への流れ込みが生じやすい状況が把握できた。

ADLは，両下肢の固縮が著明で可動域制限があり，立ち上がりに介助者の支えが必要であること，座位保持は可能であるが，体幹の支持性が低下しているため，食事中の姿勢が崩れやすい状況が把握できた。

経口摂取を継続するためのケアのポイントとして，以下の点があがり，リハビリテーションスタッフと病棟看護師が中心に食事を介助した。

- 食前に貯留物を吸引する。
- 摂食のペースが速くならないように注意する。
- 副食は小さめの一口大とする。
- 水分にとろみをつける。
- 車椅子用座面クッションや背面と側面の補助クッションを使用し，ポジショニングを徹底する。

誤嚥予防のポイントは，写真やイラストを使用してわかりやすくまとめ冊子にした。Aさんに冊子を見てもらうと，吸引することや水分にとろみをつける必要性を理解し，Aさんは「むせて苦しい思いをするより，とろみをつけて好きなものを食べられるほうが大事だとわかった」と筆談で理解を示した。同席した妻は「気をつけるポイントがよくわかりました。本人も納得しているし，とろみをつけたおいしい食事を作ってあげたいです」と笑顔で話した。妻は，誤嚥を予防する具体的な方法を理解し，在宅療養を前向きにイメージすることができるようになった。

**（5）退院前カンファレンスの開催**

退院調整看護師はケアマネジャーに支援状況を伝え，退院前カンファレンスを開催した。

医師から，Aさんの病状と誤嚥性肺炎や窒息のリスクが高い状況について，嚥下評価の結果と，作成した誤嚥予防の冊子を用いて説明があった。また，Aさんの「口から食べたい」という思いと，家族の「食べさせてあげたい」という願い，人工栄養や人工呼吸器など延命処置を希望しないという意思を共有した。

退院までに必要な準備と退院後の支援について話し合い，退院調整看護師が中心になって担当者と役割を調整した。

**（6）退院前訪問の実施**

リハビリテーションスタッフ，病棟看護師，ケアマネジャー，福祉用具業者，訪問看護

*3：食道の入り口にある左右の袋状の溝。喉頭蓋谷に達した食物は，左右に分かれて梨状窩を通過し食道に入る。嚥下障害があると，梨状窩や喉頭蓋谷に食物がたまりやすくなる。

**【退院前カンファレンスの参加者】**

- Aさん，妻，長女
- 病院スタッフ：主治医，病棟看護師，リハビリテーションスタッフ（理学療法士），退院調整看護師
- 在宅ケア関係者：ケアマネジャー，訪問看護師，訪問リハビリテーションスタッフ，福祉用具業者

**【退院前カンファレンスでの協議内容】**

- 食事：管理栄養士がトロミ剤の使用方法，調理や食物形態の工夫について説明する
- 食事摂取時の姿勢と食器などの補助具：リハビリテーションスタッフが姿勢を安定させるための車椅子用ウレタンクッションや背あてクッションなどの選定についてアドバイスする
- 移動方法：リハビリテーションスタッフが，Aさんの「できること」と「できないこと」を明確にして安全な介助方法を説明する
- 吸引器の使用：訪問看護ステーションがポータブル吸引器を貸し出し，訪問看護師が使い方と吸引チューブの購入方法，保管や交換方法を説明する
- 口腔ケアの継続：主治医が訪問歯科医師に情報を提供し，支援を依頼する
- 緊急時の対応：訪問診療と訪問看護の連携と24時間対応の在宅医療体制を調整する
- 褥瘡など皮膚トラブルの予防：病棟看護師が好発部位や予防方法を説明する
- 排泄，更衣の介助方法：病棟看護師がAさんの「できること」と「できないこと」を確認し，介助者の負担が少ない方法を説明する

師で退院前訪問を実施し，ベッド，車椅子，テーブルなどを整備した。また，ケアマネジャーが作成した介護サービス計画書を，家族と在宅ケア関係者が確認し，最終調整を行った。

病棟看護師は，退院前カンファレンス後に実施した生活・介護指導の進捗状況と退院直前までの身体状態や処置など医療処置の内容を，外来看護師と，ケアマネジャー，訪問看護師など在宅ケア関係者に看護サマリーで申し送り，継続的支援につなげられるよう調整した。

## 4）支援のポイント

### （1）目標の共有と連携

Aさんの「口から食べたい。早く退院して家で過ごしたい」という意向を尊重して，多職種が経口摂取の再開と早期退院という目標を共有し連携した。

### （2）誤嚥予防と介護方法の指導

誤嚥の再発を予防するために，Aさん，家族，在宅ケア関係者が，AさんのADL低下の程度や嚥下機能を理解し，食事摂取時の姿勢や安全な食事介助方法が実践できるようかかわった。家族も理解しやすいように，写真やイラストを用いた誤嚥予防の冊子を作成し，

統一したケアが実施できるよう支援した。

Aさんの「できること」に着眼し，Aさん，妻と話し合いながら，日常生活の改善点や介護方法の工夫を指導した。

### 5）在宅サービスの状況

- 福祉用具：背もたれが高い車椅子，車椅子用ウレタンクッション，補助クッションのレンタル（食事摂取時の姿勢の安定）
- 通所介護（デイサービス，週3回）：妻の介護負担の軽減
- 訪問看護，訪問リハビリテーション（週1回）
- 訪問診療（隔週）：医療的ケア，相談
- 訪問歯科（月1回）：歯科治療や口腔ケアの相談や助言，処置

### 6）その後（評価）

Aさんは誤嚥の徴候もなく，身体状態は安定して，介護サービスを受けながら療養生活を続けている。Aさんからは「家はいい。帰ってこられてよかった」と文字盤で意思表示があり，笑顔もみられた。しかし，夜間の介助やおむつ交換で妻の不眠と疲労が続くことを心配したAさんから，ケアマネジャーに「妻が倒れて自分が家で過ごせなくなるのは嫌だ。ショートステイを利用して妻を休ませたい」との相談があり，ショートステイを利用することになった。利用の際には，在宅ケア関係者がカンファレンスを開き，ケア方法や緊急時の連絡方法を確認した。Aさんと家族は，安心して新しいサービスを取り入れ，在宅での療養生活を続けている。

## 一人暮らしを続けたいと願う多系統萎縮症患者の入退院支援

### 1）本人の状況

- Bさん，70歳代，女性。一人暮らし。3年前に夫と死別し，毎日仏壇に生花を供えることを日課としていた。2人の子どもは結婚して独立し，仕事や子育てで忙しいため，自分のことで迷惑をかけずに過ごしたいという思いが強い。高血圧の既往がある。
- 2年前に左大腿から足底部のしびれと脱力を感じ，近医を受診し腰痛症の診断で，近くでマッサージを受け経過をみていた。
- 1年前に左上肢の脱力と動かしにくさを自覚し，他の医療機関を受診したところパーキンソン症候群が疑われ，内服とリハビリテーションが開始となったが，徐々に歩行時に左方向への傾きが強くなり，頻繁に転倒するようになった。
- その後，しゃべりにくさが出現し，再検査を受けたところ小脳の萎縮が確認され，多系統萎縮症と診断を受けた。内服治療は無効と判断され，リハビリテーションを中心に経過観察をしていたが，2か月前から転倒を繰り返すようになった。身体が左に傾くため

何かにつかまりながら歩いている。動くと息が切れて疲れやすいので，仏壇のある部屋まで行き来することや調理，掃除など家事をこなすことが困難になっていた。
- 自転車で転倒し受診。外来看護師が，支援体制が整っていないことに気づき，Bさんも通院や一人暮らしを続けることの困難さを訴えたため，リハビリテーションと生活環境を調整する目的で入院となった。

## 2）家族の状況

- 長男：52歳。Bさん宅の敷地内に独立した住居がある。妻（48歳）と中学生，高校生の子どもと4人暮らし。Bさんが1年前に自動車の運転ができなくなったことや，日常生活での困難を知り，週末は食材や日用品などの買い物を手伝うなど，気にかけている。Bさんからは「ほかのことは一人でやれるから大丈夫」と言われたため，食事や家事ができていると思っており，頻繁に転倒していることも知らなかった。Bさんは通院時にはタクシーを使い一人で受診していたため，長男はBさんの病気を十分に理解しておらず，病状の進行や，生活への影響についても気がついていなかった。
- 長女：48歳。車で30分のところに，夫（50歳）と小学生の子ども2人と暮らしている。

## 3）支援内容

### （1）退院調整スクリーニングとアセスメント

病棟看護師は医師の病状説明の場に同席し，小脳萎縮による運動失調，末梢神経障害，自律神経障害，筋固縮があり，ADLが低下している状況を把握した。また，転倒予防のために，栄養状態の改善，リハビリテーション，身体の状態に合った生活方法の調整が必要であることを確認した。

Bさんからは「リハビリを頑張りたい。息子たちに迷惑をかけず一人暮らしを続けたい。夫の供養に勤めたい」との思いの表出があった。長男は，「以前から同居を提案してきたが，住み慣れた家がよいと一人暮らしを続けてきた。父の供養を続けたい思いも強い。住宅を改修し，介護サービスを利用することで一人暮らしが続けられるようにしたい」と，Bさんの生活を支え，協力する意思を話した。

病棟看護師は，住環境やBさんの栄養状態，運動能力を評価したうえで，Bさんが安全に生活できるための支援を検討する必要があると判断した。

Bさんに生活状況を確認すると，「掃除や調理はすぐ疲れ，長く立っていられなくなった」「食欲がない」「壁や障子につかまって部屋を移動していたが，ふらついてよく倒れる」「洗濯物を干すときに物をよく落とすようになった」という情報が得られ，身体能力以上の家事を行っていること，生活環境が整っていないことがわかった。さらに，「立ち上がろうとするときや体の向きを変えようとするときにふらつく」という訴えからは，自律神経障害による起立性低血圧の影響が予測され，病状の理解や病状に合わせた生活方法の習得ができていないことが推察された。

退院後の生活場所についてBさんは，「リハビリを続けていたがどんどん歩けなくなっている。このままどうなっていくのか不安はあるが，人に迷惑をかけたくない。家に帰って一人で頑張って生活したい」と自宅で一人暮らしを続けたい思いを話した。Bさんの長男は「進行していると聞いて今後どうなるのか不安だが，母が望むので介護サービスを利用して自宅の環境を整え，できる限り一人で生活できるようにしてあげたい」と話し，Bさんの希望を尊重したいという思いが確認できた。

以上の情報から，病棟看護師は転倒予防と運動療法，住環境の整備，生活方法の習得を支援し，自宅での生活が継続できるよう検討する必要があると判断した。

**（2）目標の設定**

退院準備カンファレンスを開催し，病院スタッフとケアマネジャーで情報の共有と退院支援の課題について協議した。

協議の結果，入院中に栄養状態の改善と筋力増強訓練，歩行訓練，ADL訓練などのリハビリテーションを行い，病院スタッフと在宅ケア関係者が連携し，生活環境の整備を進め，自宅退院を目指すという目標を設定し共有した。

**（3）役割の明確化**

病院スタッフは，栄養療法，運動療法，生活に合わせた動作訓練，転倒予防対策の検討と指導をすることになった。理学療法士，退院調整看護師，ケアマネジャーは住宅環境を調査し，住宅改修の種類や改修箇所の相談やアドバイスを行うこととなった。また，退院調整看護師がケアマネジャーにBさんの栄養状態や運動能力の回復状況などの情報を提

**【退院準備カンファレンスの参加者】**

- ●病院スタッフ：主治医，病棟看護師，管理栄養士，リハビリテーションスタッフ（理学療法士），退院調整看護師
- ●在宅ケア関係者：ケアマネジャー

**【情報共有】**

●病院スタッフからの情報
- ・過去6か月で体重が8％減少しており，不十分な食事内容や過度な身体活動はエネルギー摂取量不足となりやすいため，栄養管理を行いながらリハビリテーションを進める必要がある
- ・握力は右18kg，左14kgで，徒手筋力テスト（MMT）3と筋力低下を認めている。僧帽筋の筋緊張が強く，左下肢の鶏歩，左上下肢のしびれなど左半身優位に運動機能の失調が進行している
- ・運動機能障害が進行しており，転倒のリスクが高い状態である
- ・Bさんも長男も自宅での一人暮らしを続けたい思いが強い

●ケアマネジャーからの情報
- ・1年前に介護申請があり要支援2の認定を受けたが，介護サービスは利用していない
- ・通院でのリハビリテーションは物理療法で，理学療法は受けていない

供し，住宅環境の整備を進めることになった。また，退院前に再びカンファレンスを開催し，在宅ケア関係者と介護サービスを調整することになった。

**（4）自宅での生活を継続するための支援**

Bさんは食事を8割から10割摂取し，間食も摂れるようになった。アルブミン値の改善と体重の増加があり，栄養状態の改善を確認することができた。

栄養状態が改善したため，ベッドサイドでのリハビリテーションから始め，機能訓練室に移動してからは栄養管理を行いながら歩行訓練とレジスタンストレーニングを行った。Bさんからは「食欲が出てきた。歩く距離が伸びてきてうれしい。もっとリハビリを頑張りたい」と意欲的な言葉が聞かれるようになった。

リハビリテーションでは，歩行訓練後の息切れや疲労感を訴えなくなり，50mの歩行器歩行，10mの杖歩行が可能となった。しかし，左方向への傾きが強く，杖歩行でもバランスを崩しやすく介助が必要な状態であるため，転倒予防と動作の習得が課題となった。病棟では，転倒防止マニュアル（冊子）を用いて，疾患による転倒の特徴と予防対策を説明した。また，廊下の手すりやベッド柵につかまりながら移動する方法を繰り返し練習し，転倒予防の意識が高まるよう支援した。

病棟看護師は，Bさんが退院後の生活をイメージできるようかかわり，「退院しても食事，内服，更衣は自分でできそう」「トイレは一人で行きたい」「入浴は一人では怖いので介護サービスを利用したい」「調理は難しいと思うので，配食サービスを利用したい」「買い物や通院は息子に頼むけれど，仏壇のお供えと庭の花の水やりは自分でやりたい」など，Bさんの意向を確認した。

**（5）退院前訪問の実施**

退院調整看護師は，理学療法士とケアマネジャーに，支援状況とBさんの退院後の生活への思いなどを報告し，退院前自宅訪問を実施した。室内と室外の段差，居室や寝室の家具の配置，照明，動線を確認し，手すりの設置個所を協議した。

訪問には福祉用具業者も同行し，家族とレンタル用品を選択した。住宅改修や介護用品のレンタルに必要な支援は，ケアマネジャーが中心となって行い，玄関，室内，廊下，トイレの手すりの設置と，廊下から仏間，和室への据え置き型手すりのレンタルなど準備が進められた。

**（6）退院前カンファレンスの開催**

退院前訪問の結果を踏まえ，退院前カンファレンスを開催した。

**【退院前カンファレンスの参加者】**

- Bさん，長男
- 病院スタッフ：主治医，病棟看護師，栄養士，リハビリテーションスタッフ（作業療法士，理学療法士），退院調整看護師
- 在宅ケア関係者：ケアマネジャー，住宅改修・福祉用具業者

医師からは，Bさんの病状および内服薬治療，運動機能の失調と筋力低下が慢性的に進行していくことについての説明があり，退院後の支援について協議した。Bさんからは入浴と食事の支援に対する希望があり，健康管理，リハビリテーション継続の必要性から，通所介護（デイケア），配食サービスを利用することで一人暮らしを続けることになった。

病棟看護師は，外来看護師に継続看護連絡票で申し送り，外来時に相談・支援できるよう情報を共有した。

### 4）支援のポイント

Bさんの「息子たちに迷惑をかけずに一人暮らしを続けたい」という思いを多職種間で共有し支援した。

BさんがADLを維持し安全に生活するために，Bさんと家族が栄養状態やADL低下をきたしやすい状態を理解したうえで，病状に合った生活環境を整備し，生活方法の習得の必要性を理解し，一人暮らしができるようかかわった。

転倒予防においては，転倒防止マニュアル（冊子）を活用し，在宅ケア関係者にも疾患による転倒の特徴と予防対策が理解できるよう情報を提供し，複数の専門職種の視点で退院後のADLの変化や生活状況を評価できるよう支援した。

また，「自分でやりたい」というBさんの希望があれば，多職種で検討し，生活の場で実践可能な具体的な動作訓練を取り入れた。

### 5）在宅サービスの状況

- 福祉用具貸与：据え置き型手すり，屋外用歩行器
- 通所介護（デイケア，週5回）：昼食，個別機能訓練（週5回）
- 朝食は長男が介助する
- 配食サービス（週6回）：夕食6回，昼1回

### 6）その後（評価）

退院後は，住宅改修と，据え置き型手すりや屋外用歩行器の使用で転倒することなく安全に生活している。食事は，配食サービスとデイケアの食事で3食摂取し，体重減少や疲労を生じることなく過ごすことができている。

リハビリテーションに関しては，Bさんから「足腰が弱くならないようにリハビリを続けたい」という意欲的な言葉が聞かれたため，デイケアで週4回の個別機能訓練を受け，筋力低下が予防できている。ADL訓練の継続で，洗濯や仏壇のお供えなどの日課を続けることができている。

退院直後は，通所サービスの利用に消極的だったBさんも，外来診察で「デイケアは楽しい」と話し，デイケアを休むことなく利用している状況が把握できた。

しかし，服薬管理ができていないことがわかり，家族からも「身体のことや薬の管理がよくわからないので困っていた。介護サービスで薬の管理をしてほしい」と支援の希望があった。退院後に血圧値が上昇していたこともあり，健康管理，服薬管理，転倒予防の目

的で，2 週間に 1 回の訪問看護サービスの利用を開始した。B さんの服薬管理が徹底したことで，血圧は安定して経過している。

また, B さんが転倒した際には訪問看護師に連絡し, 相談することができるようになり, 必要に応じて緊急対応が受けられることになった。また，訪問看護師の情報提供により多職種でアセスメントし，生活環境と生活動作の見直しと生活に合った方法について指導が行われた。B さんと家族は「相談や緊急時の対応も受けられるようになり安心です」と話している。

文献

1）加藤由香理（2020）．患者と家族の思いに沿った退院支援－患者と家族の療養生活に関する思いの語りから，岐阜県立看護大学紀要 20（1）：29-41.

# 2 医療処置・管理が必要な人への入退院支援

## 入退院支援の特徴

何らかの疾患を発症し，治療により生命の危機を脱した後も，健康状態の維持・改善，または再発予防のために医療処置・管理が必要になる人は，医療技術の進歩とともに増加している。以下，医療処置・管理が必要な人への入退院支援について，その特徴とポイントを紹介する。

### 1）患者・家族が思いを話し合える場の提供

医療処置・管理が必要な患者の退院では，「看護師さんのようなケアや医療処置はとても続けられません」「何かあったときに対処できないので自宅では無理です」と言う家族や，「医療処置や管理が必要な状態では，自宅で看るのは無理」という医療者の考えに左右されることがある。現在，病院における医療技術と同様に，在宅医療も進歩しており，病院で行われる医療処置は，在宅でも行えることが多い。また，医療処置をすべて患者や家族が担えなければ自宅退院できないという状況ではない。

しかし，医療処置・管理が必要な患者が自宅退院する場合，患者・家族は退院後にまた状態が悪くなるのではないか，自分たちでは医療処置ができない，使用する物品が管理できないなど，様々な不安を抱いている。その結果，住み慣れた自宅に戻ることをあきらめることがある。看護師は，患者と家族が共に安心して療養生活が送れるよう，退院後の生活で抱く不安を受け止めることが大切である。また，患者が疾病や障がいを抱えた状態をどのようにとらえているのか，どのような苦悩があり何を拠り所にし，これからどう暮らしていきたいと思っているのかなどについて丁寧に聴き取り，この思いを家族と共有する。生活を共にしてきた家族であっても，こうした思いを語り合う機会はもちにくいものである。患者と家族が話し合える機会がもてるよう働きかけることが必要である。

### 2）訪問看護との連携

最初に退院後に必要な医療処置・管理について確認し，通院が困難な場合は訪問診療・看護を検討する。患者・家族が医療処置・管理ができない場合はもちろんのこと，一とおりできていても，経験したことのないトラブルや体調の変化などが生じた場合など，看護師の支援が必要となる状況が考えられる。入院早期から訪問看護と連携し，在宅で受けられる支援内容を具体的に伝え，患者と家族が自宅での療養生活がイメージできるようかかわる。在宅サービスについても，ケアマネジャーなどと早期から連携し，患者と家族が無理なく生活できる方法を共に考えていく。

## 3）患者・家族への医療処置・管理の指導

### （1）指導内容を焦点化する

看護師は，医療現場においてふだんから後輩の教育・指導にあたっているが，患者と家族への指導では，専門職として学ぶわけではないことを改めて認識する必要がある。たとえば，看護師が感染予防を目的に行う行為には，患者に感染させないための行為と，自身が感染しないための行為，ほかの患者へと感染を拡大しないための行為があるが，患者と家族への指導では，ほかの患者は想定する必要はない。必要な手順にしぼって，内容をスリム化して指導することが大切である。

### （2）医療処置・管理の目的を説明する

患者や家族が，入院中に看護師の処置やケアの方法を見てその方法を理解しようとしていることがある。しかし，患者や家族は方法をまねただけで，ケアや処置の意図までは理解していない。ケアの方法や手順を指導する際は，その理由や目的を丁寧に説明し，患者の状態を判断する視点やそのケアの重要性を伝えるよう心がける。自宅で患者と家族が医療処置・管理を続けていくためには，その目的を理解することが重要である。

### （3）実施できない理由を考える

患者・家族が医療処置・管理の手順や方法，目的を理解していても，実施できないことがある。自身のことだから，または愛する家族だから「怖い」「かわいそう」「嫌がっている」「受け入れたくない」という思いを抱いている場合がある。看護師は，患者や家族が抱く自然な思いに耳を傾け，その思いを受け止めたうえで実施できる方法を共に話し合っていく。また，家に適当な物品がないという場合は，家にある物品を尋ね，その家庭で実際に行える援助法を共に考える。

### （4）訪問看護と連携する

患者・家族が疾患を受け入れ，医療処置・管理を学ぶなど，自宅退院に向けて乗り越えるハードルは高く，それらを短い入院期間でクリアすることは容易ではない。そこで，指導の段階から訪問看護と協働できるよう調整する。

指導によって１日のなかで必要なケアができるようになれば，続きを訪問看護に引き継ぐこともできる。訪問看護との連携によって，自宅で利用できそうな物品についてのアイデアが広がり，また患者・家族が不安に思う部分を直接伝えられるため，安心感をもって退院後の生活に向かうことができる。

## 4）レスパイトケアの準備

### （1）レスパイトケアとは

レスパイトケアとは，介護している家族が一時的に介護から離れて休息できるよう，介護を一時的に代替する支援のことである。退院前に必ずしも利用を決定する必要がない場合もあるが，レスパイトケアについて情報を与え，計画的に準備しておくとよい。

レスパイトケアには，看護職や介護職が自宅に訪問する滞在型のサービスと，患者が宿泊したり施設に出向いたりする通所型のサービスがある。医療依存度が高い患者の場合，対応できる事業所や施設が十分ではない現状がある。そのため，入院中にあらかじめレスパイトケアが提供できる施設を検討し，計画的に活用できるよう準備を進めておく。

### （2）レスパイトケア検討のポイント

患者の状況に応じて対応できる在宅サービスを検討する。具体的な事業所については，医療機関の地域医療連携センターなどに所属する退院調整看護師や医療ソーシャルワーカー，介護保険対象者の場合は介護支援専門員（ケアマネジャー），障害者総合支援法の対象者の場合は相談支援専門員に相談すると，具体的にその地域にあるサービス事業所などの情報が得られる。入院中の生活状況や患者の意向，退院後の状態の予測については，病棟看護師や退院調整看護師など病院の看護師が詳しいため，両者が協働してかかわることが大切である。

また，レスパイトケアのサービスを決定し，利用するのは患者であるため，患者・家族と共に準備を進めていくことになる。その際に，自宅に専門職が訪ねてくることや，患者が施設に出向くことは，患者と家族にとって初めての経験で，生活スタイルが今までと変わる可能性が高いということを念頭に置く必要がある。家族や患者から「帰ってみないとわからない」「家に来てもらうのは気が引ける」「家に帰れば何とかなる」「施設に行くのは嫌だ」という声を聞くことがある。患者と家族にとってレスパイトケアは，医療者の想像以上にイメージすることが難しいことと認識する。患者と家族，看護師が，退院後の生活のイメージをもつためには，以下の内容について話し合うことが大切である。

- 患者の１日の療養生活，１週間の療養生活がどのようになるか
- 家事や介護，仕事などを含めた家族の１日の生活，１週間の生活がどのようになるか

看護師が患者と家族の話を丁寧に聴いていくことで，患者と家族の両者が退院後の生活をイメージできるようになる。看護師は，サービスの内容を伝えるだけでなく，利用した場合の生活の変化についても説明し，患者・家族それぞれの意見や要望を聞いていく。レスパイトケアは家族が一時的に休息をとるサービスであるため，家族だけに意見を聞きがちである。しかし，患者の今後の生活に直接かかわることでもあるため，これからの家族全体の課題として，患者も共に考えることが大切である。

# 傷の処置が自分で行えないが，在宅療養を希望する患者への入退院支援

## 1）本人の状況

- Cさん，61歳，女性。夫と2人の娘がおり，子育てをしながら事務員やパートタイマーとして働いていた。10年前に糖尿病，高血圧，脂質異常症を指摘されたが，自覚症状がないため放置していた。脊柱管狭窄症，骨粗鬆症の通院も中断していた。「仕事が休めず，医療費もかかるので通院を止めてしまった」と話している。
- 5年前から両下腿に難治性の皮膚潰瘍が生じ，入退院を繰り返していた。症状がなかなか改善しないため医療機関を変え，治療を自己判断で中断するという状況が続いていた。
- 4年前に転倒した際に，左大腿骨頸部を骨折し，通常なら手術後に回復期リハビリテーションで歩行訓練を受けるが，左下腿部の皮膚潰瘍の炎症が強く，手術は困難と判断され保存的治療となった。また脊柱管狭窄症の悪化で歩行困難となり，車椅子の生活となった。身体障害者手帳（肢体不自由・下肢，3級）を取得している。退院後は脊柱管狭窄症による腰痛が悪化し，前屈姿勢をとることが困難となった。握力が低下し，シャワーで洗浄することや外用薬の塗布が一人ではできないが，家族に援助を求めず下腿の皮膚潰瘍は悪化していた。
- 1年前から近隣の診療所に通院し，受診日以外は自分で傷の処置をするように言われたが，創部痛と腰痛で思うように処置ができなかった。
- 自宅は，新築の際に車椅子で生活できるように整備されているが，歩けないことに加え，よくならない両下腿の皮膚潰瘍によって生活意欲が減退し，夫の帰りを待つだけの抑うつ状態で日々を送っていた。車椅子への移乗動作は緩慢で，排泄が間に合わないことがある。入浴は，転倒をおそれて拒否する。通院以外は外出しない。
- その頃，長女が離婚し2人の子どもを連れてCさん夫婦と同居することになった。Cさんは，娘や孫の世話ができないことにストレスを感じ，日中はベッドで過ごすことが増え，食事の支度もしなくなった。
- 下腿の皮膚潰瘍の壊死が徐々に拡大し，多量の滲出液があり，当院へ紹介入院となった。入院後，両下腿の皮膚潰瘍の炎症改善と疼痛コントロールのために点滴を開始した。創部の処置は毎日の洗浄と外用薬の塗布で，根気よく継続し改善を待つしかない状態である。

## 2）家族の状況

- 夫：65歳。車椅子生活となった妻に対し「昔から頑固な性格だったが，今まで家事と仕事を両立して自分を支えてきてくれたので，歩けなくなったことをかわいそうに思う。今度は自分が支えていきたい」と話している。新築した家のためにも仕事はやめられず，家事や孫の世話で忙しいため，Cさんを援助する余裕がない。Cさんの抑うつ状態（やる気がない，口数が減った）や皮膚潰瘍を心配しているが，どうしたらよいかわからない状態である。

●長女：37歳。Cさんには元気になって中学生と小学生の子どもの世話を助けてもらい，自分はもっと仕事に集中したいと話している。
●次女：33歳。県外で生活，育児中。

## 3）支援内容

**（1）入院時の面談（情報収集）**

退院調整看護師は，病棟看護師の情報をもとに入院翌日にCさんの思いを確認した。Cさんは「痛くて動けなかった。処置ができなくて悪化していくことも怖かった。夫は仕事と家事で忙しい。娘も子どものために仕事を頑張ってほしい。私は家族に迷惑ばかりかけているので申し訳ない」と話した。一方で「早く良くなって家に帰りたい」という気持ちもあった。

夕方，夫と長女が来院し，長女は「気になってはいたが，自分で処置できていると思っていた。私たちがもっと声をかけていればよかった。母が生活しやすいように建てた家なので，良くなって家に帰ってきてほしい」と話した。夫は「忙しいことを理由にして援助してこなかった。娘と同じ思いです」と言い，自宅退院を希望していることがわかった。

**（2）退院支援カンファレンスの開催**

**【支援計画】**

●Cさんと家族が両下腿の皮膚潰瘍の処置の仕方を習得する
●Cさんと家族が糖尿病を理解し，服薬管理，食事療法について理解する
●院内多職種（リハビリテーションスタッフ，薬剤師，管理栄養士）で情報を共有し，連携してCさんのライフスタイルに合った指導を行う
●行政と連携して福祉サービスを検討する

**【退院支援カンファレンスの参加者】**

●Cさん，夫，長女
●病院スタッフ：医師，病棟師長，担当看護師，退院調整看護師，MSW，訪問看護師

病棟での退院支援カンファレンスで情報を共有し，自宅退院に向けての支援計画を話し合った。

退院については，処置時の痛みが軽減し，処置が自分で行えるようになることと医師から説明があった。

**（3）皮膚潰瘍の処置**

両下腿の皮膚潰瘍はデブリードマンを行い，壊死部分が健常化するまで毎日洗浄することになった。また，疼痛が強いので，処置時には痛み止めを注射した。

#### (4) 退院指導

下腿の皮膚潰瘍が軽快し，退院後の生活に向けて本格的な指導が始まった。

Cさんの糖尿病は，内服薬でコントロールできており，夫には栄養指導と服薬管理を重点的に指導した。長女には服薬管理と皮膚潰瘍の処置，家でできるリハビリテーションを指導した。

#### (5) 訪問看護の導入

退院調整看護師は，Cさんが在宅で医療処置・管理を継続するために，病棟看護師に訪問看護の導入を提案した。また，Cさんと夫，長女に訪問看護の役割を伝え，承諾を得た。Cさんは，最初は訪問看護師に何を話せばよいのか戸惑っていたが，何でも相談できることや病院と連携していることに安心感がもてたと話した。

#### (6) 退院前カンファレンスの開催

**【退院前カンファレンスの参加者】**

- Cさん，夫，長女
- 病院スタッフ：担当医師，病棟看護師，退院調整看護師，訪問看護師，外来看護師，リハビリテーションスタッフ，管理栄養士，薬剤師
- 在宅ケア関係者：市の自立支援課職員

Cさんは身体障害者手帳で3級を取得しているが，福祉サービスは受けていなかった。地域の自立支援課によると，排泄・清潔・食事は自立しており，本人からサービス利用の要請がなかったとのことであった。自宅については，居住空間はバリアフリーで，4年前から車椅子生活を送っていたので問題はなかった。

退院前カンファレンスでは，Cさんと家族と共に退院後の生活に向けて話し合った。

### 4) 支援のポイント

#### (1) 思いの確認

Cさんと家族の意向は「自宅へ帰る」ことであり，その思いに寄り添うという方向性を共有した。退院調整看護師は，Cさんの生活を再構築するため，Cさんと家族が話し合う時間をもつよう夫と長女に働きかけた。話し合いの結果，Cさんはどう生活していきたいか，何に困っているか，どうしてほしいかを家族に伝えることができた。また，夫と長女は皮膚潰瘍の状態に不安を感じながら，Cさんからの言葉を待っていたことがわかった。家族であっても，お互いの思いを伝え合わないと「暮らし続ける」ことに支障をきたすことがある。今回，症状の悪化による再入院によって，家族のそれぞれの思いを確認することができ，家族の機能が修復に向かっていると思われた。

#### (2) 家族の支援体制

糖尿病の理解について，Cさん，夫，長女に院内糖尿病教室へ参加を勧め，家族が分担してCさんを支える体制をとった。Cさんは，面会や退院指導で来院する家族に「あり

がとう」と声をかけるようになり，「私は教えてもらった傷の処置を頑張るから早く家に帰りたい」と在宅療養への思いを語るようになった。

**（3）皮膚潰瘍処置のスケージュール作成**

皮膚潰瘍の処置を確実に行うために，訪問看護師がスケジュール表を作成し，処置が切れ目なく行えるよう調整した（表 2-1）。

火・水・木曜日は訪問看護の時間に合わせ自分で入浴を終え，両下腿を洗浄しておく。長女とは訪問日誌で情報を共有する。訪問看護の後で，長女が週 1 回診療所に写真を持って報告に立ち寄る。

2 週間に 1 回の当院受診日は，医師，外来看護師，訪問看護師が処置方法を検討し，変更があれば診療所に連絡する。

## 5）在宅サービスの状況

- 訪問看護（週 3 回，医療保険 1 時間）
- 診療所（週 1 回）
- 病院受診（2 週間に 1 回）

## 6）その後（評価）

C さんは，退院直後に「入浴が怖い。傷がまた悪くなったらどうしよう」と夫や長女に話していたが，今では「安心して自宅で生活できるのは訪問看護師さんのおかげ」「看護師さんが来たときに相談しようと家族間で会話するようになった。看護師さんが来てくれるのが待ち遠しい」と笑顔がみられるようになった。

医療処置を切れ目なく継続し，C さんはその後入院することなく自宅で生活している。両下腿の皮膚潰瘍は改善しており，右下腿の処置は終了し，左下腿の皮膚潰瘍は退院当時に比べ半分になった。

**表 2-1　皮膚潰瘍処置のスケジュール**

| | 処置実施者 | 情報共有 |
|---|---|---|
| 月 | 長女<br>病院（隔週） | 長女→病院医師，<br>←外来看護師 |
| 火 | 訪問看護師 | 訪問看護師→病院医師<br>←外来看護師 |
| 水 | 訪問看護師 | 訪問看護師→病院医師<br>←外来看護師 |
| 木 | 訪問看護師 | 訪問看護師→診療所医師<br>←看護師 |
| 金 | 長女 | |
| 土 | 診療所 | 長女→診療所医師<br>←看護師 |
| 日 | 夫 | |

# 「自宅で暮らしたい」と願う独居の高齢糖尿病患者への入退院支援

## 1）本人の状況

- Dさん，80歳，女性。独居。10年前に2型糖尿病と診断され，糖尿病の教育入院を3年間に2回経験し，食事療法と内服治療で生活してきた。5年ほど前から近くの診療所に通院していたが，自己管理不良のため糖尿病は悪化していった。「診療所の医師と折り合いが悪く，いつも怒られる」と，不信感や不満からいくつもの診療所と病院を転々としていた。現在通院している診療所の検査で，血糖値400mg/dL以上，HbA1c 12.0％であったため，教育目的で当院を紹介され入院となった。入院時，身長163cm，体重72kg，BMI 27と肥満気味であり，高血圧，肝硬変，食道静脈瘤も指摘された。
- 54歳で交通事故による脊椎損傷となり，室内は歩行器，屋外はシニアカーを使用して移動している。要介護3で，通所リハビリテーションを週3回利用し，ヘルパーが毎日買物，掃除，入浴を介助している。楽しみはシニアカーでの買い物と話している。
- 朝食はコーヒー2杯でご飯は食べない。昼食はコンビニエンスストアで弁当を買い，夕食はヘルパーに作ってもらう。ケーキや菓子を好きなだけ食べることもある。「糖尿病は一生つきまとう厄介な病気。食事制限はわかっているが食べたいものを食べたい。診療所で処方してもらう薬では血糖値が下がらない。薬がたくさん残っている」と話し，糖尿病に対する知識不足と服薬アドヒアランス不良の状況であった。
- 20年前からうつ病，パニック障害などがあり，精神科に通い内服していたが，自己判断で半年以上通院していない。
- 「夫は外務省の職員だったが40歳のときに交通事故で亡くなった」「娘が1人いるが，現在アメリカで重要な仕事に就いており，忙しくて電話がつながらない。娘の夫も立派な職業があり幸せに暮らしているので心配しなくてよいと連絡があった」「今は友人の息子が時々様子を見に来てくれる」と話している。ヘルパーからの情報によると，Dさんには虚言癖があり，多くのヘルパーが困惑しているとのことであった。娘はアメリカに短期間住んでいたが，現在は近県に在住で，ケアマネジャーは娘の連絡先を把握している。自分の成育歴や家族，資産についての話も，内容がたびたび変わるので事実は不明である。作話は精神疾患によるものか心理的なものかは確認できない。
- 口渇が強く，多飲で常時倦怠感を訴えている。「気が進まないけれど悪くなって動けなくなるのは困るから入院することにした。施設へのを勧められたが，絶対に行かない。家で過ごせるように勉強を頑張る」と教育入院に対して意欲的である。

## 2）家族の状況

- 娘：50歳代。以前アメリカに住んでいたため，Dさんは今もアメリカで生活していると思い込んでいる。娘の夫の話によると，娘はDさんと話をすると精神状態が悪化するため，Dさんとの会話や接触を拒否している。

●娘の夫：50 歳代。キーパーソン。ケアマネジャーと連絡を取り合い，D さんについての情報を共有している。
●その他の家族や親族の協力は得られないため，糖尿病教育を進めていく過程でケアマネジャーとの連携が必要である。

## 3）支援内容

### （1）糖尿病教育

糖尿病教育は，糖尿病と合併症，日常生活の注意点，食事療法，口腔ケア，薬物療法，検査，運動療法などの項目が講義形式で実施される。D さんには学ぶ意欲があるため，退院調整看護師は，バランスのとれた食生活，インスリン自己注射，生活指導の 3 点に重点を置き，病棟看護師と連携して支援した。

●バランスのとれた食生活

食事療法の集団指導後，D さんは「大好物のうな丼や豚肉のしょうが焼きは，おなかいっぱい食べない。出された食事は文句を言わずに食べる。間食はしない。朝ご飯はしっかり食べる」と話した。食習慣に問題点が多いが，管理栄養士がエネルギーコントロール食 1,600kcal について繰り返し指導し，ゆっくりよく噛んで食べることを指導した。

面会に来る友人が持ってくる水ようかんやカステラを食べたり，売店で菓子を購入しようとしていたのを看護師が注意した。「すぐおなかがすく」と話し，食べることを最大の楽しみとしていた D さんにとって食事制限はストレスになっているようであった。生活習慣を変えて行動として変化がみられるようになるまで，病棟看護師と共に粘り強く見守りと声かけを行った。

●インスリン自己注射

D さんは「先生から血糖値が下がらないから，インスリンを使うと言われた。インスリンは絶対にやりたくない。退院後はひとり暮らしなので注射ができるか心配」と話し，不安を強めていた。退院調整看護師は，自己注射チェックリストを病棟看護師と共有し，自分でできること，介助が必要なこと，確認が必要なことを把握し，インスリン注射を繰り返し指導した。D さんは，空打ち，単位のセット，皮膚消毒を忘れることがあったため，退院後はヘルパーに依頼することとした。

●生活指導

1 日 15 本以上喫煙していたが，入院中は禁煙できている。喫煙がもたらす体への悪影響を院内，院外の関係者が一貫して指導していくこととし，ケアマネジャーとヘルパーにも伝えた。

D さんは，口腔ケアへの意識が低く，歯磨きをせず，食後はうがいをするだけであった。歯科衛生士と洗口液の使用を検討し，歯周病の予防についてヘルパーと情報を共有した。

シックデイ[*1]や低血糖への対応は，ケアマネジャーとヘルパーに集団指導研修への参

*1：シックデイ：糖尿病患者が，感染症などの急性疾患や手術などの身体的ストレスが加わることによって血糖コントロールが困難となった状態。脱水などから高血糖になったり，食欲不振から低血糖になったりする。シックデイの際の対処法（シックデイルール）を事前に指導しておく。

加を依頼し，問題が生じたら内分泌外来の看護師と連携がとれるように顔合わせを行った。

**（2）退院前カンファレンスの開催**

**【退院前カンファレンスの参加者】**

- 病院スタッフ：医師，病棟看護師，外来看護師，管理栄養士，薬剤師，退院調整看護師，医療ソーシャルワーカー
- 在宅ケア関係者：ケアマネジャー，ヘルパー，訪問リハビリテーションの理学療法士，かかりつけ薬剤師

入院から 2 週間後に，病院スタッフと在宅支援スタッフが退院後に継続する課題の解決方法を検討し，情報を共有するための退院前カンファレンスを行った。

現在利用している介護サービスを継続しながら，D さんが糖尿病があっても安心して生活ができるようサポート体制を整えていった。

血糖自己測定を朝夕実施し，ヘルパーが記録で確認した。昼食後のインスリン自己注射はヘルパーが単位を確認することとした。昼食直後のインスリン注射実施の指示をヘルパーの時間に合わせるよう医師に依頼し，毎日確認した。

退院時に 7 種類の内服薬（血糖コントロール薬，高血圧薬，狭心症治療薬，胃薬など）とインスリンキットが処方された。D さんは入院時に多くの持参薬があり，自宅には残薬があったため，退院調整看護師は主治医と相談し，かかりつけ薬局の薬剤師による訪問薬剤管理指導を依頼した。

低血糖，シックデイ，その他の緊急時の対応についても確認し，判断に困ったときや身体的変化があったときの相談窓口は外来看護師とした。

## 4）支援のポイント

血糖コントロールには，薬物療法に加え，食事療法，運動療法，生活習慣の改善が重要である。しかし，80 歳の高齢者が短期間で糖尿病の知識や食事管理，インスリンの自己注射まで習得することは難しい。家族の協力が得られない場合は，地域の資源を活用して重症化を防ぎ，入退院を繰り返さない状態を維持できることを目標に，課題解決に向けてのカンファレンスを繰り返し行った。

退院後は，ケアマネジャー，ヘルパー，かかりつけ薬剤師から外来看護師に情報が届き，外来診療時に役立っている。また，内服薬や指導内容の変更は，同行するケアマネジャーがヘルパーや薬剤師へ伝えるという流れができた。病院側が在宅支援スタッフと情報を共有し協働することで，独居で要介護 3 の高齢者が，毎日インスリン注射を行うことになっても住み慣れたわが家で暮らし続けることができている。

## 5）在宅サービスの状況（表 2-2）

- 訪問介護（毎日）
- 通所リハビリテーション（週 3 日）

表 2-2 週間サービス計画書

要介護度：要介護 3　　　　利用者名 D 様

| | 月 | 火 | 水 | 木 | 金 | 土 | 日 | サービス内容 |
|---|---|---|---|---|---|---|---|---|
| | | | | | | | | |
| 9：00 | | 通所リハビリ | | 通所リハビリ | | 通所リハビリ | | |
| 10：00 | ヘルパー | 通所リハビリ | ヘルパー | 通所リハビリ | ヘルパー | 通所リハビリ | ヘルパー | 洗濯，掃除，食器洗い |
| 11：00 | ヘルパー | 通所リハビリ | ヘルパー | 通所リハビリ | ヘルパー | 通所リハビリ | ヘルパー | インスリンの単位確認，注射見守り，食事作り |
| 12：00 | | ヘルパー | | ヘルパー | | ヘルパー | | |
| 13：00 | | | 訪問薬剤 | | | | | 内服薬の管理，服薬指導 |
| 14：00 | 訪問マッサージ | | 訪問マッサージ | | 訪問マッサージ | | | |
| 15：00 | | ヘルパー | | ヘルパー | | ヘルパー | | 買物，食事作り |
| 16：00 | | | | | | | | |
| 17：00 | | | | | | | | |

●居宅療養管理指導（週 1 日）
●福祉用具貸与：手すり，歩行器，シニアカー，スロープ
●訪問介護：入浴・洗濯・掃除・夕食の支度（毎日），買い物（週 2 回）。昼食はカロリーがコントロールされている宅配弁当に変更した。

## 6）その後（評価）

D さんは，内分泌外来の受診日，シニアカーでケアマネジャーと来院した。自己管理ノートには朝・昼・夕・就寝前と 4 回の血糖自己測定の数値が記載されている。「先生は朝と夕方と言ったけど，心配で毎回測っている」と話した。備考欄には「食べ過ぎた」「大福 2 個」「友達と外食」「食べたいとき我慢すること」「運動を頑張る」など，メモが書かれており，糖尿病と向き合う姿勢がみられた。血糖値は朝 120 ～ 180mg /dL と高めではあるが安定しており，食事療法の指導を受けたヘルパーが毎日作る夕食のおかげと思われる。在宅支援スタッフの協力もあり，D さんはセルフケア行動がとれるようになり，QOL は明らかに向上している。

血糖値や薬については，かかりつけ薬剤師に相談することになっていたが，3 日連続で訪問や電話で対応した記録があった。D さんにとって大きな支えになったと思われる。食後はヘルパーの見守りで内服できており，睡眠薬のコントロールも良好である。服薬アドヒアランスが向上しているといえる。

# 3 病状の進行が予測される人への入退院支援

## 入退院支援の特徴

治療が困難な難病やがんの終末期にある患者は，疾患の進行とともに生じる新たな症状や病状の増悪を抱えて生活している。このような病状の進行が予測される患者は，常に「今」の状態がベストといえる。炎症の鎮静化や症状コントロールなどの目途が立ったら，退院に向け，限られた大切な時間を少しでも長く“その人らしく生きる”ために，看護師はスピーディーかつ丁寧に支援する必要がある。

### 1）今後の暮らし方について話し合う

まずは今後の進行や状態の変化を医師に確認する。状況を把握したうえで早期から取り組む必要があるのは，患者と家族の今後の暮らし方についての意思決定である。

疾患の進行については，医師から患者と家族へ説明されている場合が多い。その病状を踏まえ，どこでどのように生活したいかを話し合っていくが，患者・家族にとっては未知の状況であり，不安や恐怖から見通しが立てられないことがある。そこで，看護師が話し合いの場を設け，患者と家族の今後の暮らし方について意思決定を支援する。支援の際には，患者と家族がこれまでどう生きてきたのか，これからどう生きたいのか，お互いをどう思い合っているのかをとらえ，共有できるようかかわることが大切である。

### 2）その時々の思いを聴き取る

進行性の疾患でも，入院中には調子の良い日もあるため，患者と家族の気持ちが揺れることがある。看護師は，患者や家族のその時々の思いを聴き，早急に結論を求めないよう気をつける。退院支援は「退院」が目的ではなく，退院後の生活が“その人らしく”営めることを支えることである。

今できることやできなくなってきていること，つらいことや楽しみにしていること，患者がその時々に語る経験や思いを聴き，今できることや楽しみにしていることを中心にしてかかわる。また，聴き取った思いは，退院後に患者・家族にかかわる支援者へと伝えていく。

### 3）起こり得る状況を想定した支援体制

病状の進行が予測される患者への入退院支援では，看護師は患者の「今」を積み重ねるようにかかわっていくが，当然，今だけを見ているわけにはいかない。看護師は，症状の進行によって変化する生活動作や苦痛を，あらかじめ予測することができる。その変化が週単位，月単位である場合は，退院直後の支援と合わせて，その先の支援も検討する。

退院後は，在宅医または外来医，訪問看護師，外来看護師，訪問入浴やデイケアのスタッフ，訪問介護員（ヘルパー），福祉用具担当者など，多くの支援者がかかわることになる。病状の進行とそれに伴う状態や生活の変化の予測などの情報を共有し，在宅サービスがその変化にどう対応するか，医療機関がどう支援していくかなど支援体制の構築を，多職種で検討しておく必要がある。退院前の合同カンファレンスの機会をとおして，患者と家族とも支援体制を共有する。患者と家族にとって，自分たちの生活を考え支えてくれる専門職の存在は大きな安心感となる。

家族は患者の最も身近な支援者ではあるが，家族もまた患者と療養生活を共に歩む支援を必要とする対象者であることを忘れてはいけない。家族も患者と同様に，患者と自身の「今」と「これから」を受け止めるだけで精いっぱいである。介護者としての家族を支援するだけでなく，生活者としての視点をもって家族を支援し続けることが大切である。

## できることを生かし，自宅生活に戻ることを望む筋萎縮性側索硬化症（ALS）患者への入退院支援

### 1）本人の状況

- Eさん，70歳代前半，男性。筋萎縮性側索硬化症（ALS）。病名が確定しないまま嚥下機能の低下，るいそうが進み，胃瘻を造設。さらに呼吸不全に陥り，気管切開，人工呼吸器を装着。妻と3人の子どもがいるが，現在は妻，次男と3人暮らし。
- 当院へリハビリテーション目的で転院後，病名が確定した。呼吸機能の低下はあるが，10分程度であれば人工呼吸器をはずすことができる。人工呼吸器と酸素ボンベを積載できる手押し車を使用し，理学療法士の指導のもと，毎日歩行訓練を行っている。
- 排泄は，尿意，便意があり，看護師の見守るなかトイレにて行う。
- 食事は，胃瘻からの栄養摂取が主体であるが，言語聴覚士の指導のもと，少量ずつ嚥下訓練食（プリンなど）を摂取している。
- 入浴は，人工呼吸器を装着しているため，臥床状態のまま介助で入浴している。
- コミュニケーションは，筆談や口唇の動きで確認している。認知機能の低下はなく，意思を伝えることは可能である。
- 気管切開部の違和感と痰の貯留のため，吸引の希望が頻回にある。
- 職業は建築士で，定年後は以前勤務していた職場からの要請があれば手伝っていたが，

現在は仕事をしていない。神経質な性格であるが，職場の仲間を自宅に招待して食事を振る舞うことや自治会長を務めるなど，近所付き合いは良好である。子どもたちには厳格な父親であるが，妻とは冗談を言い合うなど仲が良い様子である。

- ADL は自立しており，自宅で療養生活を送りたいと希望している。日中は家族が不在になるが，一人で過ごす自信があると訴えている。

## 2）家族の状況

- 妻：67 歳，キーパーソン（主介護者）。福祉関係の会社でパート勤務をしている。仕事で ALS 患者にかかわったことがあり，自宅での療養生活に不安を抱いている。本人の自宅で療養したいという思いにこたえたいと考えており，葛藤が生じている。仕事を継続しているため，E さんが一人になる日は居宅サービスを最大限に利用したいと考えている。
- 子ども：次男（35 歳），自動車整備会社に勤務していて未婚。長男（37 歳）は既婚で県外での生活, 長女（32 歳）も既婚で自宅から車で 30 分ほどの場所で生活している。次男と長女が妻の相談相手となり支えている。

## 3）支援内容

### （1）退院調整看護師による意思決定支援

主治医から，E さん，家族（妻，次男，長女）へのインフォームドコンセント後，家族の希望により退院調整看護師と初回面談を行った。家族は，E さんの病状が進行していくことへの不安や心配，恐怖がある。子どもたちは，このまま入院していたほうが安心と考えている。妻は，自宅療養生活を送っている ALS 患者・家族とかかわったことがあり，すべてにおいて介助が必要でやがてコミュニケーションもできなくなる姿を夫に重ね涙を浮かべている。

退院調整看護師は，初回面談では家族の思いを傾聴することに終始したが，キーパーソンである妻とは，退院後の生活について，本人の意向も踏まえながら面談を重ねた。妻は「どれだけサービスを利用しても発症前の生活からは一転します。もっといろいろな専門医に無理やりにでも連れて行けばよかった。申し訳ない」と悔やみ，夫に対する心情を明かした。

E さんは，家族の思いを理解しており，妻の仕事やサービス利用に同意している。「誰もいないときに転倒することが心配なら，一人のときはベッドから離れない」と話し，自宅退院の希望を訴えた。退院調整看護師は，E さんと家族の思いを繰り返し聴き，自宅で療養生活を送ることを決めた E さんと家族を支援した。妻は仕事時間を調整し，E さんはできることは自分で行うということを了解し，自宅退院に向けて調整することになった。子どもたちも，2 人の決意を尊重し協力すると同意した。

### （2）病棟での支援

E さんができることを確認し，院内の多職種でカンファレンスを行い，必要な支援を計画的に進めた。

歩行は，人工呼吸器と酸素ボンベを持ちながら行動できるように，理学療法士と協働して訓練した。排泄は，尿意や便意があれば看護師の見守りのもとでトイレまで手押し車を押して歩行する。胃瘻からの栄養剤注入は，気管切開カニューレの影響で下方に向けないため自分では難しいことがわかり介助とした。入浴も，気管切開部から湯が入るなどの危険を回避するため介助を受けることとした。

一番の課題は痰の吸引である。まずは本人に気管切開孔から自分で吸引することを提案し，同意を得て指導した。鏡を見ながら意欲的に行うことができた。しかし，夜間に吸引回数が多く，自身の吸引だけでは対応できないと情報を得て，退院調整看護師が低圧持続吸引器＊1の導入を提案した。主治医と慢性呼吸器疾患看護認定看護師の見解を確認し，E さんと家族の同意のもと気管切開カニューレをダブルサクション型＊2に変更し，低圧持続吸引器を試用した。結果として，以前より吸引回数が減り，夜間の睡眠時間を確保することができ使用することとなった。

妻と同居の次男，希望する長女にも吸引や人工呼吸器の取り扱い，人工呼吸（バッグバルブマスク）の方法，酸素の管理，胃瘻の管理と胃瘻からの経管栄養の方法と留意点について，病棟看護師と慢性呼吸器疾患看護認定看護師が協働して指導した。家族の理解はよかったが，病状が進行していく患者への家族の対応をどこまで指導するか戸惑う言葉も聞かれた。

### （3）退院調整看護師による支援

退院調整看護師は，退院支援において，患者の状態を適宜把握することに努めた。ふだんから病棟へ足を運び，退院支援カンファレンスでは病棟看護師のアセスメントや退院調整看護師の見解など意見交換し，退院支援と退院調整の方向性を検討し共有した。

当院では，これまで人工呼吸器や低圧持続吸引器を装着した患者の退院調整は経験がなく，近隣の基幹病院にある退院調整部門の看護師に相談しながら進めた。多くの資料と，退院調整看護の実際や留意点などの助言を受け，さらに近隣の訪問看護ステーションにも人工呼吸器を装着して在宅療養をしている人の現状を聞き，参考にした。

E さんは要介護 4 と認定されているので，ケアマネジャーは妻の知人に依頼し，状態の確認と退院後の生活について情報を共有した。

### （4）自宅環境の整備

家屋への出入り，屋内の環境を調整する目的で，ケアマネジャー，訪問看護師，福祉用具業者，医療機器取り扱い業者，担当理学療法士と共に，E さんの外泊に合わせて退院前訪問指導を行った。

自宅への出入りは，手押し車を使用してもスムーズに移動できる。玄関を入ってすぐの居室の中央にベッドを設置した。トイレ，キッチンへの動線も，居室を中心に行き来しやすい構造である。人工呼吸器や低圧持続吸引器，酸素濃縮器の設置場所は，すでに家族で決めており，介助者の動線，医療機器を持っての移動について検討した。コンセントから

＊1：低圧持続吸引器：ALS 患者は，球麻痺により自力で唾液が飲み込めず，頻回に口腔内の吸引が必要となる。持続的に痰や唾液を吸引することができる吸引器。
＊2：ダブルサクション型：カフの上部と内方の 2 つの吸引ラインがある。気管内の分泌物が多く，頻回な吸引を必要とするケースにおいて内方の吸引ラインに低圧持続吸引器を接続することができる。在宅において家族の負担を軽減できる。

のルートや吸引など物品の位置にも配慮した。

医療機器の使用については，災害時の対応の準備が必要となる。本事例の場合，地域で展開されている名簿に登録し，停電に備えて自家発電機を購入することになった。

診療の継続に関しては，24 時間体制の訪問診療を提案した。初期の面談では現在の主治医から離れることへの不安を訴えたが，在宅療養生活では，いつでも相談と往診を行ってもらえる在宅医が必須であると理解し，新規導入に至った。

試験外泊で特に問題なく過ごすことができ，サービス利用計画を相談して立案した。

**（5）退院前カンファレンスの開催**

退院後の生活が具体化され，退院前カンファレンスを開催した。

**【退院前カンファレンスの参加者】**

- E さん，妻
- 病院スタッフ：主治医，病棟看護師，慢性呼吸器疾患看護認定看護師，理学療法士，退院調整看護師
- 在宅ケア関係者：在宅医，ケアマネジャー，訪問看護師，訪問介護士，訪問入浴業者，福祉用具業者，医療機器供給会社担当者

本人ができることを尊重した退院支援とし，妻の勤務の継続，緊急時の連絡方法などを確認した。自己吸引は，現在は可能であるが，今後の身体機能の低下を予測し，訪問介護でも吸引ができるよう研修を進めることを確認した。サービス担当者同士，在宅での生活状況の情報を共有し，E さん自身でできることの状態を確認しながら，状態の変化に早期に対応できる体制を検討した。状態については，連絡ノートを活用し共有する方向となった。妻は退院後 2 週間程度休職し，在宅での生活の様子をみることになった。

## 4）支援のポイント

E さんと家族が退院後の生活に関する意思（方向性）をお互いに共有できるようかかわり，どのように生活していくのか自分たちで決めていけるよう支援した。

進行性の疾患であるため，今後起こり得ることを想定して家族を指導する必要がある。しかし，危険回避のための指導に重きを置くのではなく，危険なく生活を継続するための方法を E さんや家族と共に検討していった。

E さんと家族が生活をイメージできるよう傾聴し，その思いを受け入れ，退院後にかかわる担当者につないでいった。

病院側は，いつでも受け入れられる体制を整え，レスパイト入院の機会を提供した。E さんと家族，かかわるすべての人と共に地域での生活を支援するということで一致した。

## 5）在宅サービスの状況

- 訪問診療（月 2 回，適宜往診）：在宅医は 24 時間体制で対応。衛生材料の調達。

- 訪問看護（医療保険）：妻が休職する退院後2週間は週3日（1時間）。職場復帰後は，妻が勤務する日と妻に会う日を1日つくり，週4日（1時間）。状態観察，気管切開部と胃瘻の管理，栄養剤の注入，保清，療養指導などを行う。
- 訪問介護（介護保険，毎日1時間）：妻が勤務の日は1日2回訪問。排泄の介助，栄養剤や白湯の準備，保清の介助などを行う。全スタッフではないが，吸引ができる介護士も介入する。
- 訪問入浴（週2回）。
- 福祉用具：ベッド（ベッド柵，マットレス），オーバーベッドテーブル，点滴スタンドのレンタル。
- 医療機器取り扱い業者（適宜，少なくとも月2回）：人工呼吸器など医療機器のレンタルとその管理，機器の不具合時の対応。

### 6）その後（評価）

退院後，病棟看護師，慢性呼吸器疾患看護認定看護師，退院調整看護師で，退院後訪問指導を実施した。Eさんは筆談で「やっぱり家はいい。妻がいるときは近所を一緒に散歩している。妻にはとても感謝している」「時々ビールを口にする。妻がほとんど飲んでしまうが」と冗談混じりに話す。拒んでいた訪問入浴も実際行うと好評で，続けている。排泄は，転倒や人工呼吸器などのトラブルを起こす可能性もあることから，おむつの使用が大半になっている。ベッド上で過ごすことも増えたが，排便と洗面時は離床できている。

訪問看護師からは，状態は落ち着いているがベッド上で過ごすことが多くなり，ADLの低下が懸念されること，妻との散歩で近所の公園まで100mほどの距離を往復し，気分転換になっているという報告があった。自己吸引は数回しか行えず，訪問介護士の研修修了者に訪問回数を増やしてもらうよう提案した。在宅医は，通所サービスの導入を提案しているが，利用に至っていない。Eさんの意向に任せていると意欲や筋力の低下により，ADL低下の進行度も増すことが懸念される。訪問リハビリテーションを導入するなど離床の機会を増やすことが必要と考える。

## ADLが低下しても入院前の生活スタイルを維持したいと望む患者と家族への入退院支援

### 1）本人の状況

- Fさん，60歳代，女性。同年代の夫と2人暮らし。神経膠腫（グリオーマ）。左大腿骨頸部骨折術後（人工骨頭置換術）。
- 神経膠腫に対しては，通院しながら化学療法を受けていたが，自宅トイレで転倒し左大腿骨頸部を骨折し，化学療法を行っている病院にて人工骨頭置換術を受け，当院へリハビリテーション目的にて転院となった。
- リハビリテーションは順調に進み，杖歩行ができるまで改善する。自宅退院を目標に，地域包括ケア病棟へ転床する。自宅では，夫が留守の間に一人で過ごさなければならないため，社会資源を利用しながら自宅で生活することを希望している。入院前は要支援2の認定を受けており，在宅療養中は地域包括支援センターが担当であった。

- 地域包括ケア病棟に転床し，リハビリテーションを継続していたが，徐々に歩行できなくなり，歩行器を使用しても介助が必要な状態となった。それまではベッド上で端座位を保持できていたが，前傾姿勢になり転倒しそうになる。MRI 検査で，神経膠腫の影響による脳浮腫がわかり点滴治療が開始となる。
- 嚥下機能の低下がみられ，食形態を刻み状にし，水分には弱いとろみをつける。箸でうまく口に運べないことがあり，食事介助が必要となる。摂取量は 7 割程度である。
- 排泄は，尿意，便意をナースコールで看護師に知らせ，車椅子でトイレに行くが失禁もみられる。排泄動作にも介助が必要である。
- 歩行器による歩行訓練を行っているが介助が必要であり，車椅子での移動が実用的との見解である。
- 入浴は全介助で行っているが，座位が保てるため一般浴で介助している。
- ADL は，日によって差はあるができないことが増えている。
- コミュニケーションはとれるが，辻褄が合わない言動もみられる。会話のなかで考えや思いを口にすることもあり，発言内容には変動がある。
- 自身の疾患については告知されているが，現在の状態や今後の経過などを考えることが難しい状態であり，日々の生活に対応することで精いっぱいな印象である。
- 主治医から，歩行状態の悪化は神経膠腫の変化によるわけではないこと，化学療法を続けなければ意識レベルが低下すること，ADL に介助を要することが増えることが説明される。退院後も化学療法を継続することを希望したが，化学療法実施の翌日は，特に身体機能が低下する。

## 2）家族の状況

- 夫：66 歳。高校教諭を定年退職しているが，不定期で臨時講師の仕事がある。亭主関白であり，妻のことを心配しながらも回復しない状態に苛立ちを感じている。妻への声かけが厳しく，できなくなった動作についてリハビリテーションに向き合う気持ちが低下していると言い，疾患による身体機能の低下を受け入れていないと思われる。理学療法士や病棟看護師に，自立でできるよう厳しくかかわってほしいと要望する。F さんは，夫の声かけに恐怖を感じると話し，強く指示されることで萎縮して，さらにできない状態となっている。お互いの思いがかみあっておらず，退院後の生活に支障が出ることが予測できる。
- 息子：長男（36 歳）と次男（30 歳）がおり，2 人とも未婚で，遠方で生活している。母親の疾患を知っているが，自分たちの生活を優先し介護の協力を得ることは難しい。

## 3）支援内容

### （1）自宅環境の整備

最初に取り組んだことは，自宅環境の整備のための退院前訪問指導である。参加者は，Fさん，夫，地域包括支援センターの担当者，福祉用具業者，訪問看護師，理学療法士，退院調整看護師である。

自宅での動線で課題となったのは，駐車場から玄関までの砂利道，玄関の上がりがまちの段差（25cm），居室出入り口の段差（20cm），居室からトイレまでに直角に曲がる箇所があることである。

屋外の砂利道は，必ず介助して歩行するとのことで改修工事は行わなかった。玄関の上がりがまちには，ステップ付きの手すりをレンタルで設置した。屋内はU字歩行器を使用して移動し，居室への出入り口には床と天井をバーで固定するタイプの手すりを設置した。トイレは外側に開く扉があるため，いったん後方に移動しなければならず転倒のリスクが高くなる。そこで既存の扉をはずしてアコーディオンカーテンとし，トイレ内にも手すりを取り付けた。

Fさんは，退院前訪問指導を実施した直後から動作の自立度が低下し始めたため，屋内は車椅子で移動することを理学療法士が提案した。トイレまでの廊下で直角に曲がる箇所は通常の車椅子で走行できないため，六輪の車椅子を導入した。ケアマネジャーと福祉用具事業者で再度自宅を訪問し，試行を確認した。

### （2）病棟看護師による退院支援

夫は頻繁に見舞いに来て妻を介助し，移動や排泄，食事介助の方法が身についてきた。病棟看護師は，夫のFさんへの声かけの口調が厳しいことを退院調整看護師に伝えた。退院調整看護師は，夫がFさんの病状を理解できていないと考え，主治医にFさんが徐々にできなくなることが増えること，環境や対応を変えていく必要があることを説明してもらった。

夫は，これまで家事や育児のほとんどをFさんに任せてきたことを後悔していると話した。訪問者へのお茶の出し方さえわからないことを例にあげ，今の状態では妻を当てにできないこと，介護が必要であるとわかっていても，以前のようにFさんに行動してほしいという気持ちがあり葛藤していること，Fさんの状態に対するもどかしさ，自身の仕事や生活スタイルを大事にしたいことなど，様々な思いを話した。Fさんの状態は日々変化し，病棟看護師は夫とコミュニケーションを図りながら，そのつど対応の方法を一緒に模索していった。

### （3）退院調整看護師による退院調整

退院調整看護師は，ケアマネジャーと連絡を密に取り合い，現状から退院後を予測しながら支援体制を検討していった。夫はほぼ毎日仕事に行くため，退院後は，通所サービスを週6回利用することを希望した。また，日によって出勤時間や帰宅時間が変わるため，送迎は夫が行うこととし，リハビリテーションの継続も希望した。病院からは，病状の観察や療養指導などで訪問看護を導入することを提案した。

以上より，一つひとつのサービスを組み合わせて利用するより，状況に合わせてそのつど対応できる小規模多機能型居宅介護が適切と考え，訪問看護と合わせて導入することを提案した。リハビリテーションは，訪問看護ステーションからの訪問で調整することとし，Fさんと夫の同意を得た。

#### （4）退院前カンファレンスの開催

**【退院前カンファレンス参加予定者】**

- Fさん，夫
- 病院スタッフ：主治医，病棟看護師，理学療法士，退院調整看護師
- 在宅ケア関係者：かかりつけ医，地域包括支援センターの担当者，小規模多機能型居宅介護のケアマネジャーと施設長，訪問看護師，福祉用具事業者

医師が疾患と治療状況，症状などを説明し，病棟看護師と理学療法士はADLや指導内容，リハビリテーションの内容などの情報を提供した。病院スタッフが心配することは，夫がFさんの状態を理解し，Fさんに無理強いすることなく介助できるのかということである。夫婦の関係性はすぐに変わることは難しい。夫の気持ちに寄り添い，少しずつFさんの状態を受け入れていけるよう，退院してからも引き続き支援することになった。

退院時には，Fさんのできることとできないことについて，夫はおおよそ理解できていた。介助も積極的に行っているが，口調の厳しさは変わらなかった。退院時には，困ることがあればケアマネジャーや訪問看護師に相談し，一人で抱え込まないよう伝えた。

小規模多機能型居宅介護*3の導入に関しては，夫の都合に合わせてケアプランを作成した。通所サービスは夫の送迎で利用することを希望したため，1週間ごとに利用時間を確認することとした。また，通所サービス利用時は，朝食や出かける準備もあり，訪問介護を合わせて利用することを勧めたが夫は拒否した。

訪問看護では，症状の観察や療養生活の指導，内服薬の管理などの援助とし，訪問リハビリテーションも予定した。

福祉用具は，玄関の上がりがまちの段差に設置したステップ付きの手すり，六輪の車椅子をレンタルした。車庫と玄関の移動には歩行器を使用し，介助で移動する方法を提案した。歩行器もレンタルすることとなった。

診察は，化学療法の継続のため基幹病院への定期的な通院を予定した。その他，かかりつけ医は，以前通院した経緯がある近医に決め通院する予定となった。

### 4）支援のポイント

病状やADLが日々変化する場合，本人や家族は現状を受け入れることに時間を要する。Fさんと家族に，その時々の思いを聴いていくかかわりが必要である。

*3：小規模多機能型居宅介護：同一の介護事業者が通い・訪問・泊まりのサービスを一体的に提供するもの。

疾患の進行に伴う症状やADLの変化について多職種で情報を共有し，支援を進めていく。Fさんは転倒リスクが高くなったため，車椅子移動に変更することを提案した。状態が落ち着いた状況での支援と異なり，支援内容もそのつど流動的に対応する必要がある。

## 5）在宅サービスの状況

- 小規模多機能型居宅介護
- 訪問看護（2回／週。うち1回はリハビリ）
- 福祉用具貸与：玄関の手すり，六輪の車椅子，歩行器，トイレの手すり，居室出入り口の手すり
- 病院受診：かかりつけ医；月1回，基幹病院；化学療法

## 6）その後（評価）

小規模多機能型居宅介護と訪問看護のスタッフが，お互いに協力してFさんと家族の生活を支えている。夫は出勤前にFさんの食事や更衣を介助して通所サービスへ送り出している。出張は月2回程度あり，1泊2日程度であるが県外へ行くこともあり，Fさんは泊まりのサービスを適宜利用している。

Fさんの状態に大きな変化はなく，化学療法も定期的に行っている。点滴治療後は一時的に体調を崩し，排泄が間に合わずおむつを使用することがある。

訪問看護師は，夫が休みのときに訪問し，話を聴いたり，体調が優れないときの介助の方法について助言をしたりしている。

理学療法士は，屋内の歩行訓練を中心に行っている。伝い歩きはできず，車椅子を押す状態で前傾姿勢となり，一歩を踏み出すまでに時間がかかる。夫はその状況を徐々に受け入れ，厳しく助言することは少なくなってきた。

小規模多機能型居宅介護は，Fさんだけでなく夫の生活にも対応をしたサービスが提供できるため，在宅療養生活の全体像をとらえマネジメントすることが期待できる。また，訪問看護師によって，Fさんの変化する状態やADLの変化に早期に対応できている。Fさんと夫は2人暮らしではあるが，状況を理解し支援する人がいることで安心して療養生活を続けることができていると思われる。

# 4 入退院を繰り返す人への入退院支援

## 入退院支援の特徴

心疾患，脳血管疾患，呼吸器疾患，糖尿病などの慢性疾患や，高齢化による疾患の増悪などで入退院を繰り返す患者は多い。患者の身体機能への影響や QOL などの観点からも，再入院は可能な限り予防することが求められる。

患者の入院目的は疾患の治療や症状の緩和であるが，看護師は治療に伴う看護とともに，疾患の増悪を予測し，予防するための看護を行う必要がある。退院後も安定した状態で“その人らしく生きる”ためには，「入退院を繰り返している」または「入退院を繰り返すおそれがある」ということに着目して支援を進めていくことが大切である。

### 1）多方面からの状況の把握

患者・家族に対して，今回の入院の原因となった身体および生活の状況などについて詳しく聴き，入退院を繰り返していることへの自覚や，認識している内容を把握する。慢性疾患の増悪には生活習慣が大きく関与しているが，患者・家族が自覚できていない場合もある。そこで，入院前からかかわっている訪問看護師や外来看護師，ケアマネジャーなどから，入院前の自宅での身体および生活状況についてのアセスメント内容を聞き，専門職が把握している客観的な情報を得る。また，入退院を繰り返す原因となっている疾患だけでなく，併存している疾患や症状，服用している薬剤との関連なども確認し，入退院を繰り返す要因が身体的側面にないか，アセスメントする必要がある。

さらに，入院中の治療過程のなかで，患者に効果的であった治療や看護方法を振り返り把握することが，退院後の生活において疾患の再発や増悪を予防するために重要な情報となる。

### 2）療養生活への思いの傾聴

入院中は，患者・家族に対し治療内容や処置，看護方法などについて伝えるだけでなく，「入退院を繰り返している」という事実を踏まえ，今後どのようなことに注意し入退院を繰り返すことなく疾病とともに生活していくのかを話し合うことが大切である。話し合いで重要なことは，入退院を繰り返さない療養生活について説明することではない。退院後の生活で患者と家族が不安や心配に思っていることは何か，これまでの療養生活で患者と家族が工夫してきたことは何かなど，疾患を抱えて生活する患者と家族の思いを聴いていくことが重要となる。患者と家族の思いに焦点を当てることで，患者と家族は自らの言葉でこれまでの療養生活を自由に語ることができ，語ることは患者と家族が自身の療養生活を振り返ることになる。看護師は，患者が大切にしていること，家族との関係，自分なりに気をつけていること，うまくいかず困っていることなど，患者・家族の思いを聴くことで，これまでの生き方に触れることができる。患者と家族の思いを傾聴し，その思いを感じ取ることをとおして，退院後の生活について共に考えていく。こうしたかかわりが，患者と家族が自ら入退院を繰り返さない療養方法を見出すことにつながる。

### 3）退院後の生活を支援する多職種連携

患者・家族と共に療養方法について十分に話し合ったとしても，実際に日々の生活のなかで継続していくことは容易ではない。患者や家族にとって生活習慣の変更が困難な場合や，療養環境を整備するために社会資源の活用が必要な場合がある。そうした場合，看護師やケアマネジャー，栄養士，薬剤師，リハビリテーションスタッフなど，必要な多職種が適切なアドバイスなど支援していくことで，療養方法を継続していくことができる。

在宅療養において患者の身近で支援できる看護師は，訪問看護師，外来看護師，デイケアなどの通所または入所施設の看護師などである。入院中からこれらの看護師と連携し，療養方法について話し合っておくことで，患者・家族は安心して退院後の生活に向かうことができる。

## 入退院を繰り返す高齢夫婦に予測される問題に対し早めに準備を整えた入退院支援

### 1）本人の状況

- G さん，70 歳代，男性。要介護 5，身体障害者手帳 1 級を取得。妻と 2 人暮らし。
- 10 年前に急性心筋梗塞を発症。
- 8 年前に脳梗塞で入院し，左不全麻痺の後遺症があるが杖歩行にて退院した。
- 7 年前に左大腿骨転子部骨折で入院し，介助により 4 点杖歩行にて退院した。
- 5 年前に敗血症で入院。要介護 4。退院後に体調管理とリハビリテーション目的で訪問看護の利用が開始になった。
- 2 年前に急性胆嚢炎で入院。要介護 5。
- 1 年前に 4 回の入退院を繰り返した。1 回目は誤嚥性肺炎，2 回目は脳梗塞，その退院後に誤嚥性肺炎で続けて 2 回入院。
- 脳幹梗塞発症後，嚥下機能の低下が著明で，嚥下機能評価に基づいてトロミ剤の使用やゼリー形態での摂取となった。誤嚥性肺炎での入院時には，嚥下機能のさらなる低下が確認され，介護者である妻が食事摂取方法と吸引の指導を受けて退院となった。

- 今年に入り4回の入退院を繰り返した。1回目は急性気管支炎で短期間入院した。2回目は，介護者である妻が体調を崩し入院したことで，初めてショートステイを利用し，その期間中に誤嚥性肺炎で入院となった。3回目は子どもの家の近くへ転居するため，1週間レスパイト入院した。4回目は，転居の準備中に3度目の脳梗塞により入院し，ADLが大きく変化することなく退院した。
- 4回目の入院の直前の状態は，要介護5。食事は全介助で，ベッドを30度に挙上して体位を整え，ミキサー食ととろみをつけた水分を摂取，内服はゼリーを使用していた。自宅でも吸引が必要である。自宅では，電動ベッド，エアマット，車椅子，手すり，玄関のスロープ，自動体位変換機を貸与で利用している。訪問看護を週2回，デイサービスを週2回，訪問リハビリテーションを週1回，ショートステイを適宜利用している。

## 2）家族の状況

- 妻：70歳代。Gさんが10年前に急性心筋梗塞で入院した頃は夫婦で自営業を営んでいた。Gさんに日常生活の介助が必要になってからは，地域のサービス担当者の支援を受けながら中心となって介護を担ってきた。Gさん夫婦は子どもたちに迷惑をかけたくないという気持ちが強く，夫婦2人での生活を続けていたが，今年になって体調を崩して入院し，がんと診断された。
- 子ども：長女（40歳代），長男（40歳代），次女（40歳代）。3人とも年に1回訪問する程度で疎遠であったが，妻ががんと診断され，家族で話し合った結果，協力体制がとれるよう子どもの家の近くに転居することになった。

## 3）支援内容

初回の入院から，入院時退院調整スクリーニングおよびカンファレンスに加えて，日常生活の支援に変化があった場合や長期の入院になった場合には，地域の介護サービスの担当者と会議を開催し，情報を共有し連携を図った。退院時には看護サマリーを提供して情報を共有した。これまでの支援内容を**表4-1**に示す。

## 4）支援のポイント

### （1）ADLの改善

脳梗塞発症後から誤嚥性肺炎を繰り返すようになるまでの期間は，ADLの改善のためのリハビリテーションやADL訓練を実施し，患者の生活が少しでも自立に向かうこと，また介助者である妻への負担が少なくなるように支援した。脳血管疾患や整形外科疾患は，入院中にそれまでのADLを大きく低下させ，維持できるADLに合わせた生活の再編が必要になる。この期間は，患者のADLに合わせて妻の介護指導や介護サービスの導入など生活再編に向けて支援したが，入退院を繰り返す間に患者のADLは低下した。

表 4-1 病状の変化と支援内容の経緯

| 年 | 入院時の病名<br>身体・介護状態 | 予測される問題 | 支援内容 | 退院時の身体・介護状態 |
|---|---|---|---|---|
| 10年前 | 急性心筋梗塞 | | | |
| 8年前 | 脳梗塞<br>●就労（自営業）<br>●介護保険なし | ● ADL の低下 | ● ADL 訓練<br>●妻への介護指導<br>●服薬指導 | ●杖歩行<br>●左上肢の麻痺<br>●要介護 2 |
| 7年前 | 左大腿骨転子部骨折<br>●要介護 2 | ●歩行能力の低下<br>● ADL の低下<br>●介護方法の変化 | ● ADL 訓練<br>●妻への介護指導 | ●介助で短距離 4 点杖歩行<br>●車椅子<br>●要介護 3 |
| 5年前 | 敗血症<br>●更衣・排泄・入浴は全介助<br>●要介護 3 | ●筋力の低下<br>● ADL の低下 | ●起立訓練<br>●生活パターンに合わせた車椅子乗車<br>●歩行訓練 | ●入院前と歩行状態は変化なし<br>●要介護 4<br>●訪問看護の導入 |
| 2年前 | 急性胆嚢炎<br>●要介護 4 | ●筋力の低下<br>● ADL の低下<br>●介護方法の改善 | ●床上リハビリテーション<br>●車椅子への乗車<br>●妻の介護技術の確認<br>●栄養指導 | ●入院前と ADL の変化なし<br>●要介護 5 |
| 1年前 | 誤嚥性肺炎<br>● ADL 変化なし<br>●訪問看護終了<br>●要介護 5 | ● ADL の低下<br>●嚥下機能低下による誤嚥<br>●褥瘡 | ●誤嚥予防の指導<br>●褥瘡予防の指導<br>●ケアマネジャーとカンファレンス | ●入院前と ADL の変化なし<br>●水分はトロミ剤の使用<br>●要介護 5 |
| | 脳梗塞<br>●前回退院時と ADL 変化なし<br>●要介護 5 | ● ADL の低下<br>●褥瘡<br>●誤嚥 | ●早期離床<br>●食事摂取の体位や食事形態の指導 | ●入院時と ADL の変化なし<br>●要介護 5<br>●訪問看護・リハビリテーション導入 |
| | 誤嚥性肺炎<br>●前回退院時と ADL 変化なし<br>●トロミ剤を自己判断で中止<br>●要介護 5 | ●褥瘡<br>●誤嚥 | ●妻の介護技術の確認<br>●食事の体位，食形態，トロミ剤の濃度，栄養補助食品の利用，口腔ケアの方法を再指導<br>●褥瘡予防の指導<br>●栄養状態の改善 | ●入院時と ADL の変化なし<br>●要介護 5 |
| | 誤嚥性肺炎<br>●前回退院時と ADL 変化なし<br>●要介護 5 | ●誤嚥<br>●介護負担の増加<br>●褥瘡 | ●妻への再指導（食事介助，おむつ交換，陰部洗浄，栄養指導，肺炎予防）<br>●吸引指導<br>●栄養状態の改善<br>● ADL の拡大訓練 | ●入院時と ADL の変化なし<br>● 2kg の体重増加<br>●要介護 5<br>●外来看護師との情報共有 |
| 本年 | 急性気管支炎<br>●吸引を自己判断で中止 | ●誤嚥<br>●窒息 | ●妻の吸引手技の確認<br>●妻への再指導（食事介助，介助の速度） | ●入院時と ADL の変化なし<br>●要介護 5 |
| | 誤嚥性肺炎<br>●妻が他院へ入院，ショートステイ利用中に誤嚥 | ●介護者がいない<br>●誤嚥<br>●退院した妻の体力の低下 | ●ケアマネジャーから妻の様子の情報収集<br>●子どもとの連携を開始<br>●安全な経口摂取の検討<br>●妻の介護負担の軽減 | ●妻の経過観察後に患者も退院<br>●子どもの近くでの生活を決意し，転居の準備開始 |
| | ●レスパイト入院 | ●妻の体調悪化，介護ができない | ●転居の意向を支持<br>●介護体制の再構築 | |
| | 脳梗塞<br>● ADL の変化なし | ●誤嚥<br>●褥瘡<br>●転居先でのケアの継続 | ●患者の移送準備<br>●転居先の介護環境の調整<br>●転居先のケアマネジャーへの引き継ぎ | ●退院と同時に転居 |

#### （2）誤嚥への対応

患者がほぼ寝たきりの状態になった 1 年前から，嚥下機能の低下が著明になった。患者が誤嚥することなく，口から十分な栄養が摂取できるように，嚥下機能の評価や誤嚥を起こさない食事摂取に向けた支援を中心に行った。

患者がトロミ剤を嫌い使用を中止することや，妻の判断で吸引を中止することがあった。その際には G さんと妻に必要性を理解してもらい，在宅ケア関係者とも情報を共有して誤嚥を起こさないケアが継続できることを優先した。在宅療養を継続していくうえで，改善が必要な課題はいくつかあったが，誤嚥を起こさない経口摂取を最優先の課題ととらえ，リハビリテーションスタッフや栄養士，摂食・嚥下障害看護認定看護師，ケアマネジャーなど多職種と協働で解決にあたったことが有効であった。

#### （3）介護体制の構築

妻の病気が明らかになってからは，妻が G さんを介護できなくなる状態が予測された。妻の体調不良時には子どもたちが対応できるように準備するため，G さん，妻，子どもたち，病院スタッフ，ケアマネジャーや地域の福祉担当者と共に考え，準備を進めることが支援の中心となった。その結果，今後も介護が安定して継続できる環境が準備できた。

### 5）在宅サービスの状況

8 年前の脳梗塞発症後は，介護保険サービスを利用し，デイサービスを週 1 回利用し，ベッド，除圧マット，L 字柵，車椅子，オーバーテーブルをレンタルし，杖とポータブルトイレを購入して退院した。7 年前の大腿骨頸部骨折での退院時も同様のサービスに加え，シャワーチェアを購入して退院となった。

要介護 4 のときには，通所リハビリテーションを週 1 回追加し，在宅療養での ADL の低下予防を計画した。要介護 5 になってからは，妻の介護負担の軽減のためにデイサービスが週 2 回へ変更された。その後は経済的な理由もあり，介護保険サービスは増加なく経過している。

1 年前の脳幹梗塞での退院後に，訪問看護と訪問リハビリテーションが導入された。入退院を繰り返し，ADL が低下しても妻が中心になって介護する姿勢は変わらず，同じ身体状態の患者と比べてもサービス利用は少ない。

### 6）その後（評価）

G さんは，転居後に体調を崩すことなく自宅での生活を継続できている。バリアフリーの住宅で妻の介護も楽になり，今後は体調をみながらデイサービスの利用を検討している。

妻は自分の治療を継続しながら，G さんの介護も続けている。妻の体力が低下したため，車椅子への移動用のリフトを導入し，G さんと共に朝夕の散歩を楽しんでいる。妻は予後を宣告され落胆していたが，子どもたちが 3 日に 1 回は訪問し，週末には泊まるので夫婦共に元気が出ると話している。

妻の介護負担の軽減などの課題については，転居先のケアマネジャーへ伝達できていることを確認した。

# 入退院を繰り返しても，孫の成長を楽しみに自宅での生活を希望する患者・家族への入退院支援

## 1）本人の状況

- Hさん，70歳代，男性。5年前から前脊髄動脈症候群*1の後遺症のため，両側対麻痺と膀胱直腸障害がある。胸部大動脈解離，くも膜下出血，高血圧，2型糖尿病，慢性閉塞性肺疾患の既往がある。要介護5，身体障害者手帳2級を取得。
- 食事は，セッティングをすれば自立。排泄は，膀胱留置カテーテルを挿入しているが，尿道裂孔をきたしており膀胱瘻の造設を検討している。排便は，定期的に摘便を施行。清潔ケアは全介助。移動は車椅子を利用するが，移乗動作は全介助のため，自宅にリフトを導入。
- 受傷後から抑うつ傾向や暴言，暴力があり，精神科への通院や入院歴がある。
- 糖尿病の血糖コントロールや褥瘡治療，蜂窩織炎，尿路感染や腎盂腎炎により，4年前に3回，3年前に4回，2年前に5回入院している。1年前に2回入院し，退院調整看護師の支援が始まる。本年は3週間と2か月程度の2回入院している。
- 入院中は，家族や病棟看護師に早く家に帰りたいと怒ることがあった。
- 妻と2人暮らしをしていたが，娘夫婦が同居することになった。Hさんは孫と一緒に過ごす時間を楽しみにしており，体調不良を感じても入院を拒否し，自宅で過ごしたいと話している。介護保険を利用し，訪問看護を週3回，デイサービスを週1回，福祉用具のレンタルを利用している。

## 2）家族の状況

- 妻：60歳代。日中は仕事に出かけている。
- 娘：40歳代。孫（4歳）の世話をしながらHさんを介護している。周囲から施設への入所を勧められたが，妻と娘はHさんの意向を大切にして，なるべく自宅で過ごさせてあげたいと自宅療養を希望している。
- 娘の夫：30歳代。

## 3）支援内容

退院調整看護師がかかわるようになった4回の入退院支援について紹介する。

### （1）1回目の入院：膀胱留置カテーテル閉塞による急性腎盂腎炎で急性期一般病棟へ入院

- 情報収集と共有（スクリーニング，カンファレンス）

入院の際には，退院調整の必要性についてスクリーニングを実施し，入院翌日に病棟看護師と退院調整看護師でカンファレンスを開催した。身体状況の確認と入院前の生活状況の把握，Hさんと家族の希望する退院先について情報を共有し，看護方針として症状観察

*1：前脊髄動脈症候群：前脊髄動脈の支配領域である脊髄の前方2/3が，血栓や塞栓，血管炎などで障害され生じる症候群。対麻痺や四肢麻痺，解離性感覚障害，膀胱直腸障害，筋萎縮などを呈する。

と陰嚢部の皮膚潰瘍の処置を設定した。また，Hさんは自宅での生活を望んでいるため，退院調整部門で介護サービスの調整が必要であることを確認した。

●尿漏れ対策と膀胱瘻造設についての検討

腎盂腎炎の治療を継続しながら，泌尿器科で尿道裂傷と陰嚢部の皮膚潰瘍の治療，カテーテル脇からの尿漏れの対策と膀胱瘻の造設について検討した。

家族は膀胱瘻の造設を希望したが，入院前に利用していた訪問看護では膀胱留置カテーテルの交換ができず，3週間ごとに通院の必要が生じること，トラブルの際には訪問看護では対応が難しく当院や他院の泌尿器科へ受診の必要性があること，造設の際には他院への受診が必要になることを確認後，患者を交えて検討し，造設は取りやめた。膀胱留置カテーテルの変更により，尿漏れの対策を行うこととなった。

その後，地域包括ケア病棟へ転棟し，陰嚢部の皮膚のびらんと潰瘍の改善に向けてケアを継続した。

●情報収集と共有（2度目のスクリーニング，カンファレンス）

転棟当日，退院調整の必要性について再度スクリーニングを実施し，翌日カンファレンスを開催した。急性期一般病棟から継続をするケアや，Hさんと家族が自宅での生活を希望し膀胱瘻は造設しない意向であることについて情報を共有した。

転棟から2週間後，病棟看護師が退院支援のためのカンファレンスを開催し，早期に自宅へ戻りたい意向の確認や家族への退院指導の内容を検討した。

●退院前カンファレンスの開催

入院から1か月間ケアを継続し，皮膚の状態の改善がみられた。在宅療養に向けて，カンファレンスを開催した。

**【退院前カンファレンスの参加者】**

●妻，娘
●病院スタッフ：病棟看護師，退院調整看護師
●在宅ケア関係者：ケアマネジャー，訪問看護師，デイサービス職員

入院中の病状経過や処置方法，家族の心配事などについて情報を共有し，退院後の介護サービスの利用について検討した。

●退院後の支援

家族へ処置などの指導を確認し，入院から1か月後に退院した。

退院後は，受診時の観察の注意点などを病棟看護師から外来看護師へと引き継いだ。

**（2）2回目の入院：退院から3か月後，自宅で血痰を喀出し救急搬送され経過観察のための入院**

●情報収集と共有（スクリーニング，カンファレンス）

前回の入院時と同様に退院調整の必要性についてスクリーニングを実施し，病棟看護師と退院調整部門でカンファレンスを開催した。入院時のHさんからの情報収集では，訪

問看護師による排尿管理と清潔ケアについて確認し，家族の処置の実施状況についても聞き取った。入院時に下肢に新たな皮膚損傷があることがわかり，在宅での処置について訪問看護師へ確認した。

血痰は慢性閉塞性肺疾患と感染によるものと診断され，治療により順調に回復した。新たな下肢の皮膚損傷は褥瘡と診断され，皮膚科での診療や理学療法士とポジショニングを検討した。

●下肢の褥瘡の処置

入院から10日ほどで地域包括ケア病棟へ転棟し，下肢の褥瘡への処置が継続された。前回と同様に，転棟当日には退院調整の必要性についてスクリーニングを行い，翌日には病棟内で情報を共有し，新たな褥瘡を発生させないよう処置やポジショニングを確認した。

●退院支援カンファレンスの開催

転棟から10日ほどで退院支援カンファレンスを開催し，早く家に帰りたいというHさんの意向を確認した。入院から1か月経過し，褥瘡も治癒してきた頃，Hさんから退院希望の訴えがあり，主治医や家族と検討した結果，在宅療養の介護保険サービスがすぐに調整できないことや，住宅の改修中であったため早期の退院は見合わせとなった。その後住宅の改修が終了し，家族からも退院の希望があり，予定を早めて退院となった。

前回の退院と同様に，医療処置の継続について訪問看護師やケアマネジャーとの退院前カンファレンスの開催を検討したが，予定が合わず，それぞれに病室で身体状況の情報共有とスキンケア，ポジショニングなどの見学を行い自宅へ退院となった。

**（3）3回目の入院：両大腿部の蜂窩織炎による入院**

訪問看護ステーションから，大腿部の発赤と腫脹，発熱で受診の依頼があり，救急外来で診察の結果，両大腿部の蜂窩織炎で入院となった。救急外来で継続している陰嚢部の処置や状態について情報収集し，入院病棟へ引き継いだ。

それまでの入院と同様に，入院当日に退院調整の必要性についてスクリーニングを実施し，翌日に情報共有のためのカンファレンスを開催した。

1週間ほどの点滴治療で症状は改善したが，家族の介護疲労の改善を考慮し，4週間地域包括ケア病棟へ転棟となった。前回までと同様に，退院調整スクリーニング，情報共有カンファレンスを開催した。しかし，転棟して3日後にHさんから退院の希望があり，家族と主治医，ケアマネジャーと相談し入院から3週間での退院となった。このときも退院前カンファレンスは開催せず，看護サマリーでの情報提供で退院となった。

**（4）4回目の入院：尿路感染と蜂窩織炎による入院**

退院から3か月後，ショートステイで発熱し，自宅へ戻っても高熱が続き救急搬送された。救急外来での精査で尿路感染と蜂窩織炎と診断され，入院となった。これまでと同様，入院当日に退院調整の必要性についてスクリーニングを実施し，翌日に情報共有のためのカンファレンスを開催した。

●殿部と下肢の褥瘡の処置

殿部と下肢に褥瘡が形成されており，これらの処置と清潔ケアを中心に実施した。このときも1週間の点滴治療で身体症状は改善したが，家族が入院の継続を希望し，褥瘡処置の継続のために地域包括ケア病棟へ転棟となった。

転棟日に退院調整の必要性についてのスクリーニングを行い，翌日と10日後にカンファレンスを開催して，退院後の意向の確認や家族への指導について検討した。家族に疲労が感じられたため，早期退院にならないよう配慮しながらケアを継続した。

●退院前カンファレンスの開催

**【退院前カンファレンスの参加者】**

●妻，娘
●病院スタッフ：病棟看護師，退院調整看護師
●在宅ケア関係者：ケアマネジャー，訪問看護師，デイサービス職員，福祉用具業者

退院前カンファレンスでは，訪問看護とデイサービスの利用回数など，家族の負担軽減と受診病院の変更について検討した。

●退院後の支援

膀胱留置カテーテルが裂孔によってスムーズに交換できないことがあり，緊急時には当院の泌尿器科のフォローが受けられるよう調整し，退院となった。

退院後は，病棟看護師から外来看護師へ引き継ぎのためのカンファレンスを開催し，当院の外来受診でフォローできるよう調整し，受診する各診療科への協力を依頼した。

## 4）支援のポイント

Hさんは介護状態になってからの経過が長く，今後も入退院を繰り返すことが予測される。Hさんが望むように，自宅で孫と過ごす時間を少しでも長くもてるようにするにはどうしたらよいのかを考え支援した。

### （1）介護者の負担への配慮

急性期一般病棟の看護師は，膀胱瘻の造設を検討した際に，膀胱瘻を造設しても現在の生活の継続が可能かを在宅ケア関係者と相談し，介護負担が増えない選択を後押ししている。また，3回目の入院の際には，Hさんの希望で予定よりも早期に退院したが，4回目の入院の際に，地域包括ケア病棟の看護師は，家族の疲労回復が十分でなかった様子を感じ取り，Hさんを説得し，家族の体制が整うまで入院を継続させている。Hさんの意向には沿えなかったが，家族の受け入れ状況が整うことを優先した。長期にわたって身体状況が不安定な患者の在宅介護を行う場合，介護者の負担を増やさないように，自宅での生活が安定して送れる期間を確保すること，そのためには入院期間を多少延長させても十分な準備期間がとれるような調整が必要であることを実感した。

### （2）外来看護師と病棟看護師の情報共有

入退院を繰り返す患者に対して，院内の在宅療養支援のしくみとしては，外来看護師と病棟看護師との情報共有が有効であった。通院や入退院を繰り返す間に，外来看護師と病棟看護師が患者の身体的な特徴やリスクについて情報を共有しており，外来受診時に身体

の観察ができ，家族や訪問看護師，ケアマネジャーから情報を収集することができた。そのため，入院後すぐにケアに取り組むことができた。患者の状態や家族の状況は変化していくものであることを踏まえ，そのときの課題や身体的なリスクを共有しておくことが大切である。

## 5）在宅サービスの状況

- 訪問看護（週３回）
- デイサービス（週１回），ショートステイ
- 福祉用具貸与：電動ベッド，体圧分散マット，ベッド柵，車椅子，車椅子用体圧分散マット，移動用リフト
- 通院には福祉車両を利用して，家族と共に通院している。
- 訪問看護ステーションからは定期的に文書で報告を受け，受診の際の観察に情報を役立てている。

## 6）その後（評価）

Ｈさんは麻痺のある下肢や殿部の褥瘡，陰部の皮膚潰瘍を繰り返しているが，訪問看護師が主治医と相談して対応し，入院には至っていない。

Ｈさんは孫と過ごす時間が楽しみで，ほかの家族もその気持ちをよく理解し，在宅サービスを活用しＨさんの思いを大切にしながら支援している。今後は，孫が成長し就学などに伴ってＨさんと過ごす時間が減少していくことが予測される。多くの介護を必要とするＨさんが，孫と過ごせる貴重な時期を逃すことなく，安定した在宅生活が送れるよう支援を続けていきたい。

文献

1）山崎摩耶（2012）．患者とともに創める退院調整ガイドブック．第３版，中央法規出版．
2）宇都宮宏子，長江弘子，他（編）（2012）．退院支援・退院調整ステップアップＱ＆Ａ―実践者からの知恵とコツ．日本看護協会出版会．

# 5 独居の人への入退院支援

## 入退院支援の特徴

65歳以上の独居の人は男女共に増加傾向にあり，2015年には男性約192万人，女性約400万人，65歳以上人口に占める割合は男性13.3%，女性21.1%となっている[1)]。入院した独居の人の退院後の生活をすべて確認することは難しいが，90歳以上の大腿骨近位部骨折患者で手術を受けた患者111例に対する調査[2)]では，対象患者のうち入院前は13%が独居だったが退院後は3%に減少しており，手術を行っても退院後に入院前の住み慣れた環境で暮らし続けることが難しい現状がうかがえる。そうした現状を踏まえ，独居の患者に対して，医療的な側面だけでなく暮らしにも目を向けた入退院支援のポイントを紹介する。

### 1）患者の力と周囲の人との関係の把握

看護師は，疾病や障がいによって変化した患者の身体機能やADLだけでなく，患者の意向や希望を把握することも必要である。身体機能やADLについては，何ができて何ができないのか，どのようなときにどのようなリスクがあるのかを正しく把握する。

また，患者を取り巻く人との関係では，特に，キーパーソンとなる家族について，入院時に続柄や連絡先などとともに，入院前の関係性や患者への思いについて可能な限り情報収集する。さらに，その他の家族との関係やお互いへの思いも聴いていく。利用していた在宅サービスがあれば，患者および担当者からその内容，生活の様子などを聞き，ふだんから交流のある近所の人や友人などについても情報収集する。様々な人との関係性が患者のもつ力であることを理解し，こうした情報から患者の入院前の生活を総合的にとらえ，退院後の生活に生かしていく。

### 2）患者・家族の相談相手としての役割

入院中の患者の療養生活の思いを，入院中および退院後に聴き取った調査[3)]では，「退院後の生活の心配事を相談したい」「入院中に看護師や他患者とかかわりたい」などの声が寄せられ，入院中に退院後の生活について相談することや，看護師がかかわることを求めていることがわかった。看護師は患者の最も身近にいる医療専門職であり，患者が聞きたいことは何でも尋ねていると思いがちである。しかし，患者は多忙な看護師に遠慮して，退院後の買い物はどうすればいいのか，排泄に失敗したらどうしたらいいのか，衛生材料はどこで手に入れるのか，金額が高いのではないかなど，退院後の生活で心配に思うことを誰に聞けばよいのかわからず不安を募らせている。そこで，看護師側がケアや処置のなかで意図的に時間をとり，話を聴く姿勢をもってかかわる。

特に独居の患者は，病状や予後を含めて相談できる家族が身近にいないため，「体調が悪くても自分で考えるしかないつらさ」を抱えていることが，独居で自宅退院した終末期がん患者らへの聴き取り調査[4]で確認されている。患者の病状をよく知る看護師が，患者を孤立させることなく，疾患や障害を抱える患者の相談役となれることを示すことが重要である。

独居の患者でも，家族に対して支援が必要な場合がある。患者がこれまで独居で暮らしてきた過程には，患者と家族それぞれの考えと歴史がある。患者に疾患や障がいが生じたことで，家族がこれまでの生活を犠牲にして同居を選択することや，施設への入居を推し進めることは，患者と家族の両者にとって“その人らしい”生き方にはならない。家族がそのような選択をする前に，家族が患者をどう考えているのか，何を大切にしていきたいのかなどを聴き，無理のない，そして悔いのない選択ができるよう，家族の相談役となることも心にとめておく。

### 3）在宅療養を支えるチームの話し合い

患者のこれまでの生活と疾病や障がいをもった今後の生活を把握したうえで，患者の力を最大限に生かし，生活を支える方法を，患者にかかわるすべての人がチームとなり検討していく。患者の在宅生活を支えるチームは，患者自身と家族，病院の医師や看護師など多職種，かかりつけ医，訪問看護師，在宅ケア関係者だけでなく，場合によっては友人や近所の人も含まれる。

疾患の管理や医療処置，生活のなかでの心配事やできないことをチームで話し合い，患者の“その人らしく生きる”を支える生活を目指して，チームで考えていくことが大切である。

## 「死んでもいいから自宅へ帰りたい」と希望する独居のCOPD患者への入退院支援（訪問看護師の立場から）

### 1）本人の状況

- Iさん，70歳代，男性。妻と死別し一人暮らしをしている。脳梗塞の後遺症で左不全麻痺がある。10年前に慢性閉塞性肺疾患（COPD）と診断され，近医に通院している。在宅酸素療法を導入したが，入退院を繰り返していた。

- 4年前にCOPDの急性増悪により入院。退院を機に訪問診療を月2回，訪問看護を月2回開始した。訪問看護（介護保険，30分）では主に病状観察をしていた。徐々に痰が多くなり吸引回数が増えたため自己吸引を指導し，管理できるようなった。杖歩行が可能。
- 本年，呼吸器感染症で自宅で抗菌薬を内服するが改善せず，総合病院へ入院した。入院時，肺炎と脱水を認め，抗菌薬治療を開始し，徐々に改善した。退院にあたり酸素吸入は中止となるが，頻回の痰吸引と定期的な水分摂取が必要であった。
- 入院中は，食事は経口摂取可能であるが，水分はむせるためとろみが必要で，義歯が合わず咀嚼が困難である。入院時の体重は41kg。尿意と便意はあり，おむつ内に排泄している。清潔は要介助。起居動作はかろうじて可能。端座位の保持は可能で，車椅子移乗は見守りが必要。
- ADLの低下がみられたため，病院からは療養型病院などへの転院が提案された。Iさんは見舞いにきた訪問看護師へ「今まで吸引を自分でやっていたが，病院は信じてくれない。自宅で死んでもいいから帰りたい」と訴えた。

## 2）家族の状況

- 子ども：成人した子どもがいるが，絶縁状態。亡くなった妻の話はするが，子どもについては語らず，詳細は不明である。

## 3）支援内容

### （1）入院時の面談

入院中，訪問看護師が面談し，病状を確認した。Iさんは自宅への退院を強く希望した。Iさんは，今まで自宅で行っていた自己吸引や，多職種による生活支援の状況を病院主治医や病棟看護師，医療ソーシャルワーカー（MSW）に話したが，ADLが低下したため，転院を勧められていた。

訪問看護師から病院のMSWへ連絡し，自宅での生活状況を説明し，本人の意向と退院に向けてのカンファレンス開催の希望を伝えた。

### （2）カンファレンスの開催

**【カンファレンス参加者】**

- 病院スタッフ：主治医，病棟看護師，リハビリテーションスタッフ
- 在宅ケア関係者：かかりつけ医，訪問看護師，ケアマネジャー，訪問介護事業者，福祉用具事業者，デイサービス職員

カンファレンスでは，病院主治医から，Iさんが容易に生命の危機に陥る重篤な病状であることが説明された。しかし，訪問看護師が，Iさんが日頃「自宅で死んでもいい。短い命であっても悔いはない」と話していることを伝え，「それだけの覚悟があるならば」

と主治医も了解し，在宅療養への移行を支援することとなった。

**（3）課題の整理**

カンファレンスにおける協議内容（自宅で生活するうえでの課題）は以下の５点である。

**①リハビリテーション**

ベッドからポータブルトイレへ移乗するためのリハビリテーションが必要である。

**②自宅環境の整備**

ベッドを中心とした生活となるため，自宅環境を整備する。

**③自己吸引の指導**

痰の喀出が困難なとき，確実に自己吸引をするための指導が必要である。

**④食生活の見直し**

嚥下力の低下による誤嚥の可能性があるため，食生活を見直す。

**⑤多職種間の連携・協働体制の構築**

**（4）課題への取り組み**

**①リハビリテーション**

病院側の支援として，入院中にベッドサイドにあるポータブルトイレへ移乗し排泄できるようになるためのリハビリテーションを実施した。

**②自宅環境の整備**

在宅側の支援として，自己吸引できる環境を整備するなど，入院中から自宅を訪問し環境を整えた。ケアマネジャー，福祉用具事業者，訪問看護師で自宅を訪問し，ベッド，エアマット，ポータブルトイレ，吸引機，酸素濃縮器などを配置した。

自己吸引については，上肢に可動域制限があったため，寝たままでもチューブが届くように，退院後に本人と試行錯誤しながら位置を決め，ベッドサイドにチューブを設置した。

ベッドでの生活が中心となるため，ベッド上でテレビが観られるように配置を換え，ベッド周囲に生活用品を収納するケースを取り付けた。

ベッドは，端座位が可能であることとリハビリテーションを考慮して，端座位対応マットとした。

鍵を自身で開閉することが困難になったため，サービス担当者がいつでも自宅に入ることができるように鍵の保管について本人と相談し，玄関外に鍵保管ボックスを設置し関係者で暗証番号を共有した。本人が常に連絡できるように，携帯電話を準備した。

**③自己吸引の指導**

退院直後は，自己吸引を１日２回必ず行うこととし，午前は訪問介護員（ヘルパー）に声をかけてもらい，夕方は訪問看護師の見守りにより自己吸引を行うことで，夜間の息苦しさを緩和することとした。

**④食生活の見直し**

食生活の調整については，在宅管理栄養士が，Ｉさんの嚥下状態の情報を病院から引き継ぐことから始めた。退院直後に，自宅で嚥下状態を確認し，低栄養と脱水に配慮した食事内容をＩさんに提案し，ヘルパーなど在宅ケア関係者で共有した。Ｉさんの意向に沿った食事内容を提案したため，受け入れ良好で継続性のあるものとなった。

買い物と食事の準備を担当するヘルパーには，具体的な依頼をノートに記入して情報を提供した。また，同じパンばかり食べていたＩさんに対して，在宅管理栄養士がスーパーに出向き，Ｉさんが食べられそうなパンなどの食材を写真に撮り，「買い物カタログ」を作成した。Ｉさんがそのなかから選択してヘルパーに買い物を依頼できるよう配慮した。

その他，退院時期が夏季であったため，クーラーボックスをベッドサイドに置き，栄養補助食品などをいつでも自分で取り出せるよう準備した。保冷剤の交換は，１日の最後に入るサービス担当者で行うこととした。

その結果，低栄養と脱水は改善し，退院後１か月で体重は 2kg 増加した。

**⑤多職種間の連携・協働体制の構築**

様々なサービス担当者が在宅生活を支えるため，退院早期から自宅で担当者会議を開催した。それぞれの役割分担を明確にするとともに，ケアノート，電話，ファックスを利用し，ケアマネジャーを中心とした体制を整えた。

担当者会議では，Ｉさんが「自宅で最期までいられることができるようになりました。みなさんに感謝しています」と語り，それぞれの担当者がＩさんの思いをかなえたいと改めて感じる場となった。退院早期から多職種間の連携体制を整えたことにより，Ｉさんは「自分で痰が出せるようになった」「困ったときは夜でも来てもらえて心強い。安心して眠れる」と話した。

Ｉさんの病状から急変もあり得るため，デイサービス時の急変や自宅での看取りについても話し合い，Ｉさんの意向を踏まえ，急変時にはまず在宅医へ連絡することを確認した。

**（5）病棟看護師による退院後訪問**

退院前カンファレンスで，病院側の MSW と病棟看護師に，自宅への訪問を提案した。退院後，担当した MSW と病棟看護師が自宅を訪ね，自宅での暮らしぶりをみて，「本人の意思とそれを支える人たちがいれば，吸引が必要な人でも一人で暮すことができるんですね。病院にいるときより，いきいきしていますね」と話し，Ｉさんの自宅での暮らしぶりと活気に満ちた様子に驚いていた。

## 4）支援のポイント

**（1）Ｉさんの力を生かす環境づくり**

Ｉさんは入院前から痰が多く，訪問看護師が自己吸引を指導し，セルフケアできていた。入院中は，Ｉさんが病棟看護師に自己吸引できることを話したが，病院側としては自己吸引を許可できず，病棟看護師により行われていた。しかし，退院前カンファレンスで訪問看護師から説明し，実際にその場で吸引してもらい，主治医や病棟看護師の理解を得ることができた。退院後は，自己吸引のためにベッド周辺の環境を整えた。

Ｉさんは左上肢に不全麻痺があったため，ベッドの右側に吸引器を設置した。その横に吸引チューブ内の痰を流すための水が入ったペットボトルを３本置き，Ｉさんが吸引するたびにペットボトル内にチューブを入れて水を通すようにした。ペットボトル内の水はヘルパーや訪問看護師が洗浄・交換した。Ｉさんがもっている力を最大限に生かせるよう環境を整備し，サービス担当者の役割を決めてサポートした。

自宅の環境が整い，Iさんのセルフケア能力を高めることができた。

**（2）入院中に意思を確認，本人の意思をチームで支える**

Iさんは入院前から訪問看護師に，「自分は自宅で最期を迎えたい。病院や施設では死にたくない」と話していた。入院中の面会で意思を確認したところ，「自宅へ戻りたい。またみんなの世話になりたい」と話し，意思が変わることはなかった。

訪問看護師としてかかわってきた年月のなかで，何度となくIさんの意思を確認してきたことでIさんの意向を把握していたが，ADLの状態から，病院側関係者は，一人で生活できるのか懐疑的であった。退院前カンファレンスを開催し，Iさんの強い意思を確認し，リスクマネジメントを含めて生活全体を多職種で話し合い，Iさんと支援者間で合意を形成することができた。

## 5）在宅サービスの状況

Iさんは要介護4で，すでに介護保険によるサービスを受けていたため，退院に向けてIさんとケアマネジャーと共に介護保険を中心としたサービスを見直した。

退院後早期から担当者会議を開催し，電話やファックスを利用し各サービス担当者との連絡を密に取り合い協働した（表5-1）。

- 訪問看護（週7回）：呼吸リハビリテーションとADL向上のリハビリテーションを重視

**表5-1 それぞれの職種の役割内容（一部抜粋）**

| | |
|---|---|
| 訪問看護で実施すること | ●吸入（1回/日）<br>●貼付剤の交換<br>●口腔ケア（吸入後の含嗽）・嚥下訓練<br>●自己吸引見守り（必要時，吸引）<br>●排尿介助<br>●デイサービスの準備<br>●携帯電話の充電 |
| ヘルパーに毎回お願いしたいこと | 朝<br>●朝の内服薬をコップへ準備<br>●食事の準備，介助<br>●とろみをつけたお茶の準備<br>●水分摂取の促し<br>●吸引のスイッチ入れ，声かけ<br>●吸引終了後スイッチ切，水補充，廃液<br>●おむつ交換<br>夕<br>●食事量の確認<br>●夕の内服薬をコップへ準備<br>●おむつ交換<br>●デイサービスから帰ってきた日のとろみをつけたお茶の準備<br>●クーラーボックスの氷の入れ替え（2本）<br>●食事・水分量のチェック（とろみをつけたお茶） |
| デイサービスでお願いしたいこと | ●吸引<br>●口腔ケア<br>●内服<br>●体重測定（1回/週）<br>●経腸栄養剤（エンシュア®）1缶摂取の促し<br>●食事・水分量のチェック<br>●入浴（収縮期血圧180mmHg以上，80mmHg以下，熱38℃以上中止）・着替え<br>●酸素機器の管理（持参する酸素ボンベの点検） |

し，2 か所のステーションを利用。ケアの統一を図るため紙面で情報を共有。

- 訪問介護（週 5 回）
- デイサービス（週 2 回）
- 訪問診療（月 2 回）
- 訪問栄養食事指導（月 2 回）
- 訪問薬剤指導（月 2 回）
- 音楽療法（月 2 回）
- 配食サービス（週 6 回）
- 医療機器取り扱い業者（酸素業者）
- 福祉用具貸与

### 6）その後（評価）

訪問看護師が退院直後に複数回訪問し，一人暮らしの不安の軽減に努めた。訪問のたびに，「いつもありがとう」「訪問看護師さんがいてくれると安心。夜も眠れるようになった」と感謝の言葉と笑顔がみられるようになった。各サービス担当者も，ケアマネジャーを中心に連絡や相談することで協働できた。I さんは体調が良いときには買い物に行くなど充実した生活を送ることができた。

「死んでもいいから自宅に帰りたい」という I さんの思いをかなえるため，ケアマネジャーと訪問看護師が主導し，退院前の段階から早期に介入した。多職種と連携し介護サービスの確立と自立支援に努めた結果，一人暮らしの I さんの退院後の生活再建は徐々に安定した。これは在宅移行支援が有効に機能したためと考える。

また，病院スタッフから，退院後の訪問により在宅療養の様子を知ったことで，自身の意識改革につながり，この病院での退院支援のための委員会活動の一助となった。

数年後，I さんは自宅で亡くなったが，警察での検死となってしまった。新しく支援に加わった配食サービスの業者が亡くなっている I さんを発見し，業者に急変時の対応が伝わっていなかったため警察が介入することになったのだ。最後のケアとして，警察職員の許可をいただき，検死台の上でエンゼルケアをした。

新規の支援者が加わるごとに，情報の共有・連携を忘れてはならないと肝に銘じる機会となった。ただ振り返って考えてみればこの最期も，破天荒だった I さんの人生らしいとさえ思える。長く訪問看護をさせていただき，まさに「人生に寄り添う」ということを経験させてくれた方であった。

## 難しい状況の独居患者の希望をかなえ，頑なな家族の気持ちに寄り添った入退院支援

### 1）本人の状況

- J さん，90 歳代，女性。一人暮らし。認知症。介護保険で訪問介護とデイサービスを

利用していたが，最近は自宅で寝て過ごすことが多い。

- 8年前，引っ越しをきっかけに物忘れがみられるようになった。アルツハイマー型認知症と診断されるが，投薬治療は年齢的な理由から行わなかった。診断後，Jさんは「一人暮らしが楽だから」と介護保険のサービスを利用し独居を続けていた。
- 3年前，仙骨部の褥瘡で入院した。褥瘡は治療にて改善し，介助とつかまり歩行でトイレまで行ける状態になり自宅退院した。退院時に訪問看護を導入し，近医に1か月に一度通院することになった。体調管理と廃用予防の目的でサービス利用しながら，独居を続けていた。Jさんは「一人が楽。友達が来てくれるのも楽しみにしている。このまま一人で死んでいてもかまわない」と話している。
- 2年前，誤嚥性肺炎で入院。
- 本年に入り，発熱し呼吸状態が悪く救急外来を受診し，誤嚥性肺炎の診断にて緊急入院となる。食事摂取量が増えず，嚥下評価では機能低下が認められ固形物の摂取は困難である。入院中にADLが低下し，ほぼ寝たきりになった。独居生活は困難と医師から言われ，療養型の病院への転院か施設入所を勧められるが，Jさんと家族の意向で自宅退院した。その際，要介護5に変更となった。

## 2）家族の状況

- 長男：50代後半。他県在住。何かあればJさん宅に来ることがある。
- 次男：50代半ば。キーパーソン。Jさん宅から1時間30分ほどの場所に居住している。

## 3）支援内容

### （1）状態の把握

Jさんは寝たきりで，発語もなく，うなずくことや笑顔を見せることはあるが，意思表示ははっきりしない。経口摂取を試みるが，自宅で飲んでいた栄養剤なども一口ほどしか摂取できない。痰の量が多く吸引が必要で，点滴を24時間実施している。

褥瘡は治癒しており，新たに発症はしていない。

炎症所見は抗菌薬で改善がみられるが，アルブミン2.2g/dLと低値であり，栄養状態の改善は認められない。

### （2）家族の情報収集

Jさんは，2年前の誤嚥性肺炎による入退院後も自宅で過ごしており，栄養剤の摂取で生活してきたため，息子たちは「また元気になると思います。前も大丈夫でしたから」と話している。今後については，「母の希望をかなえてあげたい」「前も一人暮らしは無理と言われましたが，強引に連れて帰りました。ヘルパーさんがいれば何とかなります」と自宅退院を主張した。息子たちの会社に介護休暇はなく，それぞれの自宅に引き取ることは難しいとのことであった。

### （3）地域関係者からの情報収集

ケアマネジャーに会い，自宅での様子を聞いた。長く通っている訪問介護員（ヘルパー）が献身的に世話をし栄養剤などを飲ませていること，息子は休日にはJさん宅に来るが，生活支援は介護サービスで行っていること，Ｊさんの具合が悪いときに息子と連絡がとれないことがあり，近医や訪問看護師と相談しながら今まで支えてきたことを話した。ケアマネジャーとしては，自宅退院は厳しいと考えている。

訪問介護も，今の状態では責任がとれないので受け入れられない。訪問看護師は，「訪問介護で栄養剤を何とか飲ませていたが，あんな危険なことは私たちにはできません」「息子さんが仕事を辞めるならば，自宅退院してもいいですよ」とのことであった。

**（4）医療関係者による話し合い**

主治医，病棟看護師，栄養師，退院調整看護師，栄養サポートチームで話し合った。その結果，本人と息子の自宅退院への意向は理解するが，今の状態では転院が妥当ではないかとの意見であった。

## 4）支援のポイント

**（1）課題の整理**

**①嚥下機能の低下，栄養状態の悪化**

嚥下状態が悪く，経口摂取が進まず栄養状態が悪化している。口腔内にため込みもあり，痰の吸引が必要である。

**②Ｊさんと家族の希望**

Ｊさんの希望である自宅への退院を次男は強く希望している。医師が現在の状態を何度も説明したが，自宅退院できると考えている。

**③地域の支援体制**

地域関係者の受け入れ体制が整っていない。これまでもＪさんの急変時に息子に連絡がつかず，対応に困ることがあり，独居の継続は難しいとの返答である。

**④家族介護力**

キーパーソンの次男は，朝早くから夜遅い時間までの勤務状態で，介護は週末しか行えない。長男は家庭の事情で介護の時間がとれない。

**（2）課題への取り組み**

**①嚥下機能の低下，栄養状態の悪化**

胃瘻や中心静脈栄養は，Ｊさんも息子たちも希望していないため，嚥下評価をし，嚥下訓練などを実施し，様々な食事形態を試した。覚醒の状態が良いときに摂取を促したが，数口増える程度で，一日分の水分や栄養は確保できない。

痰の量は減少したが，吸引が必要である。口腔ケアの際の水分などもうまく飲み込めない。むせは多くないがため込みがあり，自力での排出は困難である。

栄養状態が悪化しているため，息子たちと話し合い，一時的に胃管を入れ，誤嚥を起こさないか経過をみることになった。自宅で栄養剤の摂取を担っていたヘルパーに病院に来てもらい，経口摂取を一緒に主治医了承のもと行った。栄養剤の注入量を少量ずつ増やしていき，栄養状態を改善していくことになった。

**②Ｊさんと家族の希望**

息子たちがＪさんの病状を受け入れられるよう話し合った。

長男は，Ｊさんの自宅退院は難しいと考えており，次男の負担がさらに増えることを心配していた。また，今まで一生懸命Ｊさんを支えてきたのは次男であるため，次男の思いをかなえることが，Ｊさんの思いをかなえることと考えている。

次男とも何度も話し合いや面談を重ねた結果，病状や現状を理解し胃管を受け入れた。次男もＪさんの状態が改善していないことは理解しているが，「元に戻ります。前もこのような感じでしたが奇跡を起こしました。病院にずっとなんてかわいそうでできません」と一貫して自宅退院を強く希望した。

**③地域の支援体制**

地域関係者とも相談しながら，それぞれのサービス担当者と会い，Ｊさんと家族の意向を踏まえて，解決法を検討した。

これまで食事を介助していたヘルパーにも直接面談し，考えを聞いた。このヘルパーが声をかけると，Ｊさんはうなずき，入院中には見たことがない笑顔で返答した。ヘルパーは，「自分たちが栄養や水分を飲ませないと，Ｊさんが死んでしまうと思い必死だった」「怖かったけれどＪさんのために何とかするしかない」と話した。長くかかわってきているので，Ｊさんの厳しい状態を理解しているが，Ｊさんの希望をかなえたいと思っている。

訪問看護師は，責任をもてないから自分たちではサービス提供は難しいとの返答であった。

ケアマネジャーと相談し，受け入れてくれる事業所の選定も含め相談した。息子たちとも相談し，訪問介護は継続して依頼し，医療体制は，訪問看護事業所を新しく選定し，24時間体制で経管栄養や点滴，看取りも含めて対応できる往診に変更した。

**④家族介護力**

キーパーソンの次男に，退院直後だけ，数日の休みがとれるように会社に相談してもらい，新しい支援体制で対応していくこととした。

長男にも介護方法を指導し，理解を深めてもらった。しばらくは，休日は介護の時間をとってもらうよう依頼した。仕事中は連絡がとれないため，連絡方法を検討している。

**（3）意思決定支援**

次男は，当初はＪさんの現在の状態を受け入れられない様子であったが，繰り返し面談し，次男の考えや気持ちを主治医を含め関係者に伝えるようかかわった。看護師が両者の間に入ることで関係性が改善され，次男も素直に思いを話せるようになった。「医療者の意見を聞かない＝理解のない家族」ではなく，受け止める過程を大切にかかわることで信頼関係を築いていった。

また，Ｊさんの自宅での様子やヘルパーとのかかわりなどを知ることで，Ｊさんがヘルパーに笑顔を見せること，「頑張ってね」と声をかけるとうなずくなど，入院中には見せない表情を知ることができた。

次男の話を聴き，思いに寄り添うことで，次男に変化がみられ，表情も和らいだ。訪問看護師の「息子さんが仕事を辞めるならば，自宅退院してもいいですよ」の発言にとらわれ，病状の理解や方針決定を受け入れられなかったこと，一度決定すると自動的に療養型病院に行くことになると思っていたことなどが語られた。次男の話を丁寧に聴くことで，医療者側もＪさんの希望をかなえるために尽力していることに気がつくことができた。

**（4）退院前合同カンファレンスの開催**

現状では経口摂取が難しいことから，経鼻胃管を挿入したまま自宅退院を目指すこととなった。再度意向を確認したが，息子は「何とか皆さんの力を借りて母の望みをかなえてあげたいです。わがままを言ってすみません。自分たちもできることはしていきます。そのまま自宅で亡くなったとしても本望です」と話した。

**【退院前カンファレンス参加者】**

- 家族：長男，次男
- 病院スタッフ：主治医，病棟看護師，退院調整看護師
- 在宅ケア関係者：往診医，訪問看護師，ケアマネジャー，ヘルパー

自宅でのサービス内容や，独居は変わらないことから，１日のスケジュール，胃管からの栄養摂取の時間帯や回数，量などについて協議した。また，訪問看護師の１日の訪問回数，休日の息子たちの介護，吸引や口腔ケア，胃管交換の指導，自宅での看取り，24時間の緊急時の対応などについても話し合った。

「以前からのヘルパーさんに母をみてもらいたい」との希望から，訪問介護事業所もカンファレンスに参加した。ヘルパーは「今まで必死で頑張ってきましたが，窒息や誤嚥が怖かった。今日話し合いができて本当によかったです」と話し，方向性を統一することができた。

話し合いの最後に息子たちは「こんなに母や自分たちのことを考えて話し合ってくれて，悔いはありません」と泣いていた。

カンファレンスの後で，病棟看護師と協力して，吸引や口腔ケアの指導を実施した。栄養剤の注入方法については，息子が時間をとることが難しいため，絵や写真，パンフレット，動画を利用して指導した。

**（5）退院時同行訪問の実施**

退院日に，自宅への同行訪問を実施した。Ｊさんは介護タクシーのなかでは眠っていたが，自宅に帰ると家の中をぐるっと見渡し，うなずきながら息子に笑顔を見せた。息子もその笑顔をみて「間違っていなかったですね」と喜んでいた。

自宅にて，栄養注入や口腔ケア，吸引を一緒に実施した。体位変換や着替え，おむつ交換なども一緒に行い，自宅でのケアを一つずつ確認した。その後サービス担当者も集まり，担当者会議を開催し，情報を共有しながらサービス開始となった。

## 5）在宅サービスの状況

- 訪問看護：訪問看護ステーションが 24 時間対応。
- 往診：週１回。

## 6）その後（評価）

退院後も継続してケアマネジャー，訪問看護師などと連絡をとりあった。Jさんは，胃管からの栄養摂取は続けているが，ヘルパーの介助で好きな飲物を経口摂取できるようになった。体調の急変などを起こすこともなく，訪問すると笑顔で迎えてくれるようになり，今まで利用していたデイサービスに復帰しようと考えているとのことであった。再入院することなく，いろいろな人の力を借りて自宅で一人暮らしを継続している。

**文献**

1）内閣府（2019）．令和元年版高齢社会白書．
< https://www8.cao.go.jp/kourei/whitepaper/w-2019/html/zenbun/s1_1_3.html >［2020．March 2］
2）吉田隆司，田中一哉，岡田直也，他（2019）．手術療法を施行した90歳以上の大腿骨近位部骨折患者の転帰に関する調査．京都府立医科大学附属北部医療センター誌，5（1）：37-41．
3）加藤由香里（2020）．患者と家族の思いに沿った退院支援ー患者と家族の療養生活に関する思いの語りから，岐阜県立看護大学紀要，20（1）：29-41．
4）森京子，古川智恵（2019）．独居終末期がん患者が在宅へ療養場所を移行する際に体験した困難．ホスピスと在宅ケア，27（1）：17-22．

# 6 老老介護（認認介護）の人への入退院支援

## 入退院支援の特徴

### 1）老老介護（認認介護）の状況

国民生活基礎調査[1]によると，要介護者がいる世帯の世帯構造では，核家族世帯が37.9％で最も多く，うち夫婦のみの世帯は21.9％である。また，要介護者の年齢は，男性は80～84歳が26.1％，女性は85～89歳が26.2％と最も多い。介護者は，同居の配偶者が25.2％と最も多く，介護者の年齢では60歳以上が約70％を占めている。同居の主な介護者と要介護者の組み合わせを年齢階級別にみると，65歳以上の介護者が65歳以上の要介護者を介護している割合は54.7％，75歳以上の介護者が75歳以上の要介護者を介護している割合は32.2％となっている。このように，高齢者夫婦世帯の介護，老老介護が5割を超え，超老老介護が3割を超える現状がある。

高齢社会白書[2]によると，65歳以上の認知症患者数と有病率の将来推計では，2012年は認知症患者数が462万人と，65歳以上の7人に1人（有病率15.0％）であったが，2025年には約700万人，5人に1人になると見込まれている。認認介護の増加が喫緊の課題であるといえる。

老老介護（認認介護）の影響として，患者が低栄養などの栄養障害を起こす事例や，糖尿病性ケトアシドーシスによる昏睡を起こしても早期発見できない事例[3]などがあげられている。老老介護が5割以上を占めている現状においては，患者と介護者の双方の健康と生活を地域で見守っていける入退院支援が求められている。

### 2）健康状態悪化のリスクへの対応

老老介護（認認介護）にかかわらず，入院に至った健康状態悪化のリスク要因や，入院治療のなかで状態が改善したケア，今後の療養生活における再発や悪化のリスク要因，生活状況の詳細なアセスメントは，退院後に安定した健康状態を維持するうえで欠かせない。特に老老介護（認認介護）が想定される人への支援では，記憶障害などにより患者も介護者も自身による予測や予防が困難なため，リスクに関してより詳細にアセスメントする。

また，老老介護（認認介護）の場合，すでに在宅サービスを利用していることも多い。入院時に利用していた介護サービスを確認する際は，サービス名を情報として収集するにとどめず，訪問看護師やケアマネジャーなど，ふだんかかわっていたサービス担当者から在宅での療養生活の状況やケアの内容，ふだんの体調や生活習慣を聴き取る。それらの情報から入院中は，在宅でのケアを取り入れることで最小限の抑制，もしくは抑制のない治療が行える可能性がある。また，退院後のリスクへの対処法についても，入院中に効果のあった方法を今度は在宅ケア関係者と協働することで，より患者と家族の生活に沿って提供することが可能になる。

### 3）生活全体を想定した支援計画

退院時に新たな医療処置や生活介助が必要な場合，看護師は患者や家族にその指導を行う。しかし，患者も家族介護者も看護師の指導を記憶できない老老介護（認認介護）の場合，同居以外の家族への指導を考えることや，医療処置は訪問看護に，介助は訪問介護にという案も出るだろう。生活のすべてが健康状態に関連するため，健康を保ち“その人らしく”暮らしていくためには，生活全体を視野に入れた支援計画を立てることが大切である。

退院後の支援計画では，患者と家族だけでなく，早期から地域の在宅サービスの担当者と共に検討していく。その際は，病院と同じケア方法を指導するのではなく，生活の一つひとつを取り上げ，患者にとって良い状況をどのように創り出していけるのかについて共に話し合っていくことが大切である。

老老介護（認認介護）であっても，そこには個人の生活の営みがあり歴史があるので，患者と家族が望む暮らしが大前提となる。そのうえで，健康を維持していけるような支援計画とする。そして，ケアマネジャー，訪問看護師，ヘルパー，福祉用具担当者，通所サービスの職員，外来または訪問診療の医療スタッフ，近所の友人，別居する家族など，すべての支援者が，これからの生活と歴史に伴走していくことが重要である。

## 「2人でこのまま自宅で暮らしていきたい」と望む患者・家族を支える在宅支援（訪問看護師の立場から）

### 1）本人の状況

- Lさん，80歳代，男性。認知症初期～中期。妻と2人暮らし。以前は塗装業を営んでいた。趣味は骨董品の収集で，自宅にたくさん飾っている。2階建ての広い自宅で，金銭的に余裕があると思われる。子どもはいない。
- 既往歴に慢性心不全，糖尿病がある。胃腸炎をきっかけに訪問看護が開始となり，6年が経過している。

- 日常生活はほぼ自立し，妻を介護していたが，本人の認知症が徐々に進行。Lさんの訪問看護開始時は初期〜中期へ移行しつつあり，物忘れや困り事が増え，自分の症状を説明することが難しい状態だった。

## 2）家族の状況

- 妻：80歳代。元の職業は看護師。認知症後期で，頻繁に転倒し，暴言・暴力行為が認められ，継続的に介護が必要な状態である。訪問診療，訪問看護，訪問介護，通所サービスを利用している。
- 甥，姪：共に70歳代。ふだんは疎遠であるが連絡はとれる。
- ケアマネジャー：親戚に依頼され，キーパーソンとなっている。サービス計画だけでなく在宅支援チームの連携において中心的役割を担っている。

## 3）支援内容

### （1）認知症の妻への支援

1年半前から妻への訪問看護が週2回で開始されており，緊急訪問の体制もとっていた。訪問看護師は，妻の好きな歌を一緒に歌ったり，昔の思い出話を聞いたりしながら排泄ケアやスキンケアを行い，褥瘡と誤嚥性肺炎の予防と異常の早期発見を目標として体調管理に努めていた。

### （2）Lさんの訪問看護開始時の支援

妻の在宅支援チームがLさんの認知症の進行を察知し，ケアマネジャーと相談し，Lさんの訪問診療と訪問介護の利用を開始した。その半年後，胃腸炎をきっかけに訪問看護が開始となった。

訪問看護開始時，要介護2と認定され，1日2回の訪問介護による生活介護と，週1回の訪問看護での体調管理とした。日常生活はほぼ自立しており，身体介護は必要なかった。時折，Lさんやヘルパーから訪問看護師に，「胸が苦しい」「便が出ない」「お腹が痛い」などの連絡が入り，緊急訪問での状態確認や処置，必要時には医師に往診を依頼するなどして体調管理に努めた。

### （3）入院時の情報共有

開始から半年間で，虫垂炎の疑いや外出中に動けなくなるなど，2回救急搬送されたが，Lさんの希望により入院せず帰宅した。

その後，Lさんは再び虫垂炎の疑いで救急搬送され，保存的治療のため2週間の入院となった。訪問看護師は，入院の翌日に看護サマリーを持参し，抑制衣を着て車椅子に座っているLさんと面会した。病棟看護師に治療状況や様子を聞き，Lさんの自宅療養の希望や妻との生活の様子，支援体制について詳しく説明し，サービスの再開は可能であり早期退院に対応できることを伝えた。

ケアマネジャーとも情報共有し，退院に対応できるよう介護サービスの再開について相談した。Lさんは治療終了日に退院した。訪問看護師は退院日に自宅を訪問し，状態を確認した。ADLの低下はなく，日常生活に戻ることができた。

### （4）担当者会議の開催

その後，認知症が少しずつ進行するなか，ケアマネジャーを中心とした在宅支援チームで随時情報を共有し，Lさんと妻の支援を継続した。また，年に1回，主治医や親戚を交えた担当者会議を開催し，情報共有やその時期に生じた問題の対策を検討した。担当者会議は，Lさんがどこでどのように暮らしていきたいのか，どこへ行きたいのか，何を食べたいのか，何に困っているのかなど，Lさんとの時間を重ねながら話し合う機会となった。担当者会議の内容を表6-1に表す。

### （5）地域での支援

Lさんの認知症は，ゆっくり進行している。排泄がうまくできなくなり，食欲にむらがあり，生活の様々な場面で自己制御が難しくなった。行きつけの団子屋やスーパーに行くことはできるが，帰って来ることができない，転倒しけがをするなどのトラブルも増えて

表6-1 担当者会議の内容

| | 参加者 | 発言の内容，情報共有，検討事項 |
|---|---|---|
| 開始時 | Lさん，主治医，ケアマネジャー，訪問看護師，ヘルパー，福祉用具業者 | ●要介護2<br>●施設入所を勧める意見もあるが，Lさんの希望を優先して自宅での生活を支援する |
| 2年目 | Lさん，姪，主治医，ケアマネジャー，訪問看護師，ヘルパー，福祉用具事業者 | ●要介護3<br>●おむつ交換，入浴介助を開始する<br>●一人で風呂に入る，鍵をかけずに出かける，店へタクシーで行って帰りの住所が言えない，不必要なものを買ってくるなどの行動があり，本人と話し合う |
| 3年目 | Lさん，甥，主治医，ケアマネジャー，訪問看護師，ヘルパー | ●ケアマネジャー：朝昼兼用で食事の準備，入浴の介助を訪問介護で行っている。Lさんは，どちらかが亡くなったら施設に入ると話している。お金を持たずタクシーに乗ることがあり，タクシー会社を1社に決めて床屋とスーパーへの外出を許可する。銀行へは月に1回同行。体調不良時の受診や治療の同意については，Lさん自身では決められない状況。前回入院時は「すぐ帰る」と言い暴れた。<br>●ヘルパー：タクシーで外出するので引きとめるのは難しい。偏食があるが，希望に合わせて対応している<br>●甥：以前，Lさんと延命処置はしなくてもよいと話し合った。強い痛みが続く場合は病院へ行くが，痛みが抑えられるならば，自宅で自然に看取れるようにしたい<br>●Lさん：痛みはとってほしい |
| 4年目 | Lさん，主治医，ケアマネジャー，訪問看護師，ヘルパー | ●体調の情報共有と急変時の対応を確認する<br>・Lさんは，何かあっても病院へは行きたくないと話している<br>・外出したときに急変し，救急車が呼ばれたらどうするか<br>→財布にケアマネジャーの連絡先を入れているので，延命治療は望まないという意思表示カードも入れておく<br>・デイサービスで何か起きたときは，訪問看護師に連絡して帰宅する<br>・内服薬について<br>●スイッチ類の置き場所について相談する |
| 5年目 | Lさん，主治医，ケアマネジャー，訪問看護師，ヘルパー | ●最近食欲がなく，体重減少を認める<br>→不具合のある入れ歯をはずし，食べられる軟らかい宅配食を試食してみる<br>●水分はカロリーにこだわらず，飲めるものでよい<br>●外出時の急変に備え，意思表示カードを持ち歩く（財布に入れておく） |

きた。しかし，外出先でのトラブルが増えてきた頃には，スーパーや団子屋の店員，タクシー運転手，近隣住民など，Lさんを取り巻く支援の輪が広がっていた。

必ず持って外出する財布にケアマネジャーの連絡先が入れてあるため，緊急対応が必要なときはケアマネジャーに連絡が入る。連絡が入ればケアマネジャーが迎えに行き，ヘルパーや訪問看護師に連絡して必要なケアが受けられるように対処する。Lさんの自宅の電話の連絡先も，短縮１番はケアマネジャーで，Lさんが電話をかけられるのはその１番だけである。これも担当者会議の相談で統一した。

１日２回のヘルパーの訪問で食事や清潔ケア，週２回の訪問看護での体調管理を継続している。

**（6）情報共有と連携**

６年目の現在は，正月や連休など祭日が続く期間のショートステイや訪問入浴など，サービスを増やしている。

訪問看護師の緊急訪問は，腹痛・下痢・便秘などの腹部症状や呼吸器の症状，スキントラブル，発熱時など，ヘルパーからの連絡での出動が多い。緊急訪問の結果は，ケアマネジャーに連絡するよう徹底し，内服薬の変更，ケアの追加，注意点などヘルパーや通所系のスタッフとも共有を図っている。

自宅に置かれたヘルパーノートにヘルパーが食事量や排泄状況を詳しく記載し，訪問看護時の身体アセスメントにおいて大切な情報源となっている。訪問看護師は，訪問看護記録を残すとともに，必要時にヘルパーノートにも記載し，ケアの継続を図るよう工夫している。

好きなものをおいしく食べるために，歯科衛生士，訪問歯科医に口腔ケアを依頼し，在宅管理栄養士とも連携している。

訪問看護開始から６年で，救急搬送は，腹痛，転倒，けがなどで６回，入院は虫垂炎の保存的治療の１回である。

## 4）支援のポイント

妻への介入をきっかけに，在宅支援チームのメンバーがそれぞれLさんとの信頼関係をつくっていたことで，早期のタイミングで介入が開始できた。チームの目標は，Lさんと妻が安心し穏やかに自宅で暮らすことである。

**（1）早期からの医療・介護の連携**

毎日２回訪問するヘルパーの「いつもと違う」という勘は鋭い。そして心配な様子があれば，直接，もしくはケアマネジャーをとおして訪問看護師に連絡が入る。訪問看護師が緊急訪問し確認することで，早期発見，早期対応することができている。医師との連携も図り，きめ細やかな身体診察と症状緩和により迅速に解決でき，入院することなく経過している。

訪問看護師は，内服確認，口腔ケア，スキンケアについて，ヘルパーが対処可能なシンプルなケアを心がけ，ケアが継続できるように連携している。

入院治療が必要になった場合は，訪問看護師が早い段階で病院へ出向き病棟看護師へ直接情報を提供し，少しでも早く自宅での生活に戻れるよう働きかけている。

介護保険での訪問看護は，ケアプランに組み込まれている。緊急時の訪問，訪問看護師2人体制などについては，ケアマネジャーと随時相談しての実施となる。地域や社会的支援も見わたしながら，ケアマネジャーはチームの軸として機能し，認知症の夫婦が最期まで暮らしていける環境づくりを行っている。たとえば，ガスコンロで湯をわかし軽いやけどをしたときには，訪問看護師が緊急訪問で処置し，ケアマネジャーは電磁調理器（IH調理器）へ速やかに変更した。屋内での転倒が目立ってきたときには，床の張り替えと段差解消を手配し，ヘルパーと協力してつまずきそうなものを片づけるなど，少しずつ変化する2人の状態に合わせて支援を調整した。

医療と介護の連携により，2人の状態が変化しても生活が続けられる環境を整えることができた。

**（2）尊厳を守るための取り組み**

認知症は，進行とともに自分の意見を他者に伝えることが困難になる。なるべく早い段階から本人の価値観や人生観について話しておいてもらう必要がある。**表6-1**に示したように，Lさんを含めて担当者会議を年1回のペースで開催した。最初の頃はLさんが発言していたが，次第に「本人がどう言っていたか」「どんな様子だったか」など，かかわる多職種からの意見を統合し，今後の選択に向けて相談していった。Lさんは，妻の担当者会議にも家族として参加し，気持ちを話すこともある。

**（3）Lさんの心に寄り添う姿勢**

認知症は，記憶や判断などの認知機能は低下するが，感情や思い，期待，プライド，性格などの精神活動は保たれる。Lさんの突然の行動にも本人なりの理由がある。サポートが長期にわたるなか，丁寧にゆっくり話を聴く，思い出を話してもらう，嫌がるケアはタイミングを待つなど，かかわるメンバーすべてが感情に配慮した対応を心がけている。Lさんの笑顔がメンバーの心を癒し，支援する側，される側共に支え合う関係が成り立っていると考える。

## 5）在宅サービスの状況

**【Lさんのサービス】**

- 訪問介護（毎日2回，午前，午後）：生活・身体介護，食事は訪問時の1日2回，おむつ交換，口腔ケア，状態を見て入浴介助
- 訪問看護（週2回）：体調管理
- 訪問入浴（週1回）
- 必要に応じ施設サービス（デイサービス，ショートステイ）
- 訪問診療（1回/2週で月2～3回くらい，緊急時対応あり）
- 訪問歯科診療
- 地域の支援：近隣，商店などの見守り
- 音楽療法

**【妻のサービス】**

- 訪問診療（1回/2週）
- 訪問看護（1～2回/週，ショートステイ利用日以外）
- 訪問介護（2回/日，ショートステイ利用日以外）
- 施設サービス（デイサービス，ショートステイ）
- 福祉用具貸与：介護用ベッド，エアマット，リクライニング車椅子，サイドテーブル，除圧マット
- 音楽療法

### 6）その後（評価）

訪問看護開始時には自立し外出していたLさんだったが，6年後の今は歩行障害が進行し，室内での移動がやっとの状態で，転倒が頻繁にある。ヘルパー，訪問看護師，ケアマネジャー，デイサービスの送迎者，訪問歯科医など，自宅への訪問者とケアマネジャーの環境調整で大きなけがや事故なく暮らしている。妻との穏やかな生活が最期まで自宅で継続できるよう支援を継続していきたい。

## 「最期まで好きに食べて自宅で過ごしたい」という患者と認知症の妻への支援（訪問看護師の立場から）

### 1）本人の状況

- Kさん，90歳代，男性。妻と2人暮らし。慢性閉塞性肺疾患（COPD），認知症（認知症高齢者の日常生活自立度Ⅰ＊1）。
- 2年前にCOPDによる体動時の呼吸困難で通院できなくなり，訪問診療を開始した。同年に気胸を発症し，総合病院にて入院加療となる。退院後，褥瘡の処置，体調管理を目的に訪問看護が開始となる。
- その後も肺炎などで2回入院した。家族は「いずれ弱っていくことを覚悟して退院した。治る見込みのある状態なら病院への搬送を希望するが，老衰なら自宅で看取りたい」と話した。退院後，Kさんの体調は安定し，家族と共に外食することもできるようになった。
- 今年に入り，呼吸困難感が増強し，緊急訪問すると餅を誤飲していた。その数日後，発熱し，肺炎が疑われた。Kさんは「病院へ行っても良くならない。入院はしたくない」との意思を示し，妻も自宅でできる範囲の治療を望んだ。家族の希望により以前入院した病院で検査を受け，在宅にて抗菌薬治療により回復したが，嚥下機能が低下し肺炎を繰り返すようになった。
- かかりつけ医から「今後体調が悪化したときどこで過ごしたいか」と尋ねられると，K

＊1：何らかの認知症を有するが，日常生活は家庭内および社会的にほぼ自立している状態。

さんは自宅で最期まで過ごすことを希望した。Kさんの意思が明確に示されたため，ケアマネジャーへ連絡し，担当者会議を開催した。

- ADLは，食事は経口摂取が可能であるが，水分はむせるためとろみが必要，排泄は尿意や便意はあり，おむつ内排泄，清潔は要介助で訪問入浴を利用，移動は起居動作はかろうじて可能，端座位の保持は可能である。

## 2）家族の状況

- 妻：80歳代。軽度の認知症（認知症高齢者の日常生活自立度Ⅱa＊2）。自身の身の回りのことや家事は行うことができている。
- 子ども：2人。共に60歳代。近くで暮らしている。時々，訪問して買い物や食事などに連れて出かけている。

## 3）支援内容

### （1）訪問看護師と病院看護師の連携

入院や外来受診の際は，訪問看護師が病棟看護師，外来看護師と看護サマリーや退院前カンファレンスなどをとおして連携を図った。入院中の様子や，外来での意思決定の様子を知ることができ，自宅での看護につなげることができた。

2年前の入院では，訪問看護師が退院前カンファレンスに参加。病棟看護師から嚥下機能が低下しており誤嚥を起こす可能性が高いこと，いずれ胃瘻造設を考える場面がくることなどの説明を受け，退院までに嚥下機能の維持を目指したリハビリテーションを依頼した。

### （2）担当者会議の開催

検査を目的とした今回の受診後，Kさんの意向を受けて担当者会議を開催した。

担当者会議の結果，認知症の妻を支えながら，Kさんの希望を尊重してこのまま自宅で最期まで過ごす方針が決まった。

訪問看護は隔週1回から毎週1回となり，訪問看護師が健康状態の管理を担う。在宅管理栄養士が月2回訪問し，食事内容と食形態，食べるときの姿勢を調整する。ヘルパーは，1日2～3回のおむつ交換や清拭など生活を支援する。改めて，多職種で連携を密にしながら支援することを確認し合った。

### （3）食事への援助

担当者会議から2か月後，体動後の呼吸困難感を訴えるようになり，在宅酸素療法が開始となった。1か月後には体動や会話が少なくなった。口腔内の汚れが目立ち，嚥下機能がさらに低下した。痰が多くなり，呼吸機能も低下した。かかりつけ医からは，年を越すこと（2か月後）が難しいと説明があり，家族は自宅での看取りを望んだ。妻からは，「困ったら訪問看護師さんを呼びます」と信頼の言葉をいただいた。

こうした状況でも，妻は，Kさんに頼まれてケーキや豆腐，小さく切った餅，甘酒，コー

＊2：日常生活に支障をきたすような症状・行動や意思疎通の困難さが多少みられても，誰かが注意していれば自立できる状態（Ⅱaは，家庭外でこの状態がみられる）。

【担当者会議の参加者】

- Kさん，妻，子ども
- 在宅ケア関係者：かかりつけ医，訪問看護師，在宅管理栄養士，訪問介護事業者，ケアマネジャー，福祉用具事業者

【参加者の発言】

- Kさん「この1年くらいで自分でトイレに行けなくなった。母を看取ったように，自分も最期まで家がいい」
- 子ども「弱ってきていると思う。病院でも何も処置せずに帰ってきた。改善できるレベルではないとわかっている。ここまで生きられれば大往生。先日，父をおんぶして庭の盆栽を見せたときは，長生きしてよかったと言ってくれた。交代で顔を出します。延命処置，人工呼吸器，気管切開は希望しません」
- 妻「ご飯の時間にちゃんと食べないのが困る。甘酒，乳酸菌飲料，卵など好きなものしか食べない。この1年で食べなくなった。もっと食べられるといいのに」
- かかりつけ医「これから体力がつくことは期待できないが，今できることを楽しめるようにしていきたい。肺炎，気胸，肺気腫の増悪が心配だが，訪問診療・看護でみていく。余命は半年単位で考えてもらいたい」
- 訪問看護師「Kさんと妻が自宅で最期まで暮らすことをお手伝いします。Kさんの好きなものを好きな時間に好きなように食べたいという気持ち，妻がKさんの好きなものを買ってくることは尊重したい。嚥下機能の低下があるので誤嚥に注意し，緊急時はいつでも対応します」
- 在宅管理栄養士「食事形態の説明をしながら，好きなものが食べられるよう支援します。食品の衛生管理と水分補給を確認します。介護者の負担軽減のために状況を把握し，必要に応じて食事を提供するスタッフと情報共有します」

ヒーを買いに行き，食べさせていた。妻に嚥下機能の低下や窒息の危険性について繰り返し説明したが，軽度の認知症があり，理解することが難しく，Kさんが欲しがるものを買いにいくことをやめなかった。訪問看護師は，長年の夫婦の関係性も考慮し，強く止めることはしなかった。

食事後にKさんが呼吸困難を訴え，妻が緊急で訪問看護師を呼ぶことが増えた。Kさんが同意すれば吸引を行ったが，拒否するときは体位ドレナージや呼吸介助を行った。

「食べることで生じるリスク」と「本人の楽しみ」について，Kさんと妻の希望をかなえるためにどう支援するのか多職種で話し合った。

かかりつけ医は，子どもたちへ状況を説明した。訪問看護師は，口腔ケア，食事のときの姿勢の管理，体調管理を24時間体制で実施した。在宅管理栄養士は，ヘルパーへ好物のコーヒーにとろみをつける方法を指導し，作り置きを依頼した。妻へは，とろみをつけたコーヒーを夫に出すよう説明した。ヘルパーへは，食事状況の確認，生活支援，体調の変化があるときの緊急連絡，Kさんと妻を見守る姿勢でかかわるように依頼した。

その後Kさんは徐々に食事が摂れなくなり，担当者会議から5か月後，自宅で看取りとなった。亡くなった後に，枕元からKさんが生前残したメモが見つかり，「おかあさんがいちばん」と書かれていた。妻は「そんなことが書いてあるの，嬉しい」と喜んだ。

## 4）支援のポイント

### （1）本人の意思決定支援

認知症がある場合，家族の意思を尊重しがちであるが，少しでも本人が意思を伝えられれば，様々な場面で本人にわかりやすい言葉で伝え，慎重に意思を確認したい。

Kさんは，訪問看護師に若い頃の苦労話や母の看取りのことを話し，自分も最期まで自宅にいたいと何度も訴えた。病院看護師と退院前カンファレンスなどで連携していたため，病院看護師に話した思いも知ることができた。訪問看護のかかわりのなかでKさんの日常の語りを聴き，認知症があっても，自分のことは自分で決めることができると思い，かかりつけ医に自宅での看取りを支えることを伝えた。Kさんは病状が悪化するなかで死を自覚し，かかりつけ医に意思表示することができたと考える。

様々な場面で語られる思いを看護師間でつないでいくことは，意思決定支援で重要なことである。

### （2）食事への支援

妻は，Kさんの食事の摂取量が少なくなってきたことを心配していた。Kさんは，呼吸と嚥下の協調ができず，むせるようになっていた。妻はKさんの望むものを食べさせたいという思いから，配食サービスなどを依頼せず，自分で食材を買ってきて準備していた。

在宅管理栄養士が食事の姿勢や食事内容，食形態を妻に伝えたが，理解することは難しかった。妻はKさんの希望を優先するので，見ていてハラハラするような食事場面もあった。食後に呼吸困難を訴えるKさんを見て，妻は「これを食べさせたから，だめだったかな」と言うことはあったが，その反省が次に生かされることはなかった。

食事への支援では，訪問看護師やヘルパーが見守り，呼吸困難が生じたときは24時間体制で対応していった。Kさんが，亡くなる数日前まで窒息することなく好きなものを食べることができたことに安堵している。

### （3）救急車を呼ばない体制づくり

妻は，Kさんの体調が悪くなると救急車を呼ぶことがあった。本人が望まない搬送を避けるために，緊急時は訪問看護師へ連絡するようにと妻に何度も話した。軽度の認知症がある妻は混乱しやすいため，訪問看護師は緊急の電話を受けると電話で詳しい状況は聞かず，すぐに訪問した。何度も緊急対応するうちに，妻に「電話をすればすぐ来てくれる存在」と認知され，救急車を呼ぶことがなくなった。妻の心配事に耳を傾けすぐ対応することで，Kさんの希望する自宅で最期まで過ごすことができたと考える。

### （4）妻が行う介護への支援体制

Kさんと妻は，長年自営業を営み，妻は夫に従い，尽くしてきた。Kさんに介護が必要になってもこの関係は変わらず，夫が妻を呼び，すぐに来ないと罵倒することがあり，妻は不満をもらしていた。訪問看護師は2人の関係性を理解したうえで妻の思いを傾聴し，ねぎらいの言葉をかけ，妻が行う介護を承認するようかかわった。Kさんへも，妻への感謝の言葉を引き出せるよう働きかけた。

Kさんの死後，妻は自宅での介護を「病気のことはよくわからなかった。最期はつらそうだった。大変なときもあったが，助けてもらって，やるだけのことはやった」と振り返った。妻は自宅で介護することの苦悩を訴えており，また自らの認知症があったが，結果的に最期まで介護を続けることができた。多職種が妻の状況に応じて臨機応変にかかわり，認め，見守ることで支援していき，妻の達成感につながったと考える。

## 5）在宅サービスの状況

Kさんは，要介護5で，すでに介護保険によるサービスを受けていた。自宅で最期まで過ごすことができるよう，それぞれの役割を明確にし，サービスを見直した。情報共有は，Kさんの自宅に置いている患者カルテ（訪問診療レポート，訪問看護記録），訪問介護記録を利用し，緊急時は電話などで各サービス担当者と密に連絡をとりあった。

- 訪問診療（週1回）
- 訪問看護（週1回，介護保険1時間：緊急時24時間対応）
- 訪問介護（週7回）
- 訪問栄養食事指導（月2回）
- 訪問薬剤管理指導（月2回）
- 訪問入浴（週1回）
- 福祉用具貸与：ベッド，エアマット，車椅子

## 6）その後（評価）

Kさんの死後，妻は「デイサービスへ行っている。やるだけのことはやったから心残りはない」とすっきりした表情でこたえた。訪問看護師に対しては，「夜間に来てもらって迷惑かけたね。痰が詰まっても，呼べばいいと思っていた。みなさんに助けてもらえてよかった」と信頼していた旨と感謝の思いを述べた。

自宅で最期までに過ごしたいというKさんと妻の思いをかなえるため，病状の変化に合わせて，Kさんと家族，多職種が繰り返し話し合ってきた。Kさんの「最期まで好きなものを食べたい」という思いをかなえるために，リスクを含めてKさんが食べるためにはどうしたらいいかを考え，妻ができることを見きわめ，チームで検討し協働することで実現することができたと考える。

**文献**

1）厚生労働省（2016）．平成28年 国民生活基礎調査の概況．介護の状況．
< https://www.mhlw.go.jp/toukei/saikin/hw/k-tyosa/k-tyosa16/dl/05.pdf > [2020. April 1]
2）内閣府（2016）．平成28年版高齢社会白書（概要版）．高齢者の健康・福祉．
< https://www8.cao.go.jp/kourei/whitepaper/w-2016/html/gaiyou/s1_2_3.html > [2020. April 1]
3）田中正巳（2010）．糖尿病性ケトアシドーシス，高血糖性高浸透圧性昏睡の誘発因子についての検討．日本未病システム学会雑誌，16（2）：377-379.

# 7 認知機能の低下がある人への入退院支援

## 入退院支援の特徴

2012年における認知症高齢者の有病者数は462万人とされており，2025年には約700万人，約5人に1人と推計されている[1]。様々な疾患により入院する患者のなかには，認知症を伴うことも多く，原疾患の治療とともに認知症への対応も必要となる。

認知機能が低下している人は，入院という環境や体調の変化によってせん妄が引き起こされたり認知症が進行したりするため，より速やかな治療と早期の退院が望まれる。しかし，せん妄や認知症の症状により治療や看護が難航し，退院支援どころではなく原疾患が急性期を脱したら急きょ退院ということもある。認知機能の低下がある患者が退院後もその人らしく暮らしていけるようにする支援のポイントを紹介する。

### 1）安定し落ち着くケアを見出す

入院生活のなかで，どんなときにどのような暴言や暴力，徘徊などのBPSD（behavioral and psychological symptoms of dementia：認知症に伴う行動障害と精神症状）がみられるのか，またどんなときに落ち着いた表情や言動を示すのかを注意深く観察する。治療や入院生活のなかで患者が安定し落ち着ける援助方法を見出すことが，退院支援の前提として非常に重要となる。

認知症看護認定看護師など，専門的知識や技術をもつ看護師と協働して援助方法を見出し，退院後に支援する在宅ケア関係者や家族に伝えていくことで，患者も家族も落ち着いて暮らすことができる。

### 2）患者の意思の確認

認知機能が低下している患者は，その意思をとらえるのが難しい場合が多い。看護師は，日々のかかわりのなかで患者の意向や退院後の生活への希望を聴き取り，推察することができる。そこでとらえた患者の意思を皆で共有し，かかわるスタッフ全員で実現に向けて協働できるよう調整する。

### 3）家族の意思の確認と相談の場の確保

患者と暮らす家族は，入院前の段階から，あるいは退院を前にして，認知機能が低下している患者の状況について思い悩み，消耗しているかもしれない。これまでの生活の状況や患者への思い，家族の意向や希望，困難なことなどについて，キーパーソンだけでなく，家族それぞれについて聴いていく。看護師は家族の相談役となり，家族の患者に対する思いを把握する。

家族は，入院中だけでなく退院後も苦悩を抱えて暮らすことになる。デイサービスやショートステイなどの在宅サービスは，家族にとってレスパイトの役割を果たすが，相談するなどの支援が受けにくい。訪問看護師やケアマネジャー，病院の退院調整看護師などが家族の相談者となるよう体制を整えておくことも大切である。

## 暴れるなど対応が難しく，家族が抑うつ状態となった認知症患者への入退院支援

### 1）本人の状況

- Mさん，90歳代，男性。認知症。発熱，咳嗽，食思不振を主訴に救急外来を受診し，気管支炎の診断にて緊急入院となった。妻が亡くなってから独居で，近隣に住む娘が通いで介護している。
- 1年前から急激に認知症が進み，大声を出す，すぐに怒り出す，昼夜が逆転した生活を送るなど，要支援1から要介護2に変更となった。デイサービスを利用していたが，要介護2になったことで，通う回数を増やすなど対応したが，Mさんが怒り出して通うことができないことや，デイサービスから急に一人で帰ってしまうなどが数回あった。地域での対応が困難になったため，近医に相談し，2～3週間前に抗認知症薬の内服が開始され，徐々に生活のリズムを整えようとしていた。
- 入院時も「ばか」「あー」など大きな声で叫んでいる状態であった。痰の吸引は暴れるため看護師が数人で対応している。自力での痰の喀出を促したが難しく，常に咽頭で喘鳴が続いている。
- 治療で末梢点滴を実施しているが，自分で点滴チューブを抜く。高熱のため自力での体動が難しくおむつをしているが，はずしてしまうため一時的に拘束衣にて対応した。
- 娘が来院した際には，「帰る」と怒って訴えている。

### 2）家族の状況

- 娘：50歳代。他市に住んでおり，時折様子を見に来ていた。最近はMさんの認知症が進み，毎日通いで食事やデイサービスへの送り出しなどをしている。Mさんがなかなかサービスを受け入れず，トラブルが増えたため，日中に介護し，Mさんの様子がおかし

いときなどは泊まり込み，様子を見て自分の家に戻るという生活である。
●娘の夫：50 歳代。

## 3）支援内容

### （1）状態の把握

退院調整看護師が病室にて面会した際，M さんはつなぎ服を着用しており，にらみつけて「ばか」「おー」と大きな声を出し，近づくと払いのけるように手を動かした。

咽頭で喘鳴があり声を出すのがつらそうであるが，自力では痰の喀出は難しい。吸引は，一人では介助できず数人で対応していた。痰の色は黄白色，粘稠性が高く量も多い。常に痰がからんだ状態で「ばか」と声を出している。

食事摂取は，むせ込みが強く禁食となった。数日後に経口摂取を開始したが，むせ込みながら食べ物をかき込むため，ゼリーを介助にて摂食している。食事も，介助しようとすると払いのける動作がみられるため，自分で摂取できるか様子をみると，かき込んでしまいむせている。制止しようとすると，「ばか」と怒り出す。甘い物が好きで，好きな物を食べるときには表情が和らいでいる。

夜間に起き出して大きな声を出し，昼間寝ているときに起こそうとすると怒るなど，昼夜逆転がみられる。

立ち上がりや歩行時にふらつき，スムーズに歩けるときと，よろけるときがある。ADL は入院前より低下している。

### （2）家族からの情報収集

M さんは，妻が亡くなってから長年一人暮らしをしている。もともと几帳面な性格で，何でもきちんとしていないと気に入らない，気が済むまでやることから，集団での行動は苦手である。人といることは好まず，買い物に行く，役所に行くなど決められたスケジュール以外は外出せず，本や新聞を読むなどして過ごしていた。

1 年前から急に認知症が進み，介護保険を申請しケアマネジャーを見つけ，サービスを開始した。M さんはサービス利用を好まず，怒り出し利用できないこともよくあり，娘が毎日通って見守りをしていた。娘は，「父は家が好きなんです。人に迷惑をかけたくないと話しています」「一人っ子で可愛がってくれましたから，私が犠牲になればいいんです」と泣きながら話した。

### （3）地域関係者からの情報収集

ケアマネジャーは，「M さんは外出が嫌いで，機嫌よく過ごしているときもありますが，最近は対応が難しくなってきました」と話した。認知症の対応ができるデイサービスを利用していたが，施設でも対応に悩み，話し合いをもっていた。

デイサービスでは突然に帰ってしまい，自宅の玄関の前で座っている姿を発見されることもあった。

### （4）医療関係者による話し合い

娘は入院時の M さんの様子を見て，自宅への退院を希望している。しかし，M さんの認知機能の低下が著しく，地域での対応は困難といわれている。

気管支炎は治ってきており，またMさんが治療に協力ができない状態が続いているため，入院を継続することが望ましいのか，話し合いを続けた。

食事ではむせ込みが強く，今まで自宅で食べていた軟らかい物が食べられるようになるかはわからない。吸引の実施が難しく，点滴チューブを自分で抜くなど，医療処置への抵抗がみられる。

再度娘の意向を確認し，認知症の対応が可能な療養型の病院への転院を検討することとなった。

## 4）支援のポイント

### （1）課題の整理

#### ①治療・ケアの継続が困難，ADLの低下

大声を出し怒るなどの状態が続き，医療処置への抵抗がみられる。

入院によりADLが低下し，ふらつきがみられる。転倒するためセンサーにて対応をしている。吸引などのケアは怒り出すため，拘束衣を着ている。

#### ②食形態の変更

Mさんはかき込むことや大口で食べてしまうことがある。むせ込みが強く，嚥下機能の低下がみられ，食形態の変更が必要である。

#### ③介護サービスの変更

地域関係者から，地域での対応は難しいと言われている。

#### ④家族介護力の低下

娘は自宅に連れて帰るしか方法がないと考えており，「自分が犠牲になるしかない」と泣きながら話している。入院前から，サービス担当者からの呼び出し回数が増え，疲れたと話している。

### （2）課題への取り組み

#### ①治療・ケアの継続が困難，ADLの低下

Mさんの行動を観察し，どんな対応がよいのかなどの情報を記録し共有した。認知症看護認定看護師からの助言もあり，身体拘束をはずすことから取り組んだ。

吸引は数人での対応が必要であるが，きちんと説明し，できるだけ短時間で行い回数も減らした。歯磨きなどの口腔ケアで，自力にて痰の喀出ができるよう練習した。

日中は車椅子で過ごしてもらい，生活リズムをつける。大声に過剰に反応せず，ジェスチャーなどで声を落としてもらうように伝えるなどの対応をカンファレンスで話し合った。

リハビリテーションでも同じような対応をするよう周知した。

精神科リエゾンチームにもかかわってもらい，内服を調整した。内服の拒否はみられなかったが，嫌がるときには無理せずにスキップとした。

食事や排泄についても，できる限りMさんのペースに合わせて対応した。興奮が強い場合は頓服薬なども使用した。

Mさんは，ナースステーションなど日中人が多くいる時間帯に怒り出すことが多いとわかったため，個室で対応した。ソファなどを利用して食事や排泄の場所を取り決めた。

排泄，食事，リハビリテーションなど，生活リズムを保つよう整えた。

**②食形態の変更**

食事にはあらかじめとろみをつけ，小さいスプーンや小さな食器に移すなど準備し，栄養士，看護師が見守った。少しずつ食事内容をアップしていくことを検討する。

**③介護サービスの変更**

ケアマネジャーとデイサービス担当者に来院してもらい，声かけやケアの対応について実際の場面で実施した。娘も一緒にケアを実施し，トイレ，着替え，食事など生活場面に沿った内容で対応を協議しながら実践を重ねた。介護負担の軽減も考え，ショートステイの利用を視野に入れ，退院後早期に利用が開始できるように入院中に施設を見学した。

**④家族介護力の低下**

娘に対しては，来院回数を減らして，Mさんの入院中に身体を休め，体調を整えるように伝えた。娘の夫とも相談し，入院前にはできなかった外食に行くなど外出の機会を設け，気分転換を図るよう伝えた。

Mさんの対応やケアの方法については，Mさんが怒らないで過ごせている場面を見てもらい安心できるよう配慮した。病棟看護師にも娘の気持ちを伝えた。娘は，はじめは泣くことが多かったが，夫の協力もあり元気を取り戻した。入院当初は，Mさんが怒り出すのが怖くて距離をとって対応していたのが，一緒にケアをしていくことで，Mさんとの距離を縮めて対応できるようになっていった。

### （3）意思決定支援

Mさんは，入院当初から「帰る」「早く」と訴えていた。入院していることを伝えると「わかった」と了承するが，すぐに「早く」を繰り返した。自宅に帰りたい希望を聞くと「早く」と繰り返し訴えた。

精神科医や認知症看護認定看護師からのケアの指導，内服の変更による効果もあり，精神的に安定しており，言葉も長く話せるようになってきた。気持ちを尋ねると「早く，帰りたい」とはっきり訴えた。

当初，娘は「自分が犠牲になるしかない」「本人が望まない入院をさせている」と心が揺らぎ，不安や負担が大きかった。入院によって，自分が肉体的にも精神的にも楽になっていることを実感し，一方では父親への罪悪感を感じていた。娘の率直な気持ちを受け止め，今後の支援方法を具体的に説明しながら，不安を一つずつ聞き，またMさんの希望も踏まえ，メリットとデメリットを話し合った。娘に，何が一番つらいのかを尋ねると「可愛がって育ててくれた大好きだった父の希望をかなえてあげられないことが一番の後悔です」と話したため，自宅退院を目標にした。

娘の夫にも，娘の自宅での様子や夫婦で話し合っていることを聞き，今後について相談した。夫は「父の希望がかなえられないと言って泣くんです」「妻の思いを尊重してあげたい」と話した。

現在の意思決定については，状況の変化のたびに考え直せることを伝えた。娘は，プレッシャーから解放されたと話している。

#### （4）退院前カンファレンスの開催

退院前カンファレンスを２回開催した。

１回目は，入院後しばらくしてから方向性について相談するために行った。地域での対応が難しいなどの状況が明らかになり，早期に解決に向けて対応することができた。

２回目は，具体的に自宅での生活を想定して在宅ケア関係者を集め，ショートステイや訪問介護も新たにサービス内容に加えて話し合った。認知症看護認定看護師から，Ｍさんの居場所やＭさんのペースを可能な限り見守ること，後ろから声をかけるなどびっくりさせない，ストレスのかからない対応法を説明してもらい，実際の介護場面での質問も受け，答えながら進めていった。参加したＭさんもしっかり挨拶をし，娘も一人で頑張らなくてもよいと納得し，自宅退院ができるようになってよかったと話した。

### 5）在宅サービスの状況

- 訪問介護：毎日。同じ事業所のショートステイを月１回利用。開始当初は１～２泊３日で，慣れてきたら１週間程度。
- 往診：近医から往診１～２回／月。

### 6）その後（評価）

新しく導入した訪問介護について，はじめのうちは「帰れ」と追い返す場面もあったが，かかわるヘルパーの数を減らし，顔なじみの関係になるように対応した。サービスに慣れてきたところでデイサービスの送迎を開始した。職員もＭさんが自分の居場所がもてるよう工夫をして対応した。

便秘で不機嫌になることもわかったため，近医とデイサービス，訪問介護と協力し排便コントロールを実施した。徐々に単語から会話ができるようになり，「ご苦労さん」「腹が減ったから早く帰ろう」などと話すようになり，デイサービスの職員も喜んで対応しているとのことであった。

娘は以前のように泣くことはなくなった。Ｍさんが嬉しそうに生活していることが一番と話している。

ショートステイの利用も１泊２日から始め，機嫌よく過ごしている。退院後，対応に困った際には当センターに連絡があり，継続して支援している。入院が嫌いと話していたが，現在まで再入院もなく，サービス内容を少しずつ変化させながら自宅にて生活している。

## 食事摂取を拒否する認知症患者への入退院支援

### 1）本人の状況

- Ｎさん，90歳代，女性。食思不振，脱水，発熱を主訴に救急外来を受診し，尿路感染症の診断にて緊急入院する。認知症の診断を近医で受けていたが，投薬治療などは行われていない。3か月前から食事量が減少し始め，ケアマネジャーの勧めで近医を受診し胃炎との診断で内服したが状態は改善せず，認知機能の低下による食事摂取量の減少といわれていた。夫と2人暮らしで，近所に娘2人が住んでいる。

- 心配した夫が，ゼリーを1日1個，時間をかけて食べさせていた。近くに住む娘2人は，経口栄養剤を1日1本飲ませるなどしていた。夫の介助ならば食べようとするが，デイサービスでの食事は数口程度しか摂取しなかった。自宅では，日中は一時的に多弁になることもあるが，近頃ではつじつまの合わない言動が増え，そのほかの時間帯は傾眠状態で過ごしていた。認知症の診断を受けた直後は徘徊などがあり，近所を探したこともあった。認知症が徐々に進行し，食事を吐き出す，口を開けてくれないなど拒否的な態度が目立ち，家族や地域関係者は対応できず，数か月を過ごしてきた。
- 入院当初から不穏状態で声を出し，点滴チューブの自己抜去を繰り返した。活発な体動はみられないが，食事を拒否し，払いのけるなどがみられた。検査結果で脱水や感染症はみられるが，器質的な問題はなく，認知機能の低下による経口摂取困難と診断される。主治医が家族に代替栄養（胃瘻や中心静脈栄養など）について説明し，今後の療養先について相談したところ，代替栄養は希望せず，「何とか自宅に連れて帰りたい」との希望が聞かれた。

## 2）家族の状況

- 夫：82歳。近所でも有名な仲の良い夫婦である。姉さん女房のNさんがいつも家の中のことを取り仕切っていた。
- 娘：長女60歳代，次女50歳代。近所に住んでいる。2人とも元看護師である。家庭の事情もあり全面的な介護は難しい。

## 3）支援内容

### （1）患者の状態の把握

「嫌だ」「やめろ」「帰して」「まずい」など単発的な発語がある。覚醒状態や気分のむらなど変化がないか，様々な時間帯に状態を観察した。末梢点滴が24時間入っており，抜去するためミトンをしており，退院調整看護師が訪室時「これをはずして」と訴えた。

食事では，「嫌だ」「やめてくれ」と言い，一口程度しか摂取しない。自宅から好きな食べ物や佃煮などを持ってきても，一口しか摂取できない。ベッド柵につかまり「早く帰してくれ」と訴えた。ADLのほぼ全般に介助が必要な状態で，大きな声をあげ，夜間せん妄もみられた。

### （2）家族からの情報収集

退院調整看護師は夫と娘2人に面談し，入院の前の生活や状態が良かったときの様子，食欲低下につながるきっかけなど生活状況を詳しく尋ねた。家族は，夏に熱中症になった頃から体調が悪くなり，病院で原因を調べてもらおうとしたが，Nさんが拒否した。夫は「そういうときだけしっかりするんです。病院なんか行きたくないって」「無理にでも病院に連れて行かなかったことで，命を縮めているんではないかと不安でした」と話した。

娘たちは毎日実家を訪ね，何とか食事をさせようと試みたが，「お母さんは，お父さんの言うことしか聞かないんです」と何もできない状態が続いていた。今後については，「入院して元気になってもらいたい」と思う一方で，自宅に連れて帰ったほうがよいか悩んでいる状態であった。

**（3）地域関係者からの情報収集**

ケアマネジャーおよびデイサービス担当者に，入院前の状態や対応について聞いた。どちらの担当者からも「N さんは，自宅が一番好きです」「デイサービスに来ても，早く帰ろうとします」「仲良しなご夫婦で，N さんは夫のそばを離れたくないようです」と話した。

経口摂取ができないことについては，いろいろな工夫をしたが，N さんの拒否が強く，食べ物に関心がなくなっているとのことであった。「昔は，食べることが何より好きで，何でもおいしいと食べていたのに」と元気な様子についても聞くことができた。

今後は，N さんと家族の意向に沿ってサービス内容を変更していくとの返事があり，受け入れ状況は良好と考えた。

**（4）医療関係者による話し合い**

主治医，病棟看護師，退院調整看護師，栄養サポートチーム，認知症看護認定看護師，精神科リエゾンチームで対応について協議した。N さんの好きな食べ物，タイミング，車椅子移乗による覚醒度を上げるアプローチ，ミトンをはずす持続点滴の見直しなど検討した。

対応を一つひとつ実施していくが，経口摂取が増えることはなく，経口での栄養摂取は困難と結論した。口腔ケアや少量の水分摂取のときにむせ込むことはなく，嚥下機能の評価の提案があったが，N さんの協力が得られず実施しなかった。痰の増加やむせはなく過ごしており，嚥下機能は維持できていると思われる。N さんの帰宅への意思は確認できているが，現在の状態で自宅で生活できるのかなど，再度家族と相談することとなった。

## 4）支援のポイント

**（1）課題の整理**

**①食事，水分の経口摂取不良**

**②入院によるせん妄状態，点滴などの医療行為の拒否**

**③家族介護力の低下**

高齢の夫と 2 人暮らしであり，夫には介護をする体力がない。近所に住む娘たちも泊まり込んで介護することは難しい。

**④介護サービスの変更**

サービス内容の見直しや，現在の判定である要介護 2 について，区分変更などが必要と思われる。

**（2）課題への取り組み**

**①食事，水分の経口摂取不良**

家族，主治医，病棟看護師，栄養士と相談し，「食べられないから禁食」という対応ではなく，夫が来たときに食事を摂るなど，柔軟に対応することになった。N さんが飲みたいものや食べたいものを準備し，一口でも二口でも経口摂取を促すこととした。

**②入院によるせん妄状態，点滴などの医療行為の拒否**

認知症看護認定看護師の助言のもと，主治医と点滴を実施する時間帯や流量などについて相談し，Nさんが「はずして」と話している抑制帯は使用しないこととした。点滴を自分で抜いた場合は，落ち着いたタイミングで点滴が行えるように，病棟内のカンファレンスで検討した。抑制をしなくなったことで，「助けて」「やめて」などの大きな声を出すことが減り，せん妄も少しずつ改善していった。改善の状態や，「ありがとう」「良いよ」など発言の変化などの情報を共有し，同じ方針をもってケアを提供した。治療上必要な抗菌薬は家族の協力を得て投与し，車椅子移乗を見守るなどし，体調の改善も図った。

**③家族介護力の低下**

夫は面会のたびに一緒にケアを実施し，「迷惑をかけてばかりで申し訳ない」という気持ちを払拭できるようにかかわった。安心して気持ちを話せると思える関係性を構築し，そのなかで，本心や不安な思いを表出してもらい，夫の思いを病棟全体で共有した。また病棟からの情報も共有した。

夫が一人で頑張らなくてもよいことを伝え，具体的な支援を共に考えた。そのなかで，結婚生活の話，年上の妻との付き合い方，仲の良いエピソードなど，前向きな明るい話題が出るようになった。Nさんも，夫や夫婦生活の話題にはいつも笑顔になり，夫のことを「私の一番の良い買い物」「今までの何よりも一番良いお父さん」と話し，これを家族に伝えることで，これまでの介護を肯定することができ自信が生まれた。

夫も高齢であり，夫の健康状態や通院状況なども確認した。「妻がお世話になっているうえに，自分は入院もしていないのに心配してもらって，自分の専属の先生や看護師さんがいるみたいです」と信頼関係が深まった。夫が状況を前向きにとらえることができるようになったことで，「妻の希望をかなえるためにやってきたことは，良いことだったんですね」と発言が変わっていった。

娘たちは，自分たちの自宅に引きとれないか家族と相談したが難しく，自身を「親不孝」と責めていた。娘たちができることを精いっぱいやろうとしていることについて，Nさんと夫が「自慢の娘たち」と話していることを伝え，家族の協力も踏まえた介護体制の検討を重ねた。実際の介護に時間を費やすのではなく，娘たちにしかできない精神的なサポートの大切さを伝えた。

**④介護サービスの変更**

夫と娘たちの意向を踏まえ，ケアマネジャーと介護度およびサービス内容を見直した。Nさんが好きなデイサービスとデイサービスで入る大きなお風呂の情報が得られたが，食事や水分が摂れない現在の状況では，長時間の移動や座位ができず利用は難しい。介護負担の軽減を考え，送迎時間の変更，休息場所の確保について検討したが，体力などを考慮すると現在のデイサービスの利用は難しく，自宅生活で様子を見てから始めることになった。それまでは，Nさんが好きなお風呂に入れるように訪問入浴を新規で導入した。日常の介護では，訪問介護を利用し，夫の負担の軽減を図った。

訪問看護と往診の導入についても検討した。24時間対応や点滴などの処置が可能で，看取りにも対応している医療機関を選定した。家族は「少しでも元気になってもらいたい」と考えているため，嚥下機能の回復，認知機能低下の対応に力を入れている医療機関に依頼した。

**（3）意思決定支援**

Nさんは入院当初から「早く帰りたい」「帰してほしい」と訴えた。自宅や夫婦の話題では喜びを表し穏やかな状態になり，「お父さんのそばにいたい」と話している。夫は，入院当初は不安が強い状態であったが，ケアを継続し，Nさんの状態が病気によるもので，自分たちの介護のせいではないことを理解した。「自分のそばにいたいとこんなに言ってくれるのは，夫冥利につきる」と前向きにとらえるようになった。

看取りについても，恐怖や不安が強いため，心情を丁寧に聴きながら，実際の対応方法を確認した。家族は，Nさんの要望をかなえることが嬉しいという気持ちに変化した。命にかかわることは，気持ちが揺らいで当然であることも伝えた。

**（4）退院前カンファレンスの開催**

医療体制が新しくなったことから，往診医，訪問看護も含めて退院前カンファレンスを開催した。

**【退院前カンファレンス参加者】**

- 夫，長女，次女
- 病院スタッフ：主治医，看護師，退院調整看護師，認知症看護認定看護師
- 在宅ケア関係者：往診医，訪問看護師，ケアマネジャー，訪問看護員

主治医が家族へ，看取りの覚悟について尋ねると，夫は「初めは怖かったんですが，いろいろ話して，妻をみているうちに気持ちが固まりました。私がオロオロしたら，しっかりしろと言ってください。先生方助けてください」と，往診医などに向けて頭を下げた。娘たちも「仲良し夫婦の復活を助けてください」と話した。

せん妄状態はみられなくなっていたが，体力の低下で声を出すのも難しいくらい弱っているのではないかと医師から報告があった。Nさんの家に帰りたい希望をかなえるために，早期退院を目指し「帰るタイミング」を逃さないようにとのことで，カンファレンスの2日後に退院が決まった。

**（5）退院時同行訪問の実施**

体調面について不安もあり，主治医と相談し，また家族からの要望もあり退院時に退院調整看護師が自宅に同行した。

Nさんは退院と聞いて「やっと帰れる」と喜んだが，介護タクシーのなかでは「どこに連れて行かれるんだろう」と険しい表情で外を見ていた。自宅に着くと涙を流し「やっとわが家。良かった，お父さんありがとう」と話した。

バイタルサインをみて，着替えやおむつ交換を夫と一緒に実施した。介護方法や必要物品なども一緒に確認した。ケアマネジャー，訪問看護師，訪問介護員など在宅ケア関係者

も集まり，拍手をもらうと「最後まで仲良し夫婦を守ってくれてありがとう」と夫婦はそろって笑顔をみせた。

## 5）在宅サービスの状況

- 訪問看護：毎日。
- 訪問介護：月曜～土曜。
- 往診：1回/週。

## 6）その後（評価）

退院後は，ケアマネジャーなどから自宅での様子を聞き，病院で対応が必要か，何かできることがないか尋ね，支援を継続した。夫に連絡すると，「妻にこき使われてるよ」と笑って話してくれた。しばらくして，娘から手紙が届いた。「奇跡が起きました。ある朝父の食事の様子を見ていた母が，急に食べたいと言い，ご飯を少しずつ食べるようになりました。スタッフの皆さんのおかげで点滴もはずせました。楽しみにしていたデイサービスも，週1回から開始になりました。先のことはわかりませんが，今日一日を喜びたいと思います」との内容であった。

現在では，食いしん坊だった以前の状態を取り戻しつつあり，どんぶり一杯のおかゆが食べられるようになっている。体調には波があるが，家族も落ち着いており，再入院することなく自宅で暮らしている。

文献

1）厚生労働省老健局（2019）．認知症施策の総合的な推進について（参考資料）．
< https://www.mhlw.go.jp/content/12300000/000519620.pdf >［2020. March 10］

# 8 疾患・障がいをもつ小児への入退院支援

## 入退院支援の特徴

### 1）障がい児支援のこれまでのあゆみ

1981年の国際障害者年＊1以降，知的障がい者・身体障がい者福祉分野を中心に，地域生活への要望が急速に高まり，わが国においても制度改革が進んでいる。重症心身障がい児についても，医療技術の進歩や栄養状態の改善に伴い寿命が延長し，全国17,000人程度と推計された50年前に比べ，今日では全体として4万人近くに増加している[1)]。

これまでの障がい児支援の体系としては，2012年の児童福祉法の改正により，市町村においては障害児通所支援，都道府県においては障害児入所支援といった施設および事業の一元化が図られてきた[2)]。

一方で，介護保険分野においては，近年，地域包括ケアシステムの体制整備が急速に進み，2000年以降，地域におけるサービスが多様化し，社会に浸透してきた経緯がある。2040年に向けては，高齢者中心の地域サービスだけでなく，誰もが家族と共に地域生活を営める社会づくり，すなわち地域共生社会の実現に向けて，退院後の在宅療養支援を中心に退院支援が進められている。今後は，全世代を対象とした退院支援の充実が求められているといえる。

### 2）障がい児支援の難しさ

障がい児は，疾患や障がいが多岐にわたり，特殊性および個別的な要素が非常に強い。たとえば，「小児慢性特定疾病」＊2に関しては，2015年の児童福祉法改正法の施行により，

＊1：1976年の第31回国連総会にて，障がい者の社会生活の保障・参加のための国際的努力の推進を目的として1981年を「国際障害者年」と決定した。スローガンの「完全参加と平等」は，障がい者が，その社会の生活と発展に全面的に参加し，ほかの市民と同様の生活条件を享受し，生活条件向上の成果を等しく受ける権利をもつことを意味している。

＊2：医療費助成の対象となる「小児慢性特定疾病」は，①慢性に経過する疾病であること，②生命を長期に脅かす疾病であること，③症状や治療が長期にわたって生活の質を低下させる疾病であること，④長期にわたって高額な医療費の負担が続く疾病であること，のすべての要件を満たし，厚生労働大臣が定めるもの[3)]。

表8-1 小児慢性特定疾病一覧（第1群から第16群）

| | | | |
|---|---|---|---|
| **第1群** | 悪性新生物 | **第9群** | 血液疾患 |
| **第2群** | 慢性腎疾患 | **第10群** | 免疫疾患 |
| **第3群** | 慢性呼吸器疾患 | **第11群** | 神経・筋疾患 |
| **第4群** | 慢性心疾患 | **第12群** | 慢性消化器疾患 |
| **第5群** | 内分泌疾患 | **第13群** | 染色体または遺伝子に変化を伴う症候群 |
| **第6群** | 膠原病 | **第14群** | 皮膚疾患 |
| **第7群** | 糖尿病 | **第15群** | 骨系統疾患 |
| **第8群** | 先天性代謝異常 | **第16群** | 脈管系疾患 |

難病情報センター．難病対策及び小児慢性特定疾病対策の現状について．「令和元年5月15日 第61回厚生科学審議会疾病対策部会難病対策委員会・第37回社会保障審議会児童部会小児慢性特定疾患児への支援の在り方に関する専門委員会」資料，p.300-312．より引用

新たに小児慢性特定疾病対策が開始され，現在，第1群から第16群まで指定されている（表8-1）[3]。

**（1）小児慢性特定疾病一覧：第1群から第16群**

この各16群のなかに，さらに小区分として指定されている疾患は810種類に及び，医療・看護の専門職であっても，初めて遭遇する疾患や障がいに戸惑うことも珍しくはない。疾患や障がいをもつ小児の治療に伴う心身の個別的なケアに加え，親へのサポートと密なかかわりも不可欠であり，限られた期間のなかで行う退院支援は，まさに高度な専門的ケアを要する。

**（2）医療的ケア児の定義**

2016年には，医学の進歩を背景に児童福祉法が改正され，「医療的ケア児とは，医学の進歩を背景として，NICU等に長期入院した後，引き続き人工呼吸器や胃ろう等を使用し，たんの吸引や経管栄養などの医療的ケアが日常的に必要な児童のこと」と定義された[4]。このような医療的ケアが日常的に必要な子どもの数は18,000人を超え，子どもやその家族への支援には，医療，福祉，保健，子育て支援，教育などの多職種連携が必要不可欠となってきている。

## 3）小児患者の退院支援に関する調査結果から（表8-2）

入院中の小児患者を支える病院看護師の立場から，退院に際して支援の困難さや課題にはどのようなものがあるかを筆者が調査した内容を紹介する。

病院のNICU（新生児集中治療室）および小児病棟の看護師を対象にアンケート調査を実施した結果，困難さや課題として，病院看護師の立場では，退院後の患児や親の様子が

表 8-2 小児患者の退院（在宅移行）支援に関する困難さと課題

①病院での育児指導をしても在宅移行後にどうなったか把握できず評価できない
②入院中だけでは，医療処置の指導について期間が短すぎる。母親が自信をもって退院できるまでにはならない。入院中は指導に対する母親の受け入れも悪いことがある
③退院後，在宅で困ったときに対応してくれる窓口が少ない

普照早苗，梅津千香子，福田弥生（2019）．福井県内における小児訪問看護の体制整備および質向上のための方策 2017 ～ 2019 報告書．福井県立大学看護福祉学部看護学科，訪問看護ステーション府中，p.8．より引用

わからず，入院中の看護ケア・技術指導が適切であったのかを評価できないことが課題として挙がっていた。評価できないことにより，今後の院内における退院指導の面でも，改善策が明確に把握できず，患児や親が自宅に帰った後に，どのようなことに困るかといった点で，多職種連携による情報交換，情報共有で改善されることが望ましいことがうかがえた。具体的には，外来看護師や地域のサービス事業者，訪問看護を利用した場合は訪問看護師との協力・協働がどのようになされることが望ましいかが，今後の検討課題であることが明確になった[5)]。

## 長期入院後，不安を抱えたまま自宅へ退院する児の母親への入退院支援

### 1）本人の状況

- O ちゃん，1 歳 2 か月，女児。ダウン症，心房中隔欠損症（ASD），肺動脈性高血圧症，気管軟化症。
- 1 年余り入院していたが，現在は状態が安定している。母親の決意が固まり，先々の不安が残るものの自宅へ退院することとなった。
- 現在必要な医療的ケアは，気管切開部からの痰の吸引，鼻腔からの経管栄養，人工呼吸器，酸素療法であり，退院後はこれらのケアを在宅で継続する。

### 2）家族の状況

- 母親：38 歳，主婦（休職中）。O ちゃんは第 2 子である。長期間入院していた O ちゃんを自宅に迎えるにあたり，不安が大きい。O ちゃんに申し訳なさを感じたり，自分を責めたりするなど精神的ショックを受けており，将来に向けての不安が大きい。O ちゃんを出産するまでは，生命保険会社で営業をしていたが，現在，産休から育休に移行中である。育休期限が終わった段階での退職を考えているが，今は不安なことがたくさんある。考えがまとまらず，仕事に関しては考えられない。朝，長男の通園バスを見送ってから病院に来て O ちゃんと共に過ごす。夕方，長男が帰ってくるバスを出迎え

るために帰宅している。

- 父親：39 歳，運送業（トラック運転手）。仕事で早朝から深夜まで外出しているため，O ちゃんのケアを手伝えず，妻の心身の負担が増えることを心配している。
- 兄：3 歳（長男）。こども園[*3]の年少クラスに通園している。
- 母方の祖父母：遠方に住んでいるため，お盆とお正月くらいしか会えない。O ちゃんの出産 1 週間後に病院に面会に来たが，農家を営んでおり長く家を空けられないため，3 日間ほど滞在し帰った。
- 父方の祖父母：車で 1 時間程度の場所に在住しており，出産時にも駆け付けた。父親（息子）が仕事で忙しい分，O ちゃんと母親（嫁）への協力に意欲的である。O ちゃんと母親が入院中は，毎日病院に通い，身の回りの物をそろえたり，母親の話し相手になったりしていた。

## 3）支援内容

### （1）傾聴：母親の思いの受け止め

現在，出産から 1 年余りを経過し，気管切開部からの痰の吸引など医療的ケア技術は，看護師の指導により少しずつ上達していった。O ちゃんの状態も徐々に安定してきているため，母親の精神状態は出産当初のショックから立ち直ってきている。入院中は，父方の祖父母の協力があり，大きな助けとなっていた。

退院の日程が 1 か月先と決まり，自宅での生活が目前となった今，別の不安が大きくなっている。最近，母親が病棟スタッフに対して不安を口にすることが増えたと受持ち看護師から退院調整看護師へ情報提供があった。病棟看護師は，ふだんじっくりと母親の話を聴く時間がとれないため，退院調整看護師が母親と 2 人で面談する機会を設けることにした。

### （2）退院前カンファレンスの開催

退院前カンファレンス開催の目的は大きく 2 つあり，「家族と関係職種が情報を共有すること」および「退院後の在宅ケアに向けた準備内容を確認すること」である。関係する職種が全員集合することが重要であるため，関係各所に早めに通知することが大切である。また，各職種からの情報収集と職種内でのカンファレンスも必要であることから，2 週間〜 1 か月前には日程調整を行う。

小児の場合は，介護保険のケアマネジャーのような在宅における中心的役割の専門職種が必ずしもいる現状ではない。地域によっては，小児（または医療的ケア児など）コーディネーターが中心となって自宅へ退院する際のマネジメントを行っているが，全国的にはいまだ少ない状況にあり，これから期待される職種である。そのため，小児患者が退院する際は，病院の退院調整看護師が中心的役割をとることが重要である。

一堂が会するカンファレンスでは，母親をはじめ家族は緊張感が強く，自ら積極的に発言することが難しい状況となる。退院調整看護師は，家族に寄り添って，各職種の発言後，

*3：こども園：教育・保育を一体的に行う施設で，就学前の子どもに幼児教育・保育を提供する機能，地域における子育て支援を行う機能を備え，認定基準を満たす施設は，都道府県等から認定を受けることができる。

**【退院調整看護師との面談】**

退院調整看護師は，O ちゃんの自宅への退院に向け，母親が不安を感じていることは何かをじっくり聴くことにした。母親は涙ぐみながら，以下のように語った。

「入院中からずっと，吸引や経管栄養の方法などを病棟看護師から教えてもらったので医療的な処置についてはスムーズに行えていると思います。でも，家に帰ってからは一人で行わなくてはいけないので，失敗したらどうしようと今から不安です」

「出産前は核家族だったけれども，O ちゃんの退院に合わせて，姑夫婦がしばらく同居してくれることになりました。一緒にいてくれることで安心感はありますが，あまり頼りすぎても申し訳ないし，気疲れしそうで怖い。一気に生活環境が変わるので，自分がついていけるか不安です」

「この1年，お兄ちゃん（長男）の相手がほとんどできませんでした。家に帰っても疲れ果てていて，ちゃんと家事もできていません。この1年はおばあちゃんがお兄ちゃんの面倒をみてくれています。息子にとって，こんな母親で申し訳ないです」

この日の面談は1時間以上の時間をとったが，母親は自分の思いを整理しきれていない様子で，心身の疲労感も強く，先々の見えない不安がさらに精神的ストレスを増長していることは明らかであった。退院調整看護師は，まずは母親の思いや気持ちを聴くことを大切に，間近に迫る退院前カンファレンスの話し合いの内容について整理することにした。

**【カンファレンスの参加者】**

- 家族：母親，父親，祖父母など，主に同居する家族
- 病院スタッフ：病棟看護師（受持ち看護師が望ましい），主治医，理学療法士，医療ソーシャルワーカー（MSW），栄養士，薬剤師など
- 在宅ケア関係者：訪問看護師，かかりつけ医，理学療法士，保健師，相談支援専門員など

わかりにくいことはないか，質問はないか，不安なことはないかなどを母親に尋ね，会議の進行を図ることが重要な役割となる。できるだけ専門用語を使わず，たとえ使用したとしても，そのつど意味を解説しながら進めることが望ましいファシリテーションとなる。

### （3）試験外泊の援助

試験外泊は，母親や家族の意向にもよるが，退院前にできる限り実現するように調整する。自宅環境で，O ちゃんが具体的にどのように生活していくか，細かい環境整備が必要になってくるため，事前のイメージング，シミュレーションに役立つ機会となる。その際，訪問看護師をはじめとする在宅ケアチームメンバーに同席を依頼し，より現実的な視点で提案やアドバイスをしてもらうことが，母親や家族のイメージングの助けとなる。

訪問看護師が，医療機器の設置場所や必要物品，注意事項のほか，子どもらしく明るい

雰囲気の生活環境整備などについて提案し，それらを実際に自宅で検討することができれば，より母親の安心感やこれからの生活への意欲向上にもつなげることができる。

## 4）支援のポイント

### （1）多職種の役割の明確化

入院中は，専門職の目が24時間あり，不安なことはその場で相談できるなど医療面での不安はなかったが，退院後はすべての負担が母親にかかってくる。「医療的ケア＋日常生活」を同時に予測し，何が困るかを見通すこまやかで具体的な助言と支援が必要となる。母親が語った不安を具体化し，関係職種が自分たちの役割を明確にして対処法を伝えることで不安を軽減する。

### （2）緊急時の対応（訪問看護師，医師）

入院中，母親は病棟看護師からの技術指導で，ある程度のケア技術を習得できたものの，緊急時の対処やトラブル発生時の対応については，まだまだ不安が残っている。そこで，退院直後は，訪問看護師や医師からのケア技術の実践やアドバイスが十分に受けられる体制を整える必要がある。訪問看護師や医師が母親に医療面で全面的に支援することを保障し，すぐに連絡ができる体制（訪問看護の場合，24時間対応体制加算）も完備しておく。

退院後しばらくは，訪問看護師が毎日出向くことから，心配事があったら，まず訪問看護師へ連絡することを，母親および家族へ伝えておく。いざというときのために，連絡先をベッドサイドに大きく書いて貼っておくとよい。

### （3）退院後の継続的支援

退院後も専門的治療を受けるために専門病院に通院する小児では，再入院も想定して，病院側のバックアップ体制を整えておくことが大切である。母親や家族に事前に伝えておくことで，「退院してからまた入院することになったらどうしよう」という不安を軽減することができる。そのため，退院後しばらくは退院調整看護師と在宅ケアチームの情報交換が必要となる。書類でのやりとりとして訪問看護報告書があり，訪問看護師が在宅移行後のOちゃんや家族の状況について看護評価として記載する。家族の許可を得たうえで，訪問看護事業所に依頼し送付してもらうのも継続看護の手段として有効である。

なお，在宅療養に移行しても，医療費や通院費，治療に伴う経済的負担が大きく，社会資源や助成制度の情報が不可欠である。保健師や福祉専門職（ソーシャルワーカーなど）の協力を得て，Oちゃんの成長時期に合わせて活用できる助成制度や社会資源の情報を母親や家族に提供してもらう。Oちゃんは乳児であるが，成長に伴って教育支援も重要になってくる。現状では母親に精神的な余裕がないと思われるが，これからのニーズに沿って必要な情報を提供できるように，長期的な視点をもって準備しておく。

## 5）在宅サービスの状況

- 訪問看護（月～土曜日，医療保険1時間）：体調管理，入浴，生活環境整備を中心にしたケア
- 訪問リハビリテーション（週3回）：運動，あそびなど脳の成長発達支援

- 保健師（月１回）：助成制度，予防接種，社会資源，教育支援の情報提供など
- 往診（週１回）：気管切開部の消毒・交換（週１回），人工呼吸器回路の交換（月２回）
- 病院受診（月１回）

### 6）その後（評価）

#### （1）本人の状況

O ちゃんは，試験外泊の１週間後に自宅へ退院となった。試験外泊前から父方の祖父母が O ちゃん宅へ引っ越し，部屋の環境整備を手伝ったため，退院当日すぐに新しいベッドで安定し過ごすことができた。痰の吸引は頻回に必要であるが，母親のほかにも祖母が練習をして吸引できるようになり，母親の負担が軽減した。

退院当日と翌日は，かかりつけ医が訪れ，O ちゃんの状態が安定していることを確認した。それを聞いた母親は，安心し笑顔がみられる場面も多くなった。

入院中は休みの日を除いてほとんど会えなかった兄も，こども園から戻ったらすぐに O ちゃんの様子を見に来て話しかけるなど，妹をかわいがる様子がみられた。O ちゃんは，兄の声かけに，笑みを浮かべるような表情の変化もみられてきた。

#### （2）家族の状況

母親は，退院当日は，O ちゃんの部屋を離れず，ベッドの隣に布団を敷いて一緒に寝ていたが，毎日の訪問看護によって安心感をもつようになり，祖母に任せきりであった家事も少しずつ行えるようになった。また，「痰の吸引は私しかできなかったので，家に帰ったら O ちゃんにつきっきりになると思っていましたが，今は，おばあちゃんも吸引できるので本当に助かりました。夫にも，いざというときに吸引ができるようにするつもりです」と話し，これまで自分一人で抱え込んでいたことを家族に協力してもらおうという姿勢に変化してきている。

現在，退院後１か月経過したが，母親は自宅での生活にゆとりが生まれ，O ちゃんを中心とした家族との生活を忙しいながら楽しめるようになった。

## 交通事故で障がいをもった児童とその母親（シングルマザー）への退院支援

### 1）本人の状況

- P くん，９歳（小学３年生），男児。昨年９月，下校中に交通事故に遭い，心肺停止状態で救急搬送された。その後一命はとりとめたが，頸椎骨折，低酸素脳症にて意識障害，体幹機能障害となり，寝たきりの状態となった。
- 現在の医療的処置は，人工呼吸器装着，胃瘻，気管切開部からの痰の吸引，膀胱留置カテーテル，摘便などである。これ以上の治療はなく，現状を維持しつつ様子をみるしかないと医師から説明があり，また，母親も経済的に余裕がなく，約半年の入院後に自宅へ退院することになった。

## 2）家族の状況

- 母親：35歳，シングルマザー。平日はスーパーでパートをしている。元夫とはPくんが小学校入学前に離婚した。Pくんの入院直後から1か月ほどはパートを休んでいたが，現在は，月～金曜日（9～15時）に働いている。仕事が終わると毎日病院に直行し，Pくんの世話をしている。事故直後は取り乱し，Pくんの姿を見て涙を流すなど精神的に不安定な状態が続いたが，祖母（母親の実母）の支えもあり，今は自宅に退院後の生活を前向きにとらえている。
- 祖母：64歳。建設会社で事務員を定年後，同社にパートとして週3回勤めている。同居しており，家事を手伝っている。
- 親戚：母親の兄と妹（Pくんの伯父と叔母）が県内に在住するが，車で2時間以上かかり，ふだんはお盆やお正月にしか交流がない。Pくんの入院時は，手術直後に面会に来た。今回，自宅に退院することが決まり，助けを求めれば協力すると言ってくれている。

【その他の協力者】

- 母親の友人：Pくんの友達（同級生）の母親。Pくんを心配して病院に見舞いに来てくれたり，学校の勉強の進み具合や宿題などを伝えてくれている。同じシングルマザーであり，母親も“ママ友”として信頼している。

## 3）支援内容

### （1）退院前カンファレンスの開催

**【カンファレンスの参加者】**

- 家族：母親，祖母
- 病院スタッフ：病棟看護師（受持ち看護師が望ましい），主治医，理学療法士などリハビリテーション担当者，MSW，病院内学級の先生など
- 在宅ケア関係者：訪問看護師，かかりつけ医，理学療法士，保健師，相談支援専門員（ケースワーカー），特別支援学校の先生，医療機器メーカー（人工呼吸器）事業者など

母親，祖母共に，自宅への退院を前向きにとらえていることから，退院前カンファレンスでは，より詳細で具体的な打ち合わせが行われることになった。退院前の試験外泊では，何度も自宅と病院を行き来するのが大変であるという医師の助言もあり，試験外泊を実施してPくんの体調や生活状況に支障がなければ，病院に戻ることなく，そのまま退院することにした。

退院調整看護師は，病棟看護師と連携し，これまで病棟で母親と祖母が練習・実施してきた医療的ケア技術をブックレットにまとめ，自宅で確認できるよう母親に手渡した。試験外泊時にこれを持参し，Pくんのベッドサイドに置いておくよう助言した。また，訪問看護師にもその場で伝え，今後自宅で行う医療的ケアに変更があった場合は，訪問看護師が確認のうえで，ブックレットを更新していくように伝えた。

**（2）試験外泊の援助**

試験外泊の前に，自宅でのＰくんの生活空間において，医療機器などの配置を調整しておく必要がある。母親と祖母だけでは重い機材の搬入や移動などが難しいため，母親の兄に同席を依頼し，手伝ってもらうことにした。また，退院調整看護師は，事前に医療機器（人工呼吸器）メーカーの事業者に連絡し，専門的立場から助言が得られるよう手配した。さらに，電源用コンセントや停電時のバックアップの方法，緊急時の連絡先も確認し，実際の試験外泊日の前に家族とケア提供者全員が共通理解をもつことができた。

試験外泊中も訪問看護の利用が可能なことから，訪問看護師に来てもらい，病院からもらったブックレットを家族と訪問看護師で一緒に確認しながら，医療的ケア一つひとつの手技を再確認した。

退院前カンファレンスで確認したとおり，試験外泊中のＰくんの状態は安定しており，母親と祖母は退院調整看護師に連絡し，このまま退院とし，在宅療養に移行することになった。

**（3）退院直後の集中的なサポート（訪問看護）**

退院後は，現状の人工呼吸器，胃瘻，気管切開部からの痰の吸引，摘便などの医療的ケアがそのまま自宅で継続されるため，母親と祖母が手技を実施することになる。経済的な理由もあり，母親はＰくんのケアに支障が出ない限りは，パート勤務を継続したいと思っており，日中は，祖母がＰくんと家で過ごすことが多くなる。祖母の仕事（パート）は，勤務先の配慮もあり，出勤を必要最低限まで減らし，在宅勤務が可能となった。

自宅での生活のペースがつかめるまでは，日曜日以外は訪問看護が入り，医療的ケアを全面的に支援する方針となった。

## 4）支援のポイント

**（1）医療的ケアの最終確認**

入院中の半年間で，母親と祖母は病棟看護師から吸引や胃瘻の手技，膀胱留置カテーテルバッグからの尿の廃棄方法など様々な教育を受け，不安なくできるまでに上達した。退院調整看護師は，退院前の最終確認として，医療的ケアの手技について不安や疑問点などがないか尋ね，具体的に出てきた不安などを訪問看護師に伝達した。

**（2）在宅ケアチームと病院をつなぐ多職種連携**

退院後に在宅ケアチームで中心的役割を果たすのは，サービス頻度が多く，きめ細やかな情報収集ができる訪問看護師が現実的であると思われる。そのため退院調整看護師は，退院前から訪問看護師と密に連携し，１か月の在宅サービススケジュールについて情報交換をしておくとよい。次回の病院受診日も決めておき，外来と連携して受診の際にＰくんの体調や家族の状況について情報が得られると，今後の在宅生活へのアドバイスに生かすことができる。

## 5）在宅サービスの状況

●訪問看護（月～土曜日，医療保険１時間）：全身の体調管理，入浴などの保清，人工呼

吸管理，日中の胃瘻管理，感染管理などを中心にしたケア

- 訪問リハビリテーション（週２回）：運動，関節拘縮の予防，脳の成長発達支援
- 保健師（月１回）：助成制度，社会資源，教育支援の情報提供など
- 往診（週１回）：人工呼吸器回路の交換（月２回）
- 病院受診（月１回）
- 特別支援学校（週１回，訪問学級）

## 6）その後（評価）

### （1）本人の状況

Ｐくんは，自宅に帰ってからも状態が安定しており，４月からは特別支援学校の４年生になった。リビングにベッドを置き，常に家族の目が届いて声が聞こえる環境である。時々，同級生や従兄弟が遊びに来ている。

１か月後の最初の病院受診では体重も少し増え，栄養状態も問題なく成長している姿があった。退院調整看護師は，最初の外来受診時に直接Ｐくんと面会し，その様子をみることができた。

### （2）家族の状況

母親は，退院後１週間は仕事を休み，Ｐくんの周辺環境を整えたり，毎日の訪問看護の状況を見守り，一緒にケアを行ったりしていた。翌週からは，祖母の協力を得ながら，午前中だけパート勤務に戻ることになった。ゆくゆくは，訪問看護の回数を減らしてもよさそうだと思い始めている。また，訪問看護師に同世代の人が多く，話し相手になってくれることから，毎日いろいろな看護師に来てほしいと思っている。また，経済的な負担を軽減できるよう，役立つ情報を得たいと考えている。

文献


1）末光茂，大塚晃（監）（2017）．はじめに．医療的ケア児等コーディネーター養成研修テキスト，中央法規出版．

2）厚生労働省．障害児支援の体系①平成24年児童福祉法改正による障害児施設・事業の一元化．
＜https://www.mhlw.go.jp/content/12200000/000360879.pdf＞［2020．December 23］

3）難病情報センター．難病対策及び小児慢性特定疾病対策の現状について．「令和元年5月15日 第61回厚生科学審議会疾病対策部会難病対策委員会・第37回社会保障審議会児童部会小児慢性特定疾患児への支援の在り方に関する専門委員会」資料．
＜https://www.nanbyou.or.jp/entry/5927＞［2020．December 23］

4）厚生労働省．障害児支援施策の概要，医療的ケア児について．
＜https://www.mhlw.go.jp/content/12200000/000545320.pdf＞［2020．December 23］

5）普照早苗，梅津千香子，福田弥生（2019）．福井県内における小児訪問看護の体制整備および質向上のための方策2017～2019報告書．福井県立大学看護福祉学部看護学科，訪問看護ステーション府中，p.8．

6）田中道子，前田浩利（編著），日本訪問看護財団（監）（2015）．Q&Aと事例でわかる訪問看護 小児・重症児者の訪問看護．中央法規出版．

7）内多勝康（2018）．「医療的ケア」の必要な子どもたち―第二の人生を歩む元NHKアナウンサーの奮闘記．ミネルヴァ書房．

# 9 自宅に帰ることが困難な人への入退院支援

## 入退院支援の特徴

退院の許可が出た入院患者に自宅療養の見通しを尋ねた調査[1]では，「自宅で療養できない」と答えた人は21.7％であり，これらの人が自宅療養をするためには家族の協力や自宅でのサービスなどの介護体制が必要と答えている。さらに，入院前の場所と退院後の行き先に関する調査[2]では，入院前に家庭にいた人のうち家庭に帰った人は90.2％であり，約1割が入院後にこれまで暮らしていた家庭，すなわち自宅以外の場所へ退院しているという現状がある。

自宅に帰ることが困難な患者または家族には，以下のような状況が考えられる。

①人工呼吸器や吸引などの医療処置が必要，または意識障害などがある。
②一人暮らし，高齢世帯，認知症世帯など，介護にかかわる人手が十分ではない。
③借家，あるいは居住スペースが2階以上にあるなどで，住環境の整備が難しい。
④患者や家族が自宅療養に不安を感じている。
⑤患者が自宅で暮らすことを望んでいない。
⑥家族が同居を望まず，介護放棄などのおそれがある。

上記のうち，⑤と⑥の場合は，自宅以外でこの患者が“その人らしく”生活できる場を探すことが必要である。しかし，①～④の場合は，訪問サービスや施設利用などにより自宅で生活することが可能である。このことを看護師は認識したうえで，自宅への退院を検討していく。医療者側が病院や施設などへの転院や入所を決めつけることなく，患者と家族の本心を引き出し，実現できる方法を提示することで，患者と家族が決定できるよう支援していく。

### 1）自宅での療養生活を提案する場合

疾患や障がいを抱えた患者とその家族に退院後の生活の見通しを尋ねた際に，「自宅退院は無理だ」「家で暮らすのは難しい」と答えることがある。その言葉は，疾患や障がいを受け止めきれない，または身体が元どおりではないなかで自宅で今までどおり生活する姿をイメージすることができないということを表現している。看護師は，この言葉を患者と家族の退院先に関する「結論」と受け取るのではなく，退院後の生活についての思いを聴く「きっかけ」であるととらえることが大切である。

看護師は，その思いをまずは受け止め，患者・家族に十分語ってもらう。語られる言葉のなかから，疾患や障がいの受け止め方，気がかりに思っていること，家族関係，経済的な事情，自宅環境など，退院後の生活を考えるうえで必要なことを聴き取っていく。聴き取った情報から必要となる支援を共に検討し，適切なサービスなどを紹介する。具体的なサービスの内容や方法を伝えることで，患者と家族は「自宅退院は無理だ」「家で暮らすのは難しい」という八方塞がりの状態から先が見えるようになる。看護師は，患者・家族の生活の変化が最小限となるよう配慮しながら，新たな状況に対応した療養生活を提案していくことが重要である。

### 2）自宅以外の場を提案する場合

患者や家族が自宅で暮らすことを望まない場合や，家族が介護放棄のおそれがあるなどの場合は，自宅以外の療養の場を提案する。自宅以外の場としては，介護療養型医療施設，介護老人福祉施設（特別養護老人ホーム），介護老人保健施設，ケアハウス，介護付き有料老人ホーム，住宅型有料老人ホーム，サービス付き高齢者向け住宅などがある。こうした療養先は，生涯そこで暮らす場合や，一定期間であっても長期間に及ぶことが想定される。看護師は，患者の年齢や予後によっては，自宅以外の療養の場がその人の今後の人生にとって大きな位置を占めることになる点を理解することが大切である。

自宅以外の療養の場を提案するうえで，退院後に想定される患者の状態について，以下の点を把握または予測して検討する。

①医療面で支援が必要な事柄
②介護面で支援が必要な事柄
③ ADL（日常生活活動）の維持・向上で支援が必要な事柄
④患者の楽しみや生活習慣，大切にしていること

上記の情報に基づき，患者が暮らすことができる施設を絞り込んでいく。対象となる施設は患者が暮らす地域に複数あるため，施設の特徴や利用料など，最新の情報をもっている退院調整看護師や医療ソーシャルワーカーに尋ねる。患者の希望する地域で，①～④の特徴に合った施設を複数提示し，今後の生活がイメージできるよう，見学などの機会を設け，患者・家族が納得して選択できるよう支援する。

## 自宅で最期を迎えたいと希望するがん末期の患者・家族への入退院支援

### 1）本人の状況

● Q さん，50 歳代後半，女性。夫と 8 年前に離婚し，息子と娘の 3 人家族。12 年前に

右乳房下外側部乳がんと診断され，右乳房部分切除術を施行。その後ホルモン療法，化学療法，放射線治療を受けた。5 年前に再発，多発肺転移であった。再びホルモン療法，化学療法を開始したが，3 年前に多発骨転移，2 年前に脳転移となる。3 回の定位放射線治療で腫瘍は小さくなり，日常生活への支障もなく職場復帰する。

- 夫と離婚後，子どもたちとの生活のため新聞配達を始めた。抗がん剤の治療中も，職場からの配慮があり，これまで仕事を続けていた。
- 1 年前に肝転移。その後まもなく左顔面がしびれて食事が摂れなくなり，新たな脳腫瘍が見つかったため，再び定位放射線照射治療と化学療法を受けた。
- 本年 6 月，Q さんから「白血球が少なくて化学療法ができない，放射線治療もこのまま続けても良くならないことはわかっている。子どもたちと話し合い，放射線治療はもうやらないことを決めた」という発言があった。
- 7 月，脳転移による異常行動が出現し 5 日間入院する。乳がんの終末期であると説明され，「子どもたちに協力してもらえば家で生活できると思う。できるだけ家で過ごしたい。がんになってたくさんの人たちに支えてもらったおかげでここまで生きてこられた。最期は家がいい」と在宅療養を希望し，仕事も辞める決心をした。子どもたちはそれぞれ仕事があり，迷惑はかけたくないので，動けなくなったときや痛みが強くなったときにどうするのかなど心配している。

## 2）家族の状況

- 長男：33 歳。運送業で夜勤もある。両親の離婚後に一人暮らしを始めたが，1 年前，Q さんをサポートするために家に戻り 3 人暮らしを再開した。本年 6 月，放射線治療はやらないと家族で話し合って以来，受診の際は時間を調整して付き添っている。「母の面倒をみたいと思っている。妹がつらそうなので心配」と話している。
- 長女：29 歳。介護職で夜勤があるが，時間を調整しながら Q さんの介護をしている。「母の病気がこんなに悪くなっていたなんて知らなかった。がんの末期と聞いて，兄とできるだけ母のそばにいようと話した。自宅で過ごしたいと希望しているので，訪問看護をお願いしたい。ケアマネジャーにも相談したい。介護休暇も申請する予定です」と話している。子どもたちは密に連絡を取り合い，Q さんを一人にしないようにしている。Q さんはそんな 2 人を見て「子どもたちは頼りになります」と話している。
- Q さんの兄弟，親せき：それぞれの家庭の事情で支援はできないと言われている。

## 3）支援内容

Q さんはがんサバイバーとして 12 年間を過ごしたが，入院は 3 回だけであった。1 回目は最初の手術入院，2 回目は本年 7 月の 5 日間，3 回目は最後の入院となった 20 日間である。

### （1）外来での支援と多職種連携

Q さんの療養生活を支えるために多職種が介入し，臨機応変に支援した。外来での治療や検査においては，多くの病院職員がかかわった。

化学療法や放射線治療では，看護師がQさんの身体的・精神的・社会的側面を把握していた。Qさんが化学療法を受けているとき「この1週間はとても体がだるかった。精神的にショックなこともあって」と話したため，がん化学療法看護認定看護師が傾聴した。Qさんは「仕事でミスをした。同僚に迷惑をかけている自分が情けない。退職も考えたが，治療を続けながら仕事も頑張ることが今の目標だから続けたい。話を聞いてくれる医師，看護師，家族がいて本当によかった」と話した。病気の進行とこれからのことなどを傾聴し，Qさんの葛藤や不安を共有した。

仕事と治療の両立や障害年金については，がん相談支援センター相談員が対応した。

Qさんにかかわったその他の職種も，それぞれQさんの言葉や状態に真摯に向き合ってかかわった。

**（2）2回目の入院時の退院支援**

7月に脳転移による認知症様の症状（記憶障害，理解力低下），頭痛，ふらつきがあり，入院した。退院調整看護師と病棟専従の退院調整・医療ソーシャルワーカー（MSW）が入院翌日に面談し，「できるだけ家で過ごしたい」というQさんの思いと，「母の思いをかなえたい」という子どもたちの意向を確認した。早速，介護認定を申請し，地域包括支援センターを介してケアマネジャーを依頼するなど，病棟スタッフと共に在宅療養支援を開始した。

その後，Qさんの状態が落ち着き，ADLの低下もなかったため早期退院となった。Qさんはがん末期の状態と説明されているので，子どもたちの不安が大きいのではないかと思われたが，2人とも在宅療養への思いは変わらず，「自宅で生活できるように環境を整えたい」とのことであった。要介護認定は要介護3であった。

**（3）3回目の入院時の退院支援**

9月に意識レベルが低下し入院となるが，点滴とステロイドで改善し，自宅退院に向けて早期から調整を開始した。退院調整看護師が自宅での様子を把握し，ケアマネジャーと情報交換した。

ADLが低下していくQさんは，「いつ家に帰れるの？」と問うようになっていた。退院調整看護師は，子どもたちが最終的に決断できるよう試験外泊を提案した。Qさんは，久しぶりの外泊を喜び，「家はやっぱり良かった。気持ちが落ち着く」と話した。穏やかな時間を過ごし，子どもたちとも語り合うことができた。

外泊中，Qさんはトイレに行こうとして転倒し，介助する長女の負担が大きかったため，Qさんは「子どもたちは十分私の面倒をみてくれた。これ以上迷惑をかけたくない。

**【退院前カンファレンス参加者】**

- Qさん，長男，長女
- 病院スタッフ：主治医，病棟看護師，退院調整看護師，MSW
- 在宅ケアスタッフ：ケアマネジャー，訪問診療医，訪問看護師，ナーシングホームの看護師と相談員

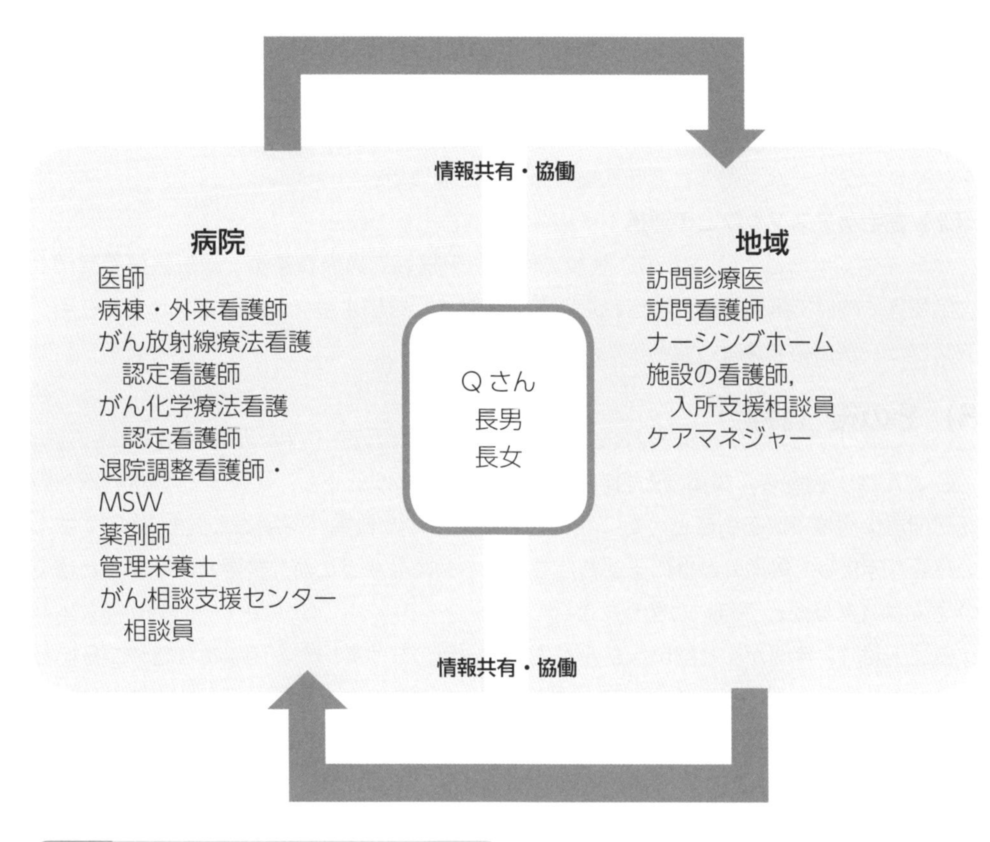


図 9-1　退院前カンファレンスの連携

子どもたちが決めてくれていい」と話した。その後，退院調整看護師と話し合い，ナーシングホームへの入所を決めた。

在宅ケアスタッフはケアマネジャーを中心に情報を共有し，退院前カンファレンスが行われた。カンファレンスの5日後に退院し，そのまま入所することとなった。

ケアマネジャーからは，ナーシングホーム入所後も子どもたちの休日を調整して，できるだけ自宅への外泊をしていこうと提案があった。Qさん，長男，長女は穏やかな表情でカンファレンスに参加できた（図 9-1）。

## 4）支援のポイント

### （1）家族の意思決定支援

長女は「母の家で過ごしたいという希望をかなえてあげたいし，介護職である自分なら母をみられると思ったが，症状が悪化して自信がなくなった」，長男は「母の希望はかなえたいが，不安と迷いがある。妹のことが心配」と話している。

また，試験外泊中の介護が大変だったと長女が不安を訴え，在宅療養への思いが揺らいでいることがわかった。退院調整看護師は，家族への支援が必要と考えた。在宅での療養や看取りに対して揺れ動く思いを受け止め，在宅療養を押しつけず，療養型病院やナーシングホームも選択できることを伝えた。また，在宅療養を選択する場合には，介護保険を利用して訪問看護やヘルパーなどのサービスが受けられることや，ケアマネジャーと検討することなどを伝えた。

2人と話し合いの場をもったが，自宅で看取る覚悟ができないということで，自宅退院をナーシングホーム入所へと方向転換することとなった。

**（2）在宅ケアスタッフとの連携**

ケアマネジャーは，Qさんの入院後に何度も来院して病棟看護師，退院調整看護師と在宅療養に向けて調整した。残された時間を無駄にしないように，病院スタッフと在宅ケアスタッフが情報を共有し協働した。

## 5）その後（評価）

Qさんは1週間後，食事がとれなくなり意識レベルが低下し，ナーシングホームへの転院前日に病棟で息を引きとった。夜間付き添っていた長男が帰宅して間もなくQさんの呼吸が停止し，最期のときに子どもたちは立ち会えなかったが，長男が帰宅するときにQさんは「ありがとうね」と言ったという。

Qさんは12年間がんと闘い，がんが生活の一部になっていた。困ったときやつらいときは，そこに居合わせた看護師や友人に支えられながら，がんを生き切った人であったと考える。自宅での看取りはかなわなかったが，Qさんは家族の思いを一つにするという大きな役割を果たし，穏やかな最期を迎えた。

Qさんの12年間の診療・看護記録を読み返したとき，多くの看護師がQさんの表情や言動をアセスメントし，記録に残し，そして多職種と連携していたことがわかった。また，病棟看護師や退院調整看護師，MSWは，長男，長女と何度も面談して対話を重ね，共に考えるという姿勢で取り組んでいた。

がん患者とのかかわりでは，対話のなかからその人の人生観や価値観を知り，そしてどのように生きたいのかを探り，共に考え，ACP（アドバンス・ケア・プランニング）の実践につなげていくことが重要と考える。

文献

1）厚生労働省（2018）．平成29年受療行動調査（概数）の概況．結果の概要．
< https://www.mhlw.go.jp/toukei/saikin/hw/jyuryo/17/dl/kekka-gaiyo.pdf >［2020．March 31］

2）厚生労働省（2018）．平成29年（2017）患者調査の概況．入院前の場所・退院後の行き先．
< https://www.mhlw.go.jp/toukei/saikin/hw/kanja/17/dl/04.pdf >［2020．March 31］

# 10 経済的困難を抱えている人への入退院支援

## 入退院支援の特徴

入退院支援においては，患者が疾患や障がいを抱えても“その人らしく”暮らしていける支援のあり方を考えていくことが大切であるが，退院後の生活を維持するためには経済的な問題を切り離しては考えられない。看護師が患者の経済状況をすべて把握する必要はないが，療養生活に必要な費用について，経済的困難の有無にかかわらず，患者と家族が正しく知り選択することができるように支援する。また，経済的困難を理由に必要不可欠な支援の利用を控えることがないよう，費用負担を軽減する制度についても伝える。

経済的困難があっても，様々な制度を活用し，患者が必要な在宅サービスや施設サービスを利用して“その人らしく”生活できるよう，患者・家族と共に検討し，多機関の多職種が協働して支援していく。

### 1）在宅介護と施設介護の自己負担

#### （1）在宅介護の自己負担

介護保険利用者の在宅介護にかかる費用について，家計経済研究所が実施した調査[1)]による平均値を紹介する。

●要介護 5 の対象者の場合（1 か月当たり）

①居宅介護サービスの支給限度基準額内 13,964 円

②居宅介護サービスの全額自己負担分 7,122 円

③居宅介護サービス以外の介護関連費用（流動食，栄養補助食品，配食サービス，要介護者用の寝巻，おむつ・パット類，尿器・便器・ポータブルトイレ，補聴器代など）24,630 円

④居宅介護サービス以外の介護関連以外の費用（病院診療・薬剤費，通院交通費，理髪料，同居以外の家族・親族の介護のための訪問交通費，社会保険料（医療保険，介護保険）など）28,860 円

①～④を合計すると総額は 74,576 円である。なお，在宅介護にかかる費用は，要介護度が高くなるほど増えている。

**（2）施設介護の自己負担**

施設介護の場合，施設サービスの自己負担額は以下のようになる。

●介護老人福祉施設（特別養護老人ホーム）の多床室を要介護5の人が利用した場合の自己負担額（1か月当たり）

施設サービス費の1割が約25,000円，居住費が約25,200円，食費が約42,000円，日常生活費が約10,000円，合計約102,200円とされている[2)]。

●老人保健施設の多床室を要介護5の人が利用した場合の自己負担額の試算（1か月当たり）

施設サービス費の1割が約27,600円，居住費が約11,200円，食費が約42,000円，リハビリテーションなどの様々な加算が約15,000円，日常生活費が約10,000円として，合計約105,800円となる。

このように，大まかな費用を知っておくとよいが，実際に必要な費用については，患者個人の所得等の状況および地域の状況によるので，在宅の場合はケアマネジャーなどに，施設の場合は施設の担当者に確認し，患者と家族に情報提供しながら話し合っていく。

## 2）介護保険制度における低所得者への支援

介護保険制度においては，利用者負担が過重にならないよう，低所得者には世帯の所得に応じて区分*1を定め，負担限度額認定，高額介護サービス費，高額医療・高額介護合算制度などの措置が講じられている[2)]。

**（1）負担限度額認定**

負担限度額を超えた居住費と食費についての負担額が介護保険から支給されるもので，入所と短期入所に利用できる。たとえば，介護老人福祉施設の食費（日額）でみてみると，食費の基準費用額が1,380円であるのに対し，第1段階から第3段階の低所得の区分に該当する人の場合，段階により300～650円の自己負担になる[2)]。

認定を受けるには，市区町村に申請する必要がある。

**（2）高額介護サービス費，高額医療・高額介護合算制度**

高額介護サービス費は，月々または年間の自己負担額の合計額が所得に応じて区分された上限額を超えた場合，その超えた分が介護保険から支給される費用である。高額医療・高額介護合算制度は，同じ医療保険の世帯内で，医療保険と介護保険両方に自己負担が生じた場合は，合算後の負担額が決められた限度額（年額）を超えた場合，その超えた分が支給される制度である。

これらの支給を受けるには，いずれも市区町村に申請する必要がある。

**（3）世帯分離**

上記の制度は，「世帯の所得」に応じた区分により対応されているため，家計単位を明

*1：低所得者の設定区分
第1段階：生活保護者等。世帯全員が市町村民税非課税で，老齢福祉年金受給者。
第2段階：世帯全員が市町村民税非課税で，本人の公的年金収入額＋合計所得金額が80万円以下。
第3段階：世帯全員が市町村民税非課税で，本人の公的年金収入額＋合計所得金額が80万円超。
第4段階：市区町村民税課税世帯。

確にして世帯分離することにより，負担が軽減される場合がある。本来，世帯分離は，同じ家に住み家計を一つにして暮らしている生活体を，家計単位により一部の世帯員が住所の変更をせず新たに別の世帯を設けるという届け出であり，介護費用の負担軽減を対象とした制度ではないが，特に施設利用にあたり負担が軽減される現状がある。しかし，社会全体の負担や個人のデメリットも考慮する必要がある。

介護保険制度は定期的に見直され改訂されているので，患者・家族の収入や加入している医療保険の状況と合わせて介護保険制度を確認することも大切である。

### 3）障害福祉サービスにおける低所得者への支援

「障害者自立支援法」による障害福祉サービスの自己負担額についても，所得に応じて4区分＊2の負担上限月額が設定され，1か月に利用したサービス量にかかわらず，それ以上の負担は生じない[3)]。

そのほかにも，療養介護を利用する場合，医療費と食費の減免，世帯での合算額が基準額を上回る場合の高額障害福祉サービス等給付費の支給，グループホームの家賃助成，生活保護の対象とならない額まで自己負担の負担上限額や食費等実費負担額の引き下げなど，低所得者に配慮した軽減策が講じられている。

障害福祉サービスの利用を含めた費用負担軽減については，市区町村の相談支援事業者に相談・申し込みをする必要がある。

## 脳出血後遺症により自宅退院が困難となった生活困窮者の入退院支援

### 1）本人の状況

- Rさん，70歳代，女性。右被殻出血＊3。65歳まで飲食店に勤めていた。息子と2人暮らし。
- 自宅で倒れ，近隣の救急病院に搬送される。左半身の脱力があり，右被殻出血と診断される。点滴治療が行われたが，左半身に不全麻痺が残り，リハビリテーション目的で回復期リハビリテーション病棟があるB病院に転院となった。
- 2型糖尿病，高血圧の既往がある。
- ADLは，一部介助で車椅子移乗可能。
- 利用している社会保険制度はない。

＊2：障害者の利用者負担の区分（世帯の収入状況））と負担上限額
生活保護（生活保護受給世帯）：0円
低所得（市町村民税非課税世帯）：0円
一般1（市町村民税課税世帯，所得割16万円未満）：9,300円
※入所施設利用者（20歳以上），グループホーム利用者を除く。
一般2（上記以外）：37,200円
＊3：被殻出血：高血圧が持続することで小さな動脈に負担がかかり，血管壁が弱くなり生じる脳出血で，出血した側と反対側の運動麻痺（片麻痺）や感覚障害をきたす。

## 2）家族の状況

●夫：20年前に死別。
●長男：30歳代。アパートの2階で同居している。長男には軽い障がいがあり，定職についていない。収入はRさんの年金（月65,000円）のみである。親戚がいないため，長男がキーパーソンとなる。

## 3）支援内容

### （1）状況の把握（スクリーニングとアセスメント）

Rさんは，65歳で飲食店を退職してからは自宅で過ごすことが多かった。血糖値は食事療法と内服薬でコントロールできていたが，血圧は高い状態が続いており，内服薬の変更が検討されていた。自宅で倒れたときは，長男が救急要請をした。

後遺症として左半身に不全麻痺が残ったが，少しでもADLを拡大する目的で回復期リハビリテーション病棟がある病院に転院となった。

転院の翌日に，退院調整看護師がRさんと長男に面会した。これまでは元気に暮らしていたため介護保険の利用はなかった。

入院時早期カンファレンスで，病棟スタッフと退院支援部門の医療ソーシャルワーカー（MSW）と話し合った。不全麻痺が残存する可能性が高く，退院後も何らかのサービスを利用する必要があると判断し，介護保険の申請をすすめることとした。

自宅はアパートの2階にあり，階段の上り下りが必要であること，トイレは洋式であるが狭いため，手すりや杖を使って歩行ができることが最低条件となる。そこで，リハビリテーションのゴール設定を杖歩行の自立とした。直接自宅への退院が難しければ，介護老人保健施設などを利用し，リハビリテーションを継続しながら自宅への退院を目指すことになった。

### （2）本人・家族の思いの傾聴

Rさんは，経済的な面からも自宅への退院を強く希望した。長男に思いを聞いたところ，「麻痺が残るのであれば，自分も常に家にいるわけではないので自宅退院は難しいと思う。施設の入所は無理でしょうか？　リハビリをしてある程度自分のことができるようになれば，自宅療養も考えられると思う」と話した。今まで自分のことはすべて自分で行うことができた母親が突然倒れ，介護が必要な状態になった現状に困惑している様子がうかがえた。

そこで，最終的な目標を手すりや杖を使って歩行できることとし，入院中はもちろん，退院後はいったん介護老人保健施設に入所し，リハビリテーションを継続していくことを提案し，長男も了承した。Rさんは自宅退院を希望したが，長男にも説得されしぶしぶではあるが了承した。

### （3）今後の方向性の決定

要介護3と認定されたため，長男に利用できる施設の情報を提供し，申し込みを勧めた。長男から「どの施設も費用が高く，入所できそうにない。どうすればよいのか」と相談があった。収入はRさんの年金のみで，長男は現在無職であり，貯金もないとのことであった。入院費の支払いも滞っている状態であった。

入院費については，病院の担当者と話し合い，分割で支払うことができていたが，施設入所の費用までは余裕がなかった。比較的費用が抑えられる特別養護老人ホームの入所も検討したが，まだ70歳代前半でリハビリテーション次第でADLが拡大する可能性も高いことから妥当ではないと判断し，サービスを利用しながら自宅での生活ができないか検討することになった。

**（4）課題解決に向けたチームアプローチ**

自宅への退院に向けて，病棟スタッフやリハビリテーションスタッフと話し合いを重ねた。現在のADLは，ベッドからの起き上がり，座位の保持，車椅子への移乗に一部介助が必要であり，立位の保持は健側で手すりにつかまれば可能な状態であった。車椅子での自走は，健側の上下肢を使い可能であった。しかし，自宅は車椅子が使えないため，杖や手すりを使っての歩行が必要である。また，トイレに行くことはできてもズボンの上げ下ろしなどの動作ができないため，介助が必要となる。Rさんは尿意を感じることができ失禁はみられなかったため，トイレでの排泄動作の自立が課題であると考えた。リハビリテーションでの訓練と並行し，病棟でも排泄動作の獲得に向けて指導を開始した。

一番の問題は，自宅アパートの13段の外階段である。階段の手すりは片側だけで，段差は23cmある。長男の介助で上り下りができるように，リハビリテーションが始まった。しかし，5段までは上れるものの，下りることが難しく，実用的ではなかった。そこで，現在住んでいるアパートの1階への移転ができないか検討したが空室がなく，別の借家に引っ越すことも費用の問題で難しい状況であった。

経済的な問題から退院先が決められない状況であったため，MSWが地域包括支援センターの担当者に連絡し，今後についての話し合いを行うことになった。

**（5）地域包括支援センターとの連携**

経済的な問題があることから，地域包括支援センターの地区担当者および生活困窮担当者と話し合った。このままでは環境が整っていない自宅への退院となる可能性もあり，施設入所も困難である状況から，Rさんへの生活保護適応について検討した。それには長男との世帯分離が必要である。

後日，生活困窮担当者と長男に来院してもらい，Rさんも参加して話し合った。生活保護の受給について提案したところ，Rさんは「お金のことは常に心配の種だった。息子の仕事も続かないし，今までは年金で細々とやってきたけれど，入院することになってしまって，いろいろと不安でした」と話し，了承した。長男には就労支援をすることになった。生活保護受給に向けて手続きが始まった。

**（6）小規模多機能型居宅介護の利用**

生活保護の受給が決まり，退院先について話し合った。生活保護受給者が入所できる施設には限りがあるため，施設選びに難航した。地域包括支援センターからの情報提供により，小規模多機能型居宅介護サービスが利用できる可能性が高くなったため，ケアマネジャーが院内訪問を計画した。

ADLは少しずつ拡大しているが，IADL（手段的ADL）については介助が必要な状況である。2型糖尿病もあるため，食事管理は必要不可欠である。毎日デイサービスを利用し，リハビリテーションと週2回の入浴を計画した。朝食は宅配サービスを利用し，電子レンジで温めて食べられるようにし，昼と夕の2食を施設で食べられるようにした。

夜は自宅で過ごすことになるが，問題になるのが排泄である。ベッドからの起き上がりから端座位になるまでは自力で可能となったが，杖歩行や排泄動作は獲得できていなかった。おむつの使用も検討したが，これまで失禁もなく排泄できていたRさんは受け入れなかった。就寝前に排泄を済ませておけば，夜間1回程度の排泄で朝を迎えることが多かったため，ポータブルトイレへの移乗ができないか検討した。

ベッドサイドのどの位置にポータブルトイレを設置するかを検討し，リハビリテーションスタッフの意見を参考にしながら自力で移乗できるように訓練した。安定した立位がとれるようになったところで，片手でもズボンの上げ下ろしができるように排泄のたびに指導し，一人でもできるようになった。長男にも指導に参加してもらった。

退院を前に，院内でサービス担当者会議を開催した。住み慣れた自宅への退院はかなわなかったが，退院が決まったことでRさんの顔に安堵の表情が浮かんだ。入院から約4か月後に退院となった。

### 4）支援のポイント

Rさんは脳出血により後遺症が残り，住み慣れた自宅以外への退院を余儀なくされた。経済的な問題もあり，退院調整は難航した。Rさんの場合は生活保護受給者とすることで経済的問題を支援し，退院後に安心して生活ができるようにサービスを調整し退院することができた。

また，このようなかたちで退院できたのはRさん自身の努力も大きかった。ベッドサイドに設置したポータブルトイレを一人で使用できるという具体的な目標を設定し，リハビリテーションスタッフと病棟スタッフが指導と見守りを続けたことがRさんの励みとなった。Rさんが抱えていた経済的な問題を生活保護制度で支えたことで，目標に向かって前向きに取り組むことができたと考える。

### 5）在宅サービスの状況

新しい住居は2階建てアパートの1階にあり，利用する事業所からも近い位置にあった。長男が生活に必要な電化製品などを揃えた。ケアマネジャーや福祉用具事業者が自宅を訪問し，地面から玄関に上がる前に段差があることがわかり，段差を解消するためのスロープや手すりの設置，ベッドのレンタル，ポータブルトイレの購入なども進められた。

退院後1週間は宿泊サービスを利用し，ADLの確認や環境に慣れることになった。その後はデイサービスと宿泊を組み合わせ，生活保護受給の範囲内でサービスを調整しながら生活していくことになった。

- 通所介護（デイサービス，週5回）
- 宿泊サービス（月4回）

- 福祉用具貸与：スロープ，手すり，ベッド，ベッド周辺用具（ベッド柵など）
- 配食サービス：週７回（夕食分）

### 6）その後（評価）

退院１か月後にケアマネジャーに現状を確認したところ，R さんの ADL が少しずつ拡大し，排泄動作も安定していること，夜間に自宅で問題なく過ごせていることがわかった。生活困窮担当者からは，長男が自動車部品の製造工場で働き始めたと報告があり，経済的自立に向けて努力している姿がうかがえた。

患者を支える様々な職種のなかで，看護師は患者・家族に一番近い存在である。核家族化が進み，介護者が不在となり自宅への退院ができないケースや，経済的な面から退院先の調整が困難なケースが増えている。看護師だけではどうすることもできない問題があっても，様々な職種の意見を取り入れ検討していくことで，解決の道が開けてくる。

文献

1）田中慶子（2017）．「在宅介護のお金とくらしについての調査 2016」について．季刊家計経済研究，113：5-19.
2）厚生労働省．サービスにかかる利用料．
＜ https://www.kaigokensaku.mhlw.go.jp/commentary/fee.html ＞［2020．March 23］
3）厚生労働省．障害者の利用者負担．
＜ https://www.mhlw.go.jp/bunya/shougaihoken/service/hutan1.html ＞［2020．March 27］
4）全国訪問看護事業協会（監），篠田道子（編）（2017）．ナースのための退院支援・調整─院内チームと地域連携のシステムづくり．第２版．日本看護協会出版会.
5）宇都宮宏子（2011）．３段階で理解する退院支援のプロセス．宇都宮宏子（編著），退院支援実践ナビ，医学書院，p.18-48.
6）宗川千恵子（2009）．脳血管障害患者への退院支援・退院調整．宇都宮宏子（編），病棟から始める退院支援・退院調整の実践事例，日本看護協会出版会，p.88-102.

# 11 障がいをもつ成人への入退院支援

## 入退院支援の特徴

障がいをもつ成人[*1]は，疾患の発症や事故などにより，突然障がいを抱えたという場合が多い。また，20歳代，30歳代，40歳代，50歳代はそれぞれ，仕事，結婚，子育て，介護など，社会や家庭で大きな役割を担い，それぞれのライフステージにおける課題がある。障がいをもつ成人への入退院支援では，退院後の生活の再構築だけでなく，患者と家族のライフステージにおける課題を同時に考えることが重要となる。

### 1）ライフステージにおける役割と課題の理解

患者は障がいを抱えた人であると同時に，養育すべき子をもつ親や介護者として家族役割を担う人であり，自己実現などの課題に取り組む人である。入退院支援においては，障がいを抱えた今後の生活がどのようになるのかという視点と，患者と家族が今のライフステージの課題にどのように向き合っていくのかという視点をもって患者と家族を理解する。

患者と家族は，障がいを受け入れることができない状況であっても，退院を転機として，自身の人生を一歩ずつ進めていかなければならない。看護師は，日々のかかわりのなかで，患者と家族が障がいを受容し退院後の生活を考えることができるよう支援していく。まずは，患者が親として，家族の一員として，職業人として，地域住民として，これまで何を大切にして，どのような役割を担ってきたのか，患者や家族に語りを促す。語りを聴くことによって，患者や家族と共に今後の生活に目を向けていくことができる。短い入院期間のなかで，患者と家族が障がいを抱えた生活への第一歩を踏み出せるよう支援していくことが大切である。

### 2）患者・家族の退院後の生活の検討

患者が障がいをもちながら“その人らしい”生活を営むためには，リハビリテーション

*1：本項では，20歳以上の介護保険の被保険者とならない成人で，疾病により障がいをもった人とする。

の継続が不可欠である。リハビリテーションでは，障がいの部位や程度によって様々な目標が立てられるが，長期的な視点をもち，改善することや生活がしやすくなること，状態を維持することを基盤にして今後の人生設計を描いていく。看護師は，退院後に必要なリハビリテーションについて，患者とリハビリテーションスタッフ，主治医などと十分に話し合う。また，退院後の生活でも継続できるよう，患者と相談支援専門員＊2などとも話し合っていく。

患者は障がいによって起床してから就寝するまで，さらには就寝中も何らかの介助が必要な場合がある。看護師は，入院中のかかわりのなかで，退院後に自宅で誰がどのように介助するのか，どうしたら安全かつ簡単にできるかを考えておく必要がある。この問題に最も悩んでいるのは患者と家族であるが，自らそうした悩みを看護師に訴える人は少ない。家族は自分たちで何とかするしかないと思い，そのために仕事を減らすかあるいは辞めるかを考えている場合がある。また，患者を中心に考えるあまり，養育が必要な子どもにまで十分に注意が行き届かないなど，家族内のバランスが不均衡な状況に陥ることもある。どうしたらよいのか途方に暮れ，考えることを放棄することもあるかもしれない。

早期の段階から退院支援に取り組むことで，迷いと葛藤をもつ家族の話を聴き，思いをとらえ，家族のそれぞれが新たな生活のなかでライフステージの課題を乗り越え，それぞれが“その人らしく”暮らしていけるような生活スタイルを共に考え見出していくことができるのである。

### 3）病院・地域の専門職の協働と社会資源の活用

障がいをもつ成人で，退院後に様々なサービスが必要となる場合は，「障害者総合支援法」による障害福祉サービスを利用することができる。医療機関においては，医療ソーシャルワーカー（MSW）や退院調整看護師が制度の利用について詳しいため，相談支援専門員との連携の窓口になっていることが多い。障害福祉サービスには，介護の支援を受ける介護給付と，訓練などの支援を受ける訓練等給付がある[2)]。

また，市町村などの地域生活支援事業として移動支援や，通うことのできる地域活動支援センターなどによる支援もある。福祉用具の給付に関しては，義肢や車椅子などの補装具費支給制度や，介護用ベッドや吸引器，パルスオキシメーター，意思伝達装置など日常生活用具給付等事業がある。潤沢にサービス事業所があるわけではないが，看護師と病院や地域の多職種とが知識と情報を出し合って，患者と家族が“その人らしい”生活を築いていくことができるよう，様々なサービスを組み合わせ，患者と家族と共に検討していく。

＊2：「身体上若しくは精神上の障害があること又は環境上の理由により日常生活を営むのに支障がある者の日常生活の自立に関する相談に応じ，助言，指導その他の支援を行う業務」[1)]を行う者。実務経験と相談支援従事者初任者研修修了の要件をいずれも満たすことが要件となっている。

# 家族役割の遂行を望む障がいを有する成人への入退院支援

## 1）本人の状況

- Sさん，30歳代，男性。交通事故にて頸髄損傷，外傷性くも膜下出血，顔面多発骨折。高次救命救急センターに搬送され，意識障害，呼吸不全にて一時的に挿管し人工呼吸器を装着。その後気管切開を行い，骨折の手術を施行。人工呼吸器は離脱でき，気管切開カニューレも抜去。頸髄損傷とくも膜下出血の影響で，右片麻痺と言語障害が残存しリハビリテーション目的にて当院へ転院。
- 理学療法士による車椅子の駆動訓練，平行棒内での歩行訓練，作業療法士による利き手交換の訓練，言語聴覚士による言語訓練と嚥下訓練を行っている。いずれも意欲的に訓練しているが，右上下肢の麻痺に改善はみられず，言語や嚥下に関しても緩やかな改善の時期であり，今後は生活に戻ることを目標に現状維持とADL訓練を行う時期と判断される。
- ADLはすべてにおいて介助が必要な状態である。車椅子への移乗は，起居動作から介助し端座位とする。端座位はベッド柵につかまることができれば保持できる。立位は一部介助，方向転換と着座も本人の力と一部介助にて行っている。食事はセッティングを介助すれば自分で摂取できる。食形態は，顔面の多発骨折により開口制限が生じているため，軟らかい米飯と副食にしており，水分にはとろみをつけている。排泄は尿器で介助，排便はトイレにて介助している。排便が滞るときは下剤を内服し排泄することもある。保清は全介助でシャワー浴を行っている。歯磨きと洗面は，車椅子へ移乗と洗面所でのセッティングを介助し，あとは自分で行うことができる。
- コミュニケーションは可能で，意思を伝えることができる。言葉を容易に発することはできず，返答に時間がかかる。意思が一定とは限らず，日によって異なることもあるため，繰り返し意思を確認して物事を進める必要がある。
- Sさんは障がいが残ったことについて多くを語らないが，歩行が可能になると期待してリハビリテーションを頑張っている。子どもたちはまだ幼少期であり，経済的な面を一番気にしている。入院中もできる限りリハビリテーションに時間をかけ，自分でできる訓練があれば自主的に行い，早期の自宅退院および仕事復帰を考えている。

## 2）家族の状況

- （同居）家族：妻30歳代，長男（5歳），長女（2歳）。妻は無職であるが，長女が幼稚園に通えるようになったら家計を支えるために就職することを検討している。妻は，長男が幼稚園に行っている時間帯に長女を連れて1日おきに面会に来ている。長女は父親に甘えている。長男は土日に来院し，父親を助けようと車椅子を押す姿を見かける。ゲーム機で遊びながらSさんと話していることもある。妻は夫の介護と育児の両立に不安を感じている。今までSさんと相談しながら決めてきたことを今後は妻が決断していかなければならず，日常生活と育児があり，病院へ来ない日もある。夫の障がいについて受け入れる時間が必要と推察される。

- Sさんの両親：父親（60歳代後半），母親（60歳代前半）。車で30分程度の場所で生活している。時々来院しているが，退院後の生活についてはSさんと妻に任せている。これまではあまり親しくしていなかったが，Sさんが受傷してからは子どもたちを預かるなど，協力する意思はみられる。

## 3）支援内容

### （1）公的制度の利用

Sさんは，自宅での療養生活にあたり，福祉サービスの利用を希望している。対象となるのは障害福祉サービスであり，まず身体障害者手帳取得の手続きを行う。受傷後，半年が経過したが，右上下肢の麻痺が残存しているため肢体不自由として申請する。身体障害者手帳を取得後，障害福祉サービス区分を申請する。

### （2）自宅環境の整備

車椅子生活が基本となるため，自宅環境を大幅に整備しなければならず，住宅改修を検討した。一戸建ての住居は，玄関までに3段の階段があり扉は開き戸である。玄関から続く廊下の幅は，車椅子で通ることは難しい。廊下の左右にトイレや洗面所がある。

Sさんは改修前の自宅に入ることが困難なため，退院前訪問指導を実施し，妻と相談することになった。

**【退院前訪問指導の参加者】**

- 妻
- 病院スタッフ：理学療法士，作業療法士，病棟看護師，退院調整看護師
- 在宅ケア関係者：相談支援専門員，住宅改修事業所の担当者，福祉用具事業者

玄関からの出入りを検討した結果，移動用リフトが必要となるが，構造上設置できなかったため，裏手にあるリビングからの出入りを検討した。裏手にはウッドデッキがあり，玄関側からそこまでスロープを作り，車椅子で移動する方法とする。ウッドデッキとリビングには段差がなく，無理なく出入りできる。

室内はバリアフリーであり，家具などを整理することで車椅子での移動は可能である。居室は1階リビングの隣に位置しているが，妻は2階で就寝することを希望している。朝は妻が子どもの世話で忙しいため，Sさんの支度はその後で行うこととし，Sさんもそれを受け入れ生活することになった。

トイレと洗面所が廊下の左右にあり，車椅子で移動する幅がなく，移動式の椅子を購入し使用することを提案した。

### （3）ADLの練習，自宅での介助法の検討

病棟看護師と理学療法士は，自宅の環境をイメージし，日常生活で必要な介助方法をSさんと妻と相談しながら考え練習した。ベッドと車椅子，車椅子と便座の移動介助に関し

ては，Sさんの力でできることを生かし，最小限の介助で行うことを念頭に置いて練習した。妻との息も合い，数回の練習で容易にできるようになった。食事や排泄，その他の介助も問題なく習得した。排尿は，夜間も自分でできるよう安楽尿器の使用を提案し，スムーズに導入できた。

**（4）福祉サービスの利用**

住宅改修は，屋外のスロープ工事に3週間ほど要した。その間に，退院後の生活を具体化するとともに，相談支援専門員と相談し福祉サービスを具体化した。Sさんの一番の希望はリハビリテーションの継続であり，通所および訪問リハビリテーションが利用できるよう提案・依頼した。入浴は自宅では困難なため生活介護を，子どもたちの行事や妻の介護負担の軽減のためショートステイの利用も提案し，ケアプランの作成を依頼した。

**（5）家族への支援**

退院に向けて様々なことが整っていくなか，妻は育児と介護の両立への不安を口にすることが増えた。また，長期間の休みには子どもたちを旅行に連れて行きたい，長男が小学生になるため準備に追われるなど，次々と用事ができ，退院日がなかなか決まらなかった。妻と子どもたちだけの生活が長くなったため，3人での生活サイクルができつつあり，夫が戻るタイミングが難しいことが考えられた。看護師は，年間行事は1つ終わるとすぐ次の行事が始まるため，どこかで区切らないと退院できないことを妻に説明した。また，相談支援専門員と共に妻の思いを傾聴し，退院に向けて背中を押す役割を心がけてかかわった。

**（6）退院前カンファレンスの開催**

【退院前カンファレンスの参加者】

- Sさん，妻
- 病院スタッフ：主治医，病棟看護師，理学療法士，退院調整看護師
- 在宅ケア関係者：訪問医，訪問医の看護師，相談支援専門員，訪問リハビリテーションの理学療法士，生活介護事業所職員，通所リハビリテーション職員，訪問介護員，福祉用具事業者

カンファレンスでは，リハビリテーションの継続と自立に向けたかかわり，就労の希望，妻の負担を軽減する支援などについて話し合った。また，移動方法については，その場で実施し共有した。

長男が小学校に入学し，ゴールデンウィーク後半での退院となった。

## 4）支援のポイント

障がいをもつ成人は，身体的な障がいだけでなく，職を失うことで経済的な負担が大きくなることや家族役割を遂行できなくなるなど，様々な課題をもっている。入院前の生活を知るとともに，そのような家族役割にも視点を置いてかかわることが重要である。

退院支援では，障がいに対する本人・家族の受け止め方，今後の生活に対する思い，経済的側面について傾聴し，思いを繰り返し確認しながら共有することから始める。自身の

障がいを受け入れられず，退院後もリハビリテーションを継続し，障がいの回復に期待する人も多い。その場合は，リハビリテーションが継続できるようサービスを調整し，機能の改善・維持や残存機能を生かした試みなども視野に入れて支援する。

障害福祉サービスは限られているため，早期から相談支援専門員に相談し，意見交換しながら退院後の生活を支えるよう連携する。

## 5）在宅サービスの状況

- 住環境の整備：自宅裏手のスロープ工事，トイレの手すりの設置
- 福祉用具の購入：ベッドと付属品，車椅子，屋内用椅子，安楽尿器
- 生活介護（週２回）：通所で入浴
- 通所リハビリテーション（週２回）
- 訪問介護（週４回，朝）：生活介護，通所リハビリテーションへ行く準備と送り出し
- ショートステイ：子どもの行事などのイベントがあるとき随時利用
- 往診：整形外科の医師に依頼

## 6）その後（評価）

Ｓさんは体を動かすことが好きで，リハビリテーションの継続に抵抗はなく，前向きに取り組んでいる。失われた機能を取り戻すことは難しいが，妻の負担を軽減するために筋力アップに励み，利き手を交換した健側での作業にも慣れてきた。

長男が小学校に入学し，家族の生活リズムが整い，Ｓさんが生活介護や通所リハビリテーションに通所することに合わせて妻はパート勤務を始めた。通所リハビリテーションや生活介護では友人もでき，楽しく行くことができている。友人がＳさん宅に遊びに来ることもある。Ｓさんはもともと社交的な性格で，交友関係が広がり表情も明るくなったと報告があった。

Ｓさんが大きな事故から生還し，この生活に至るまでの道のりは長期に及んだ。今後は働くことを考えていきたいとの意向がある。妻は入院中，在宅療養への不安を抱いていたが，自分自身や子どもたちの生活を犠牲にするのではなく，お互いに助け合いながら生活していく家族関係が構築できていると考える。

障がいをもちながらの生活を受け入れるには時間を要するため，地域に戻ることも時間がかかる。今回のケースでも時間はかかったが，Ｓさんと家族の意向を病院スタッフと地域の専門職が密に情報共有し，療養場所が変わっても状態の改善に向けて支援し続けることができたと評価する。

### 文献

1）厚生労働省（2012）．指定計画相談支援の提供に当たる者として厚生労働大臣が定めるもの．厚生労働省告示第 227 号．<https://www.mhlw.go.jp/seisakunitsuite/bunya/hukushi_kaigo/shougaishahukushi/kaiseihou/dl/kokuji_joubun_h24_227.pdf>

2）厚生労働省．障害福祉サービスについて．<https://www.mhlw.go.jp/stf/seisakunitsuite/bunya/hukushi_kaigo/shougaishahukushi/service/naiyou.html> [2020. March 29]

# 12 家族支援が重要・不可欠な人への入退院支援

## 入退院支援の特徴

### 1）家族支援が重要・不可欠であると考えられるケース

病院・施設においては，患者の治療や看護ケアを中心に進行し，家族とのかかわりは主に患者の状況変化時における意思決定の場で発生することが多い。そのため，病棟・施設内の看護師がもつ家族の情報は，入所時の情報収集（患者との関係性や家族成員，緊急連絡先など）における必要最小限のものになる。しかし，患者が退院し，ふだんの生活に戻るにあたっては家族による世話や協力が不可欠であり，家族に関する情報収集が重要となる。退院支援を進めていると「実は家族が大きな課題を抱えていた」ということがあり，患者と同様に家族の支援が特に必要となる場合が少なくない。

筆者は，在宅看護領域を専門とし，訪問看護師の経験を有するが，在宅看護の現場においては，常時家族に関する情報収集や支援が不可欠である。どのようなケースにおいて家族支援が必要となるのか，その例を**表 12-1** に示す。

### 2）退院調整看護師の役割

退院支援においては,「退院後の在宅生活を見据えて」というフレーズがよく使われる。患者の状態予測だけでなく，患者と共に生活していく家族の状況についても「先を見据えた支援」が重要である。家族の在宅における機能や役割の充実が，患者のその後の QOL にもつながる。その視点に立って入院中から家族支援を進めていくことが，退院調整看護師の専門性として重要な役割の一つといえる。

病院内での退院前カンファレンスでは，退院調整看護師がファシリテーターの役割を担うことが多い。その際，患者および家族が安心して参加できる環境を整えることが大切である。患者・家族は，慣れない場で専門職種に囲まれ緊張感が高い状況となる。患者本人からの発言が難しい場合は家族が代理で発言せざるをえないため，責任を重く感じることもある。退院調整看護師は，カンファレンス進行中は家族に寄り添い，わからなかった点はないか，理解できたか，不安なことはないかなど，一つひとつ確認しながら進める配慮

**表12-1 在宅で家族支援が重要・不可欠であると考えられるケース**

1. 介護者も高齢である「老老介護」
2. 患者も介護者も認知症「認認介護」
3. 患者が小児（障がい児・医療的ケア児など）
4. 患者が退院間もない時期にある
5. ケアマネジャーからの依頼がある
6. 患者の意向が本人から確認できない（代理意思決定が必要）
7. 患者以外の家族員が疾患・障がいをもち，介護負担が大きい
8. 家族の不安が強く，頻回に相談依頼がある

が重要となる。また，カンファレンスでは資料が提示されることが多いが，必要時にはメモをとって見せる，ホワイトボードに要点を書きながら進めるなど，患者や家族の理解のペースに合わせたかかわり方をすることで安心感を与え，今後の不安を増長しないよう支援する。

入退院を繰り返す患者の場合は，退院調整看護師が病院の窓口となることで，家族とかかわりが増え，家族からの信頼も強くなる。患者が再入院した場合は，ここまでの在宅生活の情報も得ながら，家族の心身の健康状態を把握する。患者が再度自宅に退院した場合は，家族が患者への介護や世話が十分行える状態であるかなどのアセスメントをし，多職種・多機関との連携・協力体制をさらに強く進めていくことが重要である。

# 最期は住み慣れた自宅で迎えたいと望む超高齢者への入退院支援

## 1）本人の状況

- Tさん，102歳，女性。2型糖尿病，高血圧，認知症（日常生活自立度Ⅲ，寝たきり度B2）*1。次女と2人暮らし。
- 肺炎で1週間前に入院。肺炎での入院は3回目で，最近は毎年のように肺炎を発症し入退院を繰り返している。
- ふだんは居間でテレビを見て過ごすことが多い。自力では移動できないが，座位は一人で保持できる。通院や通所介護の際は，時々手伝いに来てくれる孫や職員の介助で車椅子へ移乗している。
- 医師から胃瘻造設を勧められたが，「私は何よりも食べることが好きで楽しみです」と口から食べることにこだわり拒否している。入院中の食事は，ペースト食かキザミ食と

*1：認知症の日常生活自立度Ⅲは，日常生活に支障をきたすような症状，行動や意思疎通の困難さがみられ，介護を必要とする状態。障害高齢者の日常生活自立度（寝たきり度）B2は，屋内での生活は何らかの介助を要し，日中もベッド上での生活が主体であるが座位が保てる状態で，介助により車椅子に移乗できる。

お粥。水分にはとろみをつけている。自宅での食事は，次女が自分の分と一緒に作っている。前回の退院時に，病院の看護師から次女に食事に関しての教育があり，ミキサーの形態にする方法やとろみのつけ方を習得した。しかし，本人が好きなものを食べたいというため，自宅ではミキサーやペーストにせず，とろみをつけず経口摂取していることが多い。

●血糖値および全身状態に急激な変化はない。血糖値は3か月に1回，外来受診時に病院で測っているだけで，食後2時間値で200mg/dL付近を推移している。低血糖症状はこの1年ほど出現していない。

## 2）家族の状況

●次女：82歳。主介護者。最近腰痛が悪化し，近所の整形外科へ通院している。次女の夫は亡くなっている。胃瘻造設をしないことについては，本人の意向を尊重したいということで納得している。

●夫，長女，長男：死亡。

●孫（次女の娘）：56歳。近隣在住。時々，Tさん（祖母）と次女（母親）を訪ねている。外出が必要な際は車で送迎している。

●ひ孫：3人（社会人，大学生，高校生）いるが，それぞれ近隣に住んでいる。お盆や正月に交流がある程度。

## 3）支援内容

### （1）入院時の面談（家族からの情報収集）

Tさんは，これまでに3回入退院を繰り返しているため，病棟看護師や退院調整看護師とも顔見知りである。退院調整看護師は，できるだけ早期（入院当日か翌日）に面会し，退院を見据えてのスケジュール作成に取りかかる必要があると判断した。

面談では，次女から，ふだんのTさんの身体的状況，心理（精神）的状況，環境や生活状況，介護・支援状況などの情報を得て，肺炎を発症するに至る問題点をアセスメントした。自宅での介護状況については，これまで次女が精一杯行ってきたことを念頭に置き，次女を責めるような言動はしないように注意する。また，次女自身も高齢であることに配慮し，次女の生活にも着目して，実現可能な介護方法を助言する。

これまでは次女がしっかりしており，責任感を強くもってTさんを介護してきたが，今後はそのほかの家族の協力が必要になってくると考えられる。次女の気持ちを尊重しつつ，ほかの家族員のサポートがどのように得られるかを検討する。可能であれば，入院中に，協力してくれる可能性のあるほかの家族員に面会に来てもらうよう，スケジュールを調整する。

退院してからの生活という短期の展望はもちろん，1日でも長くTさんと次女の生活を継続するという長期的な展望についても，この機会を逃さず話し合うことが重要である。

### （2）退院前カンファレンスの開催

退院前カンファレンスには全員が参加できることが理想ではあるが，短期の入院である

**【退院前カンファレンスの参加者】**

- Tさん，次女，孫
- 病院スタッフ：退院調整看護師，主治医，病棟看護師（受持ち看護師または師長），薬剤師，栄養士，リハビリテーションスタッフ
- 在宅ケア関係者：ケアマネジャー，訪問看護師，かかりつけ医，デイサービス職員

ためスケジュール調整が難しい。入院早期から計画的に各職種へ連絡し，参加が難しい場合は，事前に打ち合わせ，記録物（書類）による情報提供を依頼しておく。

ケアマネジャーとは，今後の対策についてあらかじめ検討しておき，カンファレンスで共通理解が得られるように準備しておく。

在宅療養では，病院で実施される血液検査や尿検査，X線撮影などの検査データを把握することができない場合が多い。検査データなどの情報については，入院を機に，関係者の同意を得たうえで共有する。

かかりつけ医と主治医が情報交換できるよう，両者に事前に依頼しておく。

## 4）支援のポイント

**（1）また「入院しない」ための対策の検討**

Tさんは，ここ数年，冬季に肺炎を発症し入退院を繰り返している。時期的なリスクが予測できるため，Tさんのふだんの状況について入院前の生活や家庭環境の情報を収集し，入院しないための対策を検討する。

**（2）家族への支援**

Tさんは次女と2人暮らしであり，主介護者である次女も高齢である。退院支援では，無理のない現実的な対策がとれるよう，家族への支援も念頭に置いて進める。現在は携っていないが，他の家族員の協力が新たに可能かどうか探ることも必要である。

**（3）多職種の連携**

Tさんの冬季の過ごし方に関する留意点については，ケアマネジャーと共に確認していくとよい。ケアマネジャーは，在宅療養生活についての情報を多くもっているが，基礎資格が医療職者ではない場合，医学関連のケアや助言に自信がもてず，不安を感じていることがある。ケアマネジャーが退院調整看護師と連携することで新たな視点をもち，別の角度からみた助言が可能となる。退院後は，これまで利用していた介護保険サービスの内容が変更になる可能性もあるため，先を予測して在宅でのサービス利用の方針や頻度を相談する。

また，ケアマネジャーとの話し合いの場に継続利用中の訪問看護師にも参加してもらうことで，これまでの看護ケアの評価や，今後の援助の改善点など，具体的なケア方法の相談が可能となる。スケジュールを調整し，可能であれば退院前カンファレンス前後に相談する機会を設ける。

## 5）在宅サービスの状況

●訪問看護（週２回）
●通所介護（デイサービス，週３回）：入浴も行う
●居宅介護支援（月１回）：ケアマネジャーが居宅サービス計画書を持参し訪問する
●居宅療養管理指導（月１回）：主治医
●福祉用具貸与：スロープ，車椅子，電動ベッド，ベッド周辺用具（ベッド柵など）

【退院後のサービス変更】
退院直後は，無理をしないために１週間デイサービスを休むことになった。その代わりに，金曜日に訪問看護を追加し，Ｔさんの体調管理全般や清潔ケアを実施するプランに変更した。

## 6）その後（評価）

Ｔさんは，点滴治療によって状態が安定し，体温，血圧，血糖値も落ち着いた。入院３日目からは食事も経口摂取で開始された。入院中に血液検査，尿検査，Ｘ線検査を実施し，８日目に自宅へ退院となった。

退院後はかかりつけ医が訪問診療をすることになった。最初の医師の訪問時にケアマネジャーが同席し，ケアマネジャーから退院調整看護師に書類で情報提供があった。

退院後しばらくはデイサービスが休みとなったため，次女がＴさんと過ごす時間が長くなった。訪問看護を週２回から３回に増やし，退院当日と翌日にはケアマネジャーも自宅を訪ね，Ｔさんと次女の体調を気づかいながら生活に支障がないようにフォローアップした。訪問看護により家族支援が以前より手厚くなり，訪問看護計画書には次女の状況も常に記されることになった。

話し合いの結果，主介護者は同居している次女で変更はないが，孫（次女の娘）夫婦が週末に様子をみに来てくれることになり，次女もＴさんも安心感が増したと話している。

# 13 外来からの入退院支援

## 入退院支援の特徴

2018年度の診療報酬改定において，入退院支援を推進する方向性が強く打ち出された。病気になり入院しても，住み慣れた地域で継続して生活できることを目指し，関係者との連携を推進するために，入院前からの支援の強化や退院時の地域の関係者との連携を推進するなど，「切れ目のない支援」となるよう評価が見直された。具体的には，入院前からの支援を評価する「入院時支援加算」の新設，「退院支援加算」の名称を「入退院支援加算」に変更，「退院時共同指導料」についても評価対象職種を広げるなどの見直しがされた[1)]。

新設された「入院時支援加算」では，入院中に行われる治療・検査の説明，入院生活に関するオリエンテーション，服薬中の薬の確認，褥瘡・栄養スクリーニング，入院前のサービス利用状況などを，入院前の外来において実施することが要件としてあげられている。それは，入院に関する病棟での仕事が外来に委譲されたということではなく，患者が入院当初から安心して治療を受け，療養し，退院していく一連の道筋をイメージするためということである。外来において，通院中の患者へのかかわりとして，外来・病棟・訪問看護における看護師の連携と協働を図ることは，患者が地域に戻っても切れ目なく支援される体制を構築する取り組みになっていくと考える。

### 1）身体的・社会的・精神的背景，利用している介護・福祉サービスの把握

入退院支援の対象者は，初めての発症で受診し入院となるケースもあるが，定期的に外来を受診している患者や，外来で治療を受けている患者，入退院を繰り返している患者など，長期間にわたって外来でのかかわりをもっている患者が多い。特に長期間にわたり外来でのかかわりをもっている患者については，在宅での療養方法や医療管理状況を含めた身体的状況，家族背景，療養に対する患者の思いなどの情報が蓄積されている。それらの情報を病棟と共有することが，退院後の生活に密着した退院支援に結びつくと考える。

外来で，患者や家族に介護・福祉サービスの利用状況を確認する際には，工夫が必要な場合がある。患者や家族に「介護サービス」「福祉サービス」を尋ねた際に，ふだん利用

しているサービスと結びつかないことがある。患者や家族が高齢の場合，日頃利用しているサービスの担当者の名前は覚えていても，サービスの名称や事業所名などがわからないこともある。ふだんの外来で療養に関連した生活状況を把握している場合は，サービスの利用を把握しているかもしれない。予定入院であれば，介護サービスの計画票を持参するよう依頼する。こうした情報を早期に入手できれば，退院後に必要となるサービスの担当者と早期から連携ができ，「切れ目のない支援」が提供できる。外来で確認した情報と不足している情報を病棟に伝え，病棟では早期に不足している情報を追加するという意識をもつことが重要である。

### 2）外来・病棟・訪問看護の連携

退院支援システム構築に関する全国調査[2)]によると，退院支援担当部署は2000年以降に設置され，2005年以降に急増している。また，診療報酬において「退院調整加算」が新設されたのが2008年である。退院調整，退院支援という概念で支援を始めてから10年以上経過し，医療機関内の退院調整看護師と病棟看護師や，医療機関の看護師と訪問看護師，院内外の多職種との連携・協働について，その重要性が認識され，現場での取り組みが蓄積され充実しつつある。

入院前からの退院支援の強化が推進されている今後は，それらに加え，外来部門の看護師が退院調整看護師や病棟看護師，訪問看護師と連携・協働を強化することが期待されている。各医療機関においてシステムの整備が行われてきているが，携わる一人ひとりの看護師が「切れ目のない支援」を提供するために，自部署で何ができるかを考え，実践を積み重ねていくことが重要である。

## 治療を続け，最期まで「主婦であり母でありたい」と願ったがん患者への入退院支援（相談員の立場から）

### 1）本人の状況

- Uさん，40歳代，女性。長男を出産後に下肢のしびれが出現したが，産後の体調不良と考え様子をみていた。不自由さや疲労を感じながらも「主婦として甘えてはいられない」と，2人の子どもの育児と家事に奮闘していた。
- 1年後にさらに下肢の筋力が低下し，自宅から近い総合病院の整形外科を受診。精密検査の結果，第12胸椎（Th12）高位の胸髄腫瘍と診断された。Uさんと夫は大学病院での治療を選択したが，発症から1年ほど経過しており，すでに脳転移も認められ厳しい予後が想定された。

### 2）家族の状況

- 夫：40歳代。主介護者。長女（9歳），長男（1歳）との4人暮らし。

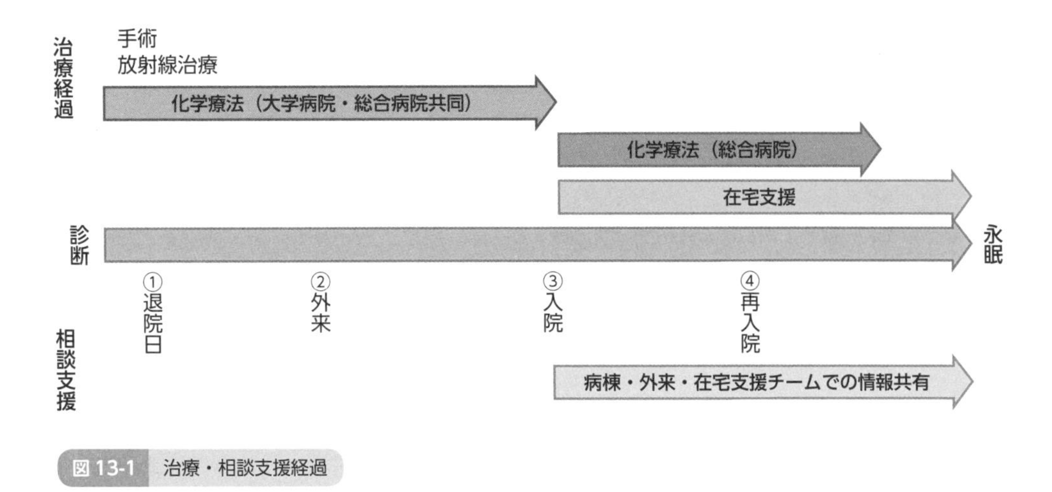


図 13-1 治療・相談支援経過

- 母親（実母）：70 歳。U さんの実家は車で 10 分と近い所にあり協力は得られるが，U さんの実父が脳梗塞後であり介護をしている。U さんの入院後は，U さんの夫に協力し介護と子どもたちの世話をすることになった。
- 夫の両親：夫の実家とは疎遠であり，協力は得られない。

## 3）支援内容

治療の経過と，相談支援の 4 回のタイミングを図 13-1 に示す。総合病院の退院支援部門と外来療養相談部門を兼務している担当看護師（以下，相談員）が，約 2 年間の闘病期間の療養相談を担当した。

### （1）退院日の相談支援：退院時の面談

精査目的の総合病院から退院の日，U さんから「かご付きの歩行器がほしい」との相談が病棟看護師をとおして退院支援部門に入り，相談員と夫婦の初回面談となった。

大学病院での治療を控える U さんは，「かごに洗濯物などを入れて歩きたい」と話した。介護保険などの該当になく自費でのレンタルになることを説明し，福祉用具業者を紹介しデモ機で使用を開始することとなった。

夫は「甘えないで，できることは自分でしてほしい」と話し，治癒に向けての期待が強く，現状把握が難しい段階であると思われた。また，制度が該当しないことに不満を訴えるなどから，金銭的余裕がないことも推測できた。子ども 2 人を抱え，妻の闘病，介護，経済的問題と夫には課題が山積していた。U さんは静かに夫の言葉を聞いていた。

### （2）外来での相談支援：治療時期の支援

大学病院での治療は，入院による胸髄腫瘍の部分切除，脳転移の摘出術，放射線治療の後，通院による化学療法の継続となる。また，協働する総合病院にも定期的に受診し，抗がん剤の内服治療をすることとなっている。

手術後 3 か月で胸髄病変の拡大により両下肢の麻痺が進行し，膀胱留置カテーテルを留置した頃に，長男が 2 歳を迎えた。長男には先天性の疾患があり，2 歳での手術を予定していた。この頃から，育児に U さんの母親の協力が得られるようになった。

夫から，Uさんの介護が困難になることから「長男の入院の間，短期間の入院先を紹介してほしい」との相談があった。総合病院は急性期の病院であり入院できないため，2週間の治療計画が予定どおり行える受け入れ先を紹介した。

5か月ぶりに会ったUさんは車椅子に座り，脳転移のためか表情も乏しく活気もなかった。Uさんは言葉少なに入院に同意した。相談員は，退院後のサポートとして訪問看護を提案したが，夫は「今のところは自分と義母で介護できています。大変だが困ったことはない」と断った。医師と相談し，症状が進行し回復の見込みはないとの見解から，身体障害者手帳の申請を提案した。がん末期としての介護保険の申請については，サービスの利用の希望がないことと，治療中に「がん末期」と記載することの精神的負担を考え見送ることとした。

**（3）入院時の相談支援：在宅支援体制づくりと外来での連携**

治療開始から7か月後に両下肢が完全麻痺となった。大学病院への通院が困難となり，総合病院の脳神経外科での治療継続が決まった。Uさんは脳転移により悪心・嘔吐，意識障害が進行し食事摂取が困難となっていた。化学療法の継続と高カロリー輸液を開始するため，CVポートの造設，在宅中心静脈栄養（HPN）の導入を目的に，2週間の入院となった。

●訪問診療，訪問看護の利用

自宅で医療処置や管理が必要であることから，Uさんと夫に訪問診療と訪問看護の利用を提案し紹介した。点滴の交換や管理，緊急時の往診も相談できることから夫も同意した。医療に関しては，身体障害者手帳を取得しているため，経済的な負担はなかった。

●福祉用具貸与

介護用ベッド，褥瘡予防のエアマット，移動用の車椅子などの福祉用具については，介護保険を申請し，ケアマネジャーをとおしてレンタルで手配した。夫はがん終末期としての介護保険の申請にも同意し，1割の自己負担が生じることからサービス内容は，夫と相談し，同意を得ながら決めていった。

●退院前合同カンファレンスの開催

**【退院前カンファレンスの参加者】**

●Uさん，夫
●病院スタッフ：主治医，病棟看護師，退院調整看護師
●在宅ケア関係者：在宅医，訪問看護師，ケアマネジャー，福祉用具業者

退院前合同カンファレンスを開催し，退院後の医療処置と管理，清潔ケア，家族の介護負担，子どもへの説明などの問題について話し合い，情報を共有した。参加者の前でUさんは「体が動かなくても，子どもに宿題をやるように声をかけたり，お帰りなさいが言えるから，早く家に帰りたい」と話した。カンファレンスの参加者は，Uさんが母親として自宅での生活を望んでいることを確認した。病院の主治医からは抗がん剤の追加や，

脳腫瘍が再発し厳しい状態であることが説明された。進行を遅らせる効果があるのであれば，本人も治療を望んでいたとの夫の発言で通院での化学療法が予定された。

●家族への支援

入院中，Uさんの母親は長女や長男を面会に連れてきた。病室への行き来の途中，相談室やナースステーションに立ち寄り，病気の娘を抱える母親の苦悩を涙ながらに看護師に話した。母親は，長男を追いかけるのが大変と言い，背中におんぶしていた。

病棟看護師は，長女が面会に来たときを見計らって声をかけた。また，母親との面会時間を大切にできるよう，ケアの時間を調整した。長女は一番楽しかった思い出は家族で行った公園で，Uさんと一緒にすべった滑り台だと話した。元気のない母親に，早く元気になってほしいと話した。

退院後，体調管理は在宅で，治療は外来通院でと役割分担し，相談員は外来看護師や在宅医，訪問看護師と連絡を取り合い情報共有に努めた。

**（4）再入院時（2か月後）の相談支援**

CVポート感染による緊急入院時，病状はさらに進行していた。残された時間は月から週単位となり，急変も起こり得ると予測された。子どもへの説明について夫，母親，病院スタッフ，在宅ケアスタッフが参加して話し合いの場をもった。

夫は仕事が忙しく，面会は夜遅くになりがちだった。子どもへの説明をどうするか，不安に思っていることはないかなど尋ねたかったが，時間が合わず話すことができなかった。

退院前合同カンファレンスの際に，夫は「子どもへは自分で話すので大丈夫。学校へも言わなくていい。妻へのケアは大変とか言ってる場合じゃない。できる限りは自分でやる。できないところは訪問看護でお願いしたい」と話した。夫は長女に「お母さんは天国の近くにいるよ」とグラフを書いて説明した。相談員は頑張っている夫を認め，ねぎらった。そして，退院後の支援は，在宅ケアスタッフに委ねることとなった。

延命のための抗がん剤治療を継続したが，退院1か月後には意識障害が進行し，治療は終了となり，2週間後に自宅での看取りとなった。

## 4）支援のポイント

**（1）診断早期からの継続的な支援**

診断直後から相談員が介入できたことで，患者の希望や家族背景，思いを理解しながら信頼関係を築き，支援体制をつくることができた。化学療法の継続は，少しでも長く生きるため，子どものそばにいるための選択であることを理解し，病気の進行とともに揺れる家族の思いに寄り添うよう心がけた。また，金銭的な余裕がなくサービス利用に対して消極的ななかでの支援体制づくりは決して十分とはいえないが，タイミングを逃さないよう注意した。残される子どものサポートについて焦点が当たりがちになるが，夫やUさんの母親の思いに寄り添う姿勢も，支援するチーム全体の課題とした。

脳腫瘍により意識障害が進行するなかで患者の意思をくみ取っていくには，進行を想定し，できるだけ早い段階で希望を把握することが重要である。そのうえで家族と相談し，支援するチーム全体で共有することで，自宅での看取りへ向けての目標が定まった。

**（2）情報の共有と連携**

がん終末期の在宅療養支援が開始となったことで，治療継続は病院で，体調管理・症状緩和は在宅でと役割分担した。

退院後も相談員が連携の要となり，病院からは外来通院時の治療結果の情報を，在宅からは症状緩和や家族の介護状況，子どもの様子などの情報を受け，共有した。

病院では主治医，外来看護師（脳外科，化学療法室），入院していた病棟看護師で情報を共有した。全介助の状態での外来通院は身体的な負担が大きい。そこで，来院時間に合わせて待機場所やベッドマットを準備するなど，通院時の負担が最小限となるよう配慮した。

その後，病状が進行し化学療法が困難になった時点で，夫や母親も納得し，外来通院を終了することが決まった。

**（3）家族への支援**

医療者は長年の経験から病状の推移が見通せるが，家族は予想外のことに戸惑うなかで精いっぱい努力している。9歳の長女は家族中心から社会へと世界が広がる時期，1歳を過ぎた長男は自我が芽生える大切な時期であった。退院前合同カンファレンスの場などで，医師や看護師から夫に対し，長女へ真実を隠さず伝えるべきではないか，学校にも協力をお願いしたほうがよいのでないか，どのように説明するかなど提案する場面もあったが，基本姿勢としては夫の決断を尊重し支持することを支援するチーム全体で心がけた。その結果，夫が考えた方法で長女へ説明がなされ，在宅ケアスタッフがサポートする形となった。

子どもが安心して日常生活を維持し成長するためには，安定して世話を受ける環境が必要である。母親がいなくなっても，安心して父親や祖母に頼れる関係を保てるよう配慮し，夫や母親へは支持的にかかわった。

## 5）在宅サービスの状況

がん終末期で，在宅看取りを見据えた在宅緩和ケアの支援体制を整えた。

- 訪問看護（2回/日，医療保険1～1.5時間）：体調管理，医療処置，清潔ケア，緩和リハビリ
- 往診：24時間体制の訪問診療（安定期は週1～2回，進行期は1日おき～毎日，緊急時は2回/日）
- 福祉用具貸与：エアマット，介護用ベッド，リクライニング車椅子，サイドテーブル（がん終末期として介護申請）
- 訪問入浴（週1回）
- 音楽療法

要介護5の全介助状態であったが，ヘルパーによる介護は希望せず，夫と実母が介護した。

4か月間の支援であったが，自宅で生活するUさんと家族の生活を守りながら，残さ

れる家族に対するグリーフケアの視点をもって介入初期から症例検討会を開催した。Uさんの希望として，子どもへUさんの声や画像を残すためのアルバムづくり，子どもも参加した音楽療法，Uさんの誕生日会の計画，母親への家族療法士の介入を進めた。

### 6）その後（評価）

在宅ケアスタッフが中心となって行われたグリーフケアでは，夫から「最期に本人がありがとうと2回言ってくれたことがとても嬉しかった。家で看ることができてよかった」との言葉があり，寂しいけれど残された家族での生活が始まっていることを確認した。長男は保育園へ通い始め，母親は自宅に戻った。夫と子どもとの生活は，時間の流れと子どもの成長に沿って少しずつ変化している。

**文献**

1）厚生労働省保険局医療課（2018）．平成30年度診療報酬改定の概要．医科Ⅰ．
< https://www.mhlw.go.jp/file/06-Seisakujouhou-12400000-Hokenkyoku/0000198532.pdf > [2020. March 29]
2）戸村ひかり（2013）．退院支援を円滑に行う退院支援システムを構築するためのガイドラインの開発．文部科学省科学研究費助成事業研究成果報告書．

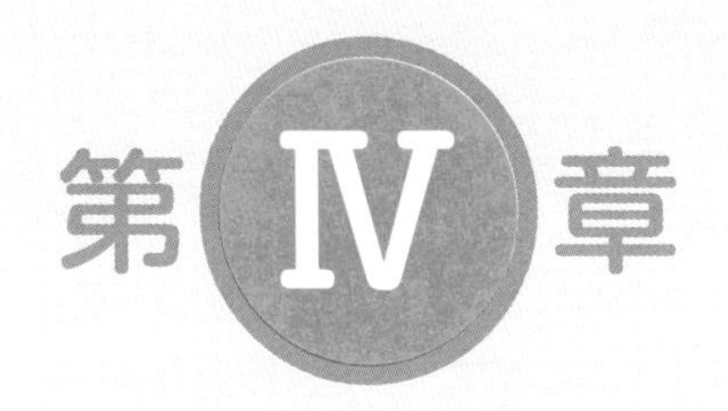


“その人らしく生きる”を支える

# 入退院支援を実現するための人材育成

# 1 “その人らしく生きる”を支える入退院支援を実現するための人材育成の必要性

急速な少子高齢化のなかで，団塊の世代が後期高齢者になる2025年に備え「地域包括ケアシステム」の構築が推進されており，医療・介護のあり方や医療提供体制は，医療機関完結型から地域完結型へと改革が進められている。そのなかで，保健医療福祉サービス利用者（以下，利用者）が医療機関を退院した後も住み慣れた場所で本人が望む療養生活を続けるためには，利用者ニーズに対応できるよう入退院支援に必要な知識および技術を修得し，多職種と連携・協働しながら支援方法を構築していく能力をもつ看護師の人材育成が重要となる。

本章では，入退院支援の質向上に向けて先駆的に取り組んできたA県*1をモデルとして，入退院支援の現状から，患者・家族が“その人らしく生きる”ことを実現するための入退院支援の課題を検討し，課題解決に取り組むための人材育成の必要性を考えたい。

## 入退院支援の質向上に向けて取り組むべき課題

筆者が2017年度にA県の医療機関の看護職者を対象に行った質問紙調査（看護部長と退院調整看護師に行った質問紙調査[1]，一般病棟看護師と地域包括ケア病棟看護師を対象に行った質問紙調査[2]）より，利用者ニーズを基盤とした入退院支援の質向上に向けて医療機関の看護師が取り組むべき課題10点（①～⑩）が明確となった（図1-1）。

### 1）入退院支援の取り組みの確実な実施

入退院支援の取り組みの確実な実施には，①～⑤の5つの課題がある。

**①患者・家族のこれまでの人生や今後の生き方への意思をとらえたうえでの意思決定に沿った計画的・継続的支援**

＊1：A県の取り組み：入退院支援を看護の質向上のための重要課題として取り上げ，県の看護実践の質向上と人材育成を担う看護行政担当課，県内16医療機関の退院調整看護師または病棟看護師，県立看護大学教員が検討メンバーとなって，2004～2008年度の5年間にわたり「退院調整と地域連携推進事業」に取り組んだ。そのうちの退院調整看護師育成のための研修は，2006～2008年度の3年間実施され，県内の95人の看護職者が参加し，自施設の退院支援発展に向けて取り組んだ。その後，現在まで県の看護行政担当課と大学が協働して，県内の入退院支援の質向上に向けた看護職者への教育支援に継続的に取り組んでいる。

①患者・家族のこれまでの人生や今後の生き方への意思をとらえたうえでの意思決定に沿った計画的・継続的支援
②患者・家族が退院後もその人らしい生活を送るための ADL の維持・向上への支援
③退院前訪問・退院後訪問の実施により退院支援を評価し看護に生かす
④地域の多職種との連携により退院支援を評価するシステムの構築
⑤患者・家族の多様なニーズに継続的にこたえるための多職種連携・看看連携の強化

⑥退院後の療養生活のイメージ化を図るための実地研修・事例検討を含めた継続的な教育支援
⑦退院支援に関する知識・技術および意識の向上に向けた教育支援
⑧スタッフを教育支援できる人材の育成

⑨退院支援に関するツールの整備
⑩退院支援に関する委員会等の活動の充実による退院支援体制の整備

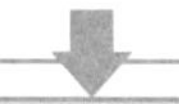

入退院支援の組織的体制の構築

入退院支援の実践に向けた看護師の意識変革

入退院支援の取り組みの確実な実施

図 1-1 “その人らしく生きる”を支える入退院支援の質向上に向けて取り組むべき課題

退院調整看護師がとらえた患者・家族への入退院支援の困難さには，「患者・家族への意思決定支援の困難さ」と，「患者・家族の生活状況による困難さ」の 2 つがあった。

●患者・家族への意思決定支援の困難さ

自宅に戻り生活したい患者と，疾患や障がいによって変化した患者への介護は無理と考える家族の間に意向のずれがあり，退院後の療養生活への意思決定支援が難しくなる。また，看護師側も人員不足により患者・家族に十分にかかわれないことがあり，患者・家族の意思を確認すること自体が難しい状況にあると考えられる。

●患者・家族の生活状況による困難さ

看護部長のとらえた「独居・高齢者世帯が多く退院先が決まらない」（表 1-1）[1] や，退院調整看護師のとらえた「老老介護等で介護力が不足している」「認知症の患者・家族への支援が進まない」（表 1-2）[1] などがある。また，高齢化が進み，入院による認知症の悪化や ADL の低下により介護が必要な状況が生じるが，家族も高齢化しており介護力が不足し，在宅での療養生活が困難となる。先行研究でも，病棟看護師が退院支援において困難を感じる状況として「家族の介護力不足」が第 1 位であり，患者の状況が退院支援の困難さを生じさせていることが示されている [3]。

入退院支援においては，入院前からの早期介入により，患者・家族の入院前の生活状況や，退院後の生活に向けた意思を把握することができる。それを踏まえて入院時アセスメントが行われることで，患者・家族の退院後の意向に沿った退院支援計画の立案や，計画に基づいた実践につながると考えられる。

●一般病棟での現状・困難性

一般病棟看護師の退院支援の実践の現状では，患者の急な発症により「患者と家族と医療者のゴールにずれがあり方向性が決まらない」「患者の病状・思い・生活背景等の状況により退院先のめどが立たない」ことで方向性が決まらない困難な状況があった。また，

表 1-1　看護部長のとらえた退院支援に関する課題

(n=21)

| 分類 | 小分類 |
|---|---|
| 多職種連携の強化が必要である (12 件) | ●看護職者間の連携が必要である（3 件）<br>●医療チームとしての連携が必要である（3 件）<br>●地域の多職種との連携強化が必要である（3 件）<br>●地域連携のシステム化が必要である（2 件）<br>●地域包括ケアシステムに順応した退院支援が必要である（1 件） |
| 患者・家族の退院に向けた状況の困難さがある（11 件） | ●家族に退院を受け入れられない状況がある（5 件）<br>●独居・高齢者世帯が多く退院先が決まらない（4 件）<br>●終末期でも治療が継続される（1 件）<br>●施設への退院が多いが再入院率が高い（1 件） |
| 病棟スタッフによる退院支援の実践の充実が必要である（11 件） | ●患者・家族のニーズを理解した支援が必要である（4 件）<br>●人員不足により患者・家族に十分にかかわれない（2 件）<br>●早期からの介入が必要である（2 件）<br>●病棟スタッフの支援にレベル差がある（2 件）<br>●病棟スタッフの退院支援能力が低下している（1 件） |
| 継続的なスタッフ教育が必要である（4 件） | ●スタッフの知識の習得・意識改革が必要である（3 件）<br>●継続的なスタッフ教育が必要である（1 件） |
| 院内の退院支援体制の整備が必要である（4 件） | ●退院調整看護師の配置が必要である（2 件）<br>●退院支援に関する委員会の設立が必要である（1 件）<br>●リンクナースの活躍が不十分である（1 件） |
| 社会資源活用が難しい状況がある (3 件) | ●介護保険の活用が難しい状況がある（2 件）<br>●患者・家族の思いと医療制度が乖離している（1 件） |

藤澤まこと，他（2019）．利用者ニーズを基盤とした退院支援の質向上に向けた人材育成システムの構築（第 1 報）一医療機関の看護職者が取り組む退院支援の課題の明確化．岐阜県立看護大学紀要，19（1）：91．を参考に作成

「患者や家族と相談ができず退院に向けた話が進まない」「家族の介護困難により退院先が変更になる」ことによる支援の困難さがあった。急性期病棟の看護師は，本人の意思をとらえようと取り組んでいるが，「患者の思いを十分に聴く時間がない」「入院時に退院後の生活を予測して支援ができるスタッフが少ない」など，患者・家族の意思決定に向けた支援が難しい状況がある。したがって，入院早期に患者・家族の意思をとらえて認識のずれをなくし，意思決定を促す支援が必要であると考える（表 1-3）[2]。

●地域包括ケア病棟での現状・困難性

地域包括ケア病棟看護師の退院支援においても，「医療者は自宅退院可能と判断するが家族の受け入れが困難である」など，患者の希望，家族の希望，医療者の判断にずれがある。また，「地域包括ケア病棟への転入により退院支援の方向性が変わる」こともあり，意思決定支援の困難さがあった（表 1-4）[2]。

したがって，入退院支援を確実に実施するにあたり『患者・家族のこれまでの人生や今後の生き方への意思をとらえたうえでの意思決定に沿った計画的・継続的支援』が課題と考える。

**②患者・家族が退院後もその人らしい生活を送るための ADL の維持・向上への支援**

一般病棟の看護師は，入院早期から入院前の生活状況や退院後の療養生活について把

表1-2 退院調整看護師として患者・家族への支援において困難に思うこと

(*n*=22)

| 分類 | 小分類 |
|---|---|
| 患者・家族への意思決定支援が難しい（20件） | ●患者と家族の意向にずれがある（9件）<br>●患者の病状や障害の受け入れができない（5件）<br>●家族の意向の確認が難しい（3件）<br>●医療者と家族間で認識のずれがある（2件）<br>●アドバンスケアプランニング（ACP）の支援が難しい（1件） |
| 社会資源活用への支援が難しい（6件） | ●施設に空きがなく在宅療養もできない（2件）<br>●医療処置がある人の入所施設の受け入れが難しい（1件）<br>●介護保険が受けられない人への在宅生活の検討が必要である（1件）<br>●利用できるサービス等が限られている（1件）<br>●本人の思いに沿ったサービス利用ができない（1件） |
| 家族の介護力が不足している人への支援が難しい（5件） | ●老老介護等で介護力が不足している（3件）<br>●家族の支援が受けられない（2件） |
| 医療処置のある人への療養生活支援が難しい（2件） | ●医療処置の必要性のアセスメントが難しい（2件） |
| 認知症の患者・家族への支援が難しい（2件） | ●認知症の患者・家族への支援が進まない（2件） |
| 経済的困難のある人への支援が難しい（2件） | ●経済的困難のある人にはMSWと協働して支援しているが難しい（2件） |
| 医療者側の理由により退院が進まない（2件） | ●医師の意見が最優先され退院が進まない（1件）<br>●病棟看護師の話を聴くスキルが不足している（1件） |

MSW：医療ソーシャルワーカー
藤澤まこと，他（2019）．利用者ニーズを基盤とした退院支援の質向上に向けた人材育成システムの構築（第1報）一医療機関の看護職者が取り組む退院支援の課題の明確化．岐阜県立看護大学紀要，19（1）：93．より引用，一部改変

握できるよう取り組んでおり，「退院先に合わせたADLの支援を行う」ことで入院前の生活に近づけるような支援が行われていた（表1-5）[2]。しかし，「患者・家族が期待するADLと現状にギャップがある」ことによる困難さが示されていた（表1-3）[2]。

地域包括ケア病棟では，「食堂での食事摂取を促し生活リズムが確立できるようにする」や「病棟内でレクリエーション・リハビリテーションを実施する」など，退院後の療養生活を見据えたADLの維持・向上に向けた取り組みが行われていたが（表1-6）[2]，「患者のADL回復の限界に対する家族の受け入れが難しい」ことが示されていた（表1-4）[2]。自宅復帰が困難な理由として，排泄動作や移動動作の自立度が低いことが示されている[4]。少しでも入院前ADLに近づけ，退院後も患者・家族がその人らしい生活を送るためには，『患者・家族が退院後もその人らしい生活を送るためのADLの維持・向上への支援』が課題と考える。

**③退院前訪問・退院後訪問の実施により退院支援を評価し看護に生かす**

さらなる入退院支援の充実に向け，「事例検討を行い支援を振り返る」や「患者の評価を確実に行う」取り組みも行われていたが（表1-5）[2]，急性期病棟で支援するなかでの困難さとして「転棟・転院が多く在宅療養に向けた準備がおろそかになる」など，退院

**表 1-3　一般病棟看護師のとらえた患者・家族への退院支援の実践のなかでの困難さ**

(*n*＝23)

| 分類 | 小分類 |
|---|---|
| 患者と家族と医療者のゴールにずれがあり方向性が決まらない（11 件） | ●患者と家族の退院後に対する思いにずれがあり方向性が決まらない（5 件）<br>●患者・家族が期待する ADL と現状にギャップがある（5 件）<br>●患者・家族の思い・希望と医療者のゴールが異なる（1 件） |
| 患者や家族と相談ができず退院に向けた話が進まない（3 件） | ●家族と相談できず話が進まない（2 件）<br>●ケアマネジャーが患者や家族と上手くかかわれず話が進まない（1 件） |
| 家族の介護困難により退院先が変更になる（11 件） | ●家族の介護困難により自宅退院への受け入れが悪い（6 件）<br>●家族の意識の変化により退院先が変更になる（5 件） |
| 患者の病状・思い・生活背景等の状況により退院先のめどが立たない（9 件） | ●在宅療養も施設入所も難しい状況にある（3 件）<br>●治療のゴール・退院のめどが立たない（3 件）<br>●治療は終了しても患者が退院の決定をしない（3 件） |
| 急性期病棟として退院後の生活に向けた支援が難しい（9 件） | ●入院時に退院後の生活を予測して支援ができるスタッフが少ない（3 件）<br>●転棟・転院が多く在宅療養に向けた準備がおろそかになる（1 件）<br>●患者の思いを十分に聴く時間がない（1 件）<br>●急性期病院としての役割を伝えることが難しい（1 件）<br>●急性期病棟なので退院支援担当部門に支援を任せてしまう（2 件）<br>●患者・家族の満足感の有無がわからない（1 件） |
| 利用できる社会資源が少ない（1 件） | ●利用できるサービスの種類も少なく制限がある（1 件） |
| 退院支援を困難に思ったことはない（1 件） | ●退院支援を困難に思ったことはない（1 件） |

藤澤まこと，他（2020）．利用者ニーズを基盤とした退院支援の質向上に向けた人材育成システムの構築（第 1 報）―医療機関の看護職者が取り組む退院支援の課題の明確化．岐阜県立看護大学紀要，20（1）：148．を参考に作成

**表 1-4　地域包括ケア病棟看護師のとらえた患者・家族への退院支援の実践のなかでの困難さ**

(*n*＝11)

| 分類 | 小分類 |
|---|---|
| 患者の希望・家族の希望・医療者の判断にずれがある（10 件） | ●患者の希望，家族の希望，医療者の思いにずれがある（1 件）<br>●医療者は自宅退院可能と判断するが家族の受け入れが困難である（1 件）<br>●患者と家族の意向にずれがあり支援が難しい（5 件）<br>●患者の ADL 回復の限界に対する家族の受け入れが難しい（3 件） |
| 地域包括ケア病棟への転入により退院支援の方向性が変わる（4 件） | ●転入後に退院先の方向性が変わる（2 件）<br>●転入後退院に向けた調整が中断し最初からの調整となる（1 件）<br>●退院先が未定のまま転入する場合，方向性の決定が遅れる（1 件） |
| 家族との情報共有・今後の方針の検討が難しい（2 件） | ●家族と情報交換・共有ができず今後の方針が決められない（1 件）<br>●家族には現状が伝えられず早期からの対応ができない（1 件） |
| 患者の病状・思い・生活背景等により退院支援が難しい（2 件） | ●患者・家族の背景の多様さにより意思決定支援・調整が難しい（1 件）<br>●長期の入院を希望するため，退院の時期が決定しない（1 件） |
| 介護者が高齢であり家族の支援が得られない（1 件） | ●介護者が高齢であり家族の支援が得られない（1 件） |
| 意思決定支援にかかわるスタッフの能力に差がある（1 件） | ●意思決定支援にかかわるスタッフの能力に差がある（1 件） |

藤澤まこと，他（2020）．利用者ニーズを基盤とした退院支援の質向上に向けた人材育成システムの構築（第 1 報）―医療機関の看護職者が取り組む退院支援の課題の明確化．岐阜県立看護大学紀要，20（1）：149．を参考に作成

**表 1-5　一般病棟看護師として退院支援の充実に向けて取り組んでいること**

($n$=23)

| 分類 | 小分類 |
|---|---|
| 患者・家族の思いを聴き希望に沿えるよう支援する（5件） | ●患者・家族の思いを聴く（2件）<br>●患者・家族と話し合い希望のかたちになるようにする（2件）<br>●患者・家族の思いを聴き自宅退院できるよう調整する（1件） |
| 患者・家族より情報収集し入院前・退院後の生活状況を把握する（5件） | ●家族から情報収集し患者の現状を伝える（2件）<br>●入院早期に入院前の生活状況について情報を得る（2件）<br>●患者・家族より退院後に関する情報収集を行う（1件） |
| 退院先に合わせたADLの支援を行う（1件） | ●退院先に合わせたADLの支援を行う（1件） |
| 入院時に患者・家族に支援体制を説明する（1件） | ●入院時に患者・家族に支援体制を説明する（1件） |
| 退院支援カンファレンスを行い支援内容を検討する（4件） | ●日々のカンファレンスで退院支援内容を検討する（1件）<br>●毎週1回退院支援カンファレンスを行う（2件）<br>●退院支援のフローチャートの進行状況を確認する（1件） |
| 事例検討を行い支援を振り返る（4件） | ●振り返りの事例検討を行う（1件）<br>●ケースカンファレンスを行う（3件） |
| 患者の評価を確実に行う（1件） | ●患者の評価を確実に行う（1件） |
| 多職種参加のカンファレンスを開催し患者・家族の思いを取り入れた支援を行う（7件） | ●多職種参加のカンファレンスを行い家族の希望を取り入れた支援を行う（1件）<br>●入院初期・後期の多職種・家族参加のカンファレンスを行い同じ目標に向け進める（1件）<br>●リハビリスタッフとカンファレンスを行い患者の状況・思いを共有する（1件）<br>●多職種参加のカンファレンスの充実に取り組む（2件）<br>●担当者会議を積極的に行う（1件）<br>●スタッフと情報共有する（1件） |
| 多職種を巻き込んで退院支援を進める（5件） | ●医師も巻き込んで退院支援を進める（3件）<br>●MSWと情報共有し協力する（2件） |
| 患者・家族の希望がかなえられるよう退院支援担当部署との連携を図る（3件） | ●退院支援担当部門との連携を図る（2件）<br>●患者・家族の希望がかなえられるように退院支援担当部門と共に調整する（1件） |
| 介護保険の勉強会を行う（1件） | ●介護保険の勉強会を行う（1件） |
| 情報収集の統一化に取り組む（1件） | ●情報収集の統一化に取り組む（1件） |
| カンファレンスのあり方を検討する（2件） | ●事例をとおしてのカンファレンスのあり方を検討する（1件）<br>●チームカンファレンスで多様な意見を聴くことを習慣化する（1件） |

MSW：医療ソーシャルワーカー
藤澤まこと，他（2020）．利用者ニーズを基盤とした退院支援の質向上に向けた人材育成システムの構築（第1報）―医療機関の看護職者が取り組む退院支援の課題の明確化．岐阜県立看護大学紀要，20（1）：147．を参考に作成

後の療養生活に向けた支援の不足があった（**表 1-3**）[2]。また，今後取り組みたいことに「退院前・退院後訪問を実施して生活状況を確認し看護に生かす」が示されていた（**表 1-7**）[2]。先行研究でも，退院後訪問は，病棟看護師が通常では行うことが難しい退院支援の

**表 1-6　地域包括ケア病棟の看護師として退院支援の充実に向けて取り組んでいること**

($n$=11)

| 分類 | 小分類 |
|---|---|
| 在宅生活を視野に入れた生活支援・介護指導を行う（3 件） | ●食堂での食事摂取を促し生活リズムが確立できるようにする（1 件）<br>●食事摂取状況に関する情報共有を行う（1 件）<br>●在宅生活に合わせた支援・介護指導を行う（1 件） |
| 病棟内でレクリエーション・リハビリテーションを実施する（5 件） | ●院内でのレクレーションを実施する（1 件）<br>●ナースステーション内でサロンを設置する（1 件）<br>●調理動作を取り入れたレクリエーション・リハビリテーションを実施する（1 件）<br>●歩行訓練等の病棟内リハビリテーションを実施する（1 件）<br>●病棟内にリハビリテーション室を設置し利用する（1 件） |
| 退院支援カンファレンスを確実に行う（3 件） | ●退院支援カンファレンスを確実に行う（1 件）<br>●ケースカンファレンスを行う（1 件）<br>●毎日のカンファレンスを実施しスタッフの意識の向上も感じられる（1 件） |
| 退院前・退院後訪問を実施する（4 件） | ●自宅訪問を行う（1 件）<br>●退院前訪問を実施する（1 件）<br>●退院後訪問を実施する（2 件） |
| 看護職同士が情報共有を行い連携を密にする（2 件） | ●早期から退院支援担当部署と連携を密にする（1 件）<br>●訪問看護師と病棟師長が患者の情報交換をする（1 件） |
| 毎週多職種参加のカンファレンスを開催する（3 件） | ●毎週多職種カンファレンスを開催する（2 件）<br>●家族も参加する多職種カンファレンスを開催する（1 件） |
| 退院支援に関する勉強会を開催する（2 件） | ●退院支援に関する勉強会を開催する（2 件） |
| スタッフの退院支援能力の向上に向け共に取り組む（1 件） | ●スタッフの退院支援能力の向上に向け共に取り組む（1 件） |
| 退院調整看護師を育成する（1 件） | ●退院調整看護師を育成する（1 件） |
| 退院支援に関するツールを作成し活用する（5 件） | ●転棟サマリーの記載内容を統一する（1 件）<br>●看護計画を立案しスケジュール表を作成し支援する（1 件）<br>●退院支援に関する情報シートを活用する（1 件）<br>●多職種連携カンファレンスシートを活用する（1 件）<br>●退院支援パスを運用する（1 件） |

藤澤まこと，他（2020）．利用者ニーズを基盤とした退院支援の質向上に向けた人材育成システムの構築（第 1 報）―医療機関の看護職者が取り組む退院支援の課題の明確化．岐阜県立看護大学紀要，20（1）：148．を参考に作成

評価の機会となり，看護活動の変化として「本人の退院後の生活を見据えた支援を行うようになった」ことが示された[5]。

●退院前訪問・退院後訪問の現状

退院調整看護師も，「退院後の療養生活を病棟にフィードバックし評価できるようにする」など，退院前・退院後訪問を行い支援に活用する取り組みを推進しており，実際に本人・家族の生活状況を確認する機会を意図的につくっている（**表 1-8**）[1]。それにより，退院後に起こり得る問題の予測や，その対処方法について，患者・家族の退院後の生活を見据えた具体的な支援が提供できるようになると考える。

したがって，退院前訪問・退院後訪問の実施により退院支援を評価し看護に生かすこと

**表 1-7 地域包括ケア病棟看護師として退院支援に関して今後取り組みたいこと**

(*n*=11)

| 分類 | 小分類 |
|---|---|
| 退院前・退院後訪問を実施して生活状況を確認し看護に生かす(6件) | ●退院後の生活状況を確認する(1件)<br>●退院後訪問回数を増やし病棟の看護に生かす(1件)<br>●退院前訪問を行う(2件)<br>●退院前訪問や退院後訪問を行う(2件) |
| ADLの維持・向上に取り組む(1件) | ●ADLの維持・向上を目指して取り組む(1件) |
| 認知症患者へのかかわりを検討する(1件) | ●認知症患者の役割を考え日課にできるようなかかわりをする(1件) |
| 看護職者・ケアマネジャーとの連携により退院支援の評価を行う(3件) | ●外来・病棟・訪問看護が連携し退院支援の評価等行えるシステム作りを目指す(1件)<br>●退院後訪問や訪問看護師・ケアマネジャーと連携した退院後の生活を知る取り組みにより退院支援の評価を行う(2件) |
| 退院前カンファレンスの充実を図る(1件) | ●退院前カンファレンスの見直しを行う(1件) |
| 退院支援能力の向上を目指し学習会・伝達講習を行う(1件) | ●スタッフの退院支援能力の向上を目指し学習会や伝達講習などを行う(1件) |
| 退院支援パスの活用を促す(1件) | ●退院支援パスの活用を促す(1件) |

藤澤まこと,他(2020).利用者ニーズを基盤とした退院支援の質向上に向けた人材育成システムの構築(第1報)—医療機関の看護職者が取り組む退院支援の課題の明確化.岐阜県立看護大学紀要,20(1):152.を参考に作成

が課題と考える。

**④地域の多職種との連携により退院支援を評価するシステムの構築**

●地域の多職種との連携による評価の必要性

地域包括ケア病棟では,「患者の病状・思い・生活背景等により退院支援が難しい」状況があるため,「毎週多職種参加のカンファレンスを開催する」ことにより多職種間で密に連携しながら在宅復帰に向けた支援を行っていた。しかし,スタッフの退院支援の現状として,「在宅での療養生活がイメージしにくく支援につなげにくい」があげられた(**表1-9**)[2]。特に地域包括ケア病棟では,具体的に在宅での生活をイメージできる能力を培うことが求められており,在宅での療養生活をイメージした支援を行うための教育支援が必要である。退院後に患者・家族からフィードバックを得ることが退院支援の評価やモチベーションの向上につながる[6]ことや,訪問看護連絡票により患者の在宅療養の状況を病棟看護師にフィードバックすることで,看護師の退院支援の振り返りにつながる[7]。

したがって,『地域の多職種との連携により退院支援を評価するシステムの構築』が課題と考える。

**⑤患者・家族の多様なニーズに継続的にこたえるための多職種連携・看看連携の強化**

看護部長による多職種連携強化に向けた取り組みとして,「病棟・施設・地域スタッフとの連携を強化する」「外来部門との連携を強化する」「関連する多職種参加の退院支援カンファレンスを行い検討する」があり(**表1-10**)[1],退院調整看護師も「多職種との積極

表 1-8 退院調整看護師として院内の退院支援の充実に向けて取り組んでいること

(n=22)

| 分類 | 小分類 |
|---|---|
| 退院調整看護師として直接患者・家族を支援する（8件） | ●病棟において直接患者・家族を支援する（4件）<br>●退院後訪問を実施する（4件） |
| スタッフの退院支援の実践を支援する（7件） | ●スタッフの退院支援の実践に助言する（3件）<br>●退院支援委員と共にスタッフの退院支援の実践を支援する（2件）<br>●退院後の療養生活を病棟にフィードバックし評価できるようにする（1件）<br>●入院前の生活の情報収集の充実を図る（1件） |
| 多職種との積極的な連携を図る（7件） | ●地域の専門職と積極的に連携を図る（4件）<br>●多職種とカンファレンスを行い方向性を検討する（3件） |
| 退院支援に関する学習の機会を提供する（6件） | ●退院支援に関する勉強会を開催する（4件）<br>●院内研修を実施する（2件） |
| 退院支援カンファレンを開催する（3件） | ●退院支援カンファレンスを開催する（2件）<br>●退院支援カンファレンスに参加する（1件） |
| 退院支援に関するツールを整備する（3件） | ●退院支援に関するツールを整備する（3件） |
| 退院支援に関する委員会を運営する（3件） | ●毎月1回退院支援に関する委員会の会議を開催する（1件）<br>●退院支援委員会便りを発行する（1件）<br>●リンクナースを育成する（1件） |
| 退院支援加算の算定のためシステムを整備する（1件） | ●退院支援加算の算定のためシステム整備する（1件） |

藤澤まこと，他（2019）．利用者ニーズを基盤とした退院支援の質向上に向けた人材育成システムの構築（第1報）―医療機関の看護職者が取り組む退院支援の課題の明確化．岐阜県立看護大学紀要，19（1）：92．を参考に作成

的な連携を図る」よう取り組んでいた（表 1-8）[1]。多職種とカンファレンスを開催し，方向性を検討することにより，院内・院外の多職種間による統一された継続的支援につながる。

●多職種連携・看看連携の強化の必要性

地域包括ケアシステムの推進により，医療と介護の切れ目ない連携が強化され，多職種間の連携や看護師間の連携の強化が求められている。しかし，前述の患者・家族の生活状況による退院支援の困難さに示されたように，高齢者世帯や独居の人，医療依存度の高い人，経済的問題を抱えた人や家族など，多様な生活背景をもつ人が増加しており，多様なニーズにこたえるための支援が求められる。

したがって，『患者・家族の多様なニーズに継続的にこたえるための多職種連携・看看連携の強化』が課題と考える。

## 2）入退院支援の実践に向けた看護師の意識変革

入退院支援の実践に向けた看護師の意識改革には，⑥～⑧の3つの課題がある。

**⑥退院後の療養生活のイメージ化を図るための実地研修・事例検討を含めた継続的な教育支援**

**表 1-9　地域包括ケア病棟看護師のとらえたスタッフ教育のなかでの困難さ**

($n$=11)

| 分類 | 小分類 |
|---|---|
| 在宅での療養生活のイメージがしにくく支援につなげにくい（4 件） | ●在宅での療養生活のイメージをもつことが難しい（2 件）<br>●在宅での療養生活がイメージしにくく支援につなげにくい（1 件）<br>●在宅・施設での療養生活を見据えたかかわりが看護計画に反映されない（1 件） |
| 必要な情報収集・情報共有が進まない（1 件） | ●必要な情報収集・情報共有が十分進まない（1 件） |
| 限られた期間内での段階を踏んだ療養指導が難しい（2 件） | ●限られた期間内での段階を踏んだ療養指導ができない（2 件） |
| 退院支援に関する幅広い知識・技術が不足している（3 件） | ●多くの診療科の幅広い基礎知識の教育が難しい（1 件）<br>●退院支援における知識・技術不足がある（2 件） |
| スタッフ全員が同じようにモチベーションを保てない（1 件） | ●スタッフ全員が同じようにモチベーションを保てない（1 件） |
| スタッフの退院支援能力の育成が難しい（4 件） | ●学びを実践につなげるための教育が難しい（2 件）<br>●意思決定支援に関する能力の育成が難しい（1 件）<br>●療養指導がなく施設入所となる患者が多く退院支援の能力向上は難しい（1 件） |

藤澤まこと，他（2020）．利用者ニーズを基盤とした退院支援の質向上に向けた人材育成システムの構築（第 1 報）一医療機関の看護職者が取り組む退院支援の課題の明確化．岐阜県立看護大学紀要，20（1）：150．を参考に作成

**表 1-10　看護部長として院内の退院支援の充実に向け取り組んでいること**

($n$=19)

| 分類 | 小分類 |
|---|---|
| 入院決定時から退院後まで確実な退院支援が実践できる取り組みをする（12 件） | ●退院前・退院後訪問を行い支援に活用する（5 件）<br>●入院時から確実に退院支援ができる体制づくりをする（4 件）<br>●外来受診時・入院決定時からの早期介入を行う（3 件） |
| 多職種参加の退院支援カンファレンスを開催し検討する（11 件） | ●関連する多職種参加の退院支援カンファレンスを行い検討する（6 件）<br>●院内の関係職種による退院支援カンファレンスを行い検討する（5 件） |
| 多職種連携・看看連携を強化する（8 件） | ●病棟・施設・地域スタッフとの連携を強化する（7 件）<br>●外来部門との連携を強化する（1 件） |
| 病棟スタッフへの退院支援に関する教育を実施する（7 件） | ●退院支援に関する院内外の研修参加を促す（3 件）<br>●退院支援に関する教育を行う（2 件）<br>●退院支援に関する事例検討を行う（2 件） |
| 退院支援リンクナースを育成しスタッフを支援する（6 件） | ●退院支援リンクナースが中心となり活動する（4 件）<br>●退院支援リンクナースを育成しスタッフを支援する（2 件） |

藤澤まこと，他（2019）．利用者ニーズを基盤とした退院支援の質向上に向けた人材育成システムの構築（第 1 報）一医療機関の看護職者が取り組む退院支援の課題の明確化．岐阜県立看護大学紀要，19（1）：90．を参考に作成

### ●スタッフ教育の現状・困難さ

看護部長の取り組むスタッフ教育として，具体的には「自施設独自の教育プログラムを実施する」「OJT による教育を行う」があり，医療機関の特徴に合わせ教育方法を工夫していることがわかる（表 1-11）[1]。また，院内全体の研修として「事例検討を実施する」「学

**表 1-11　看護部長として退院支援に関するスタッフ教育に取り組んでいること**

($n$=22)

| 分類 | 小分類 |
|---|---|
| 自施設に即したスタッフ教育を実施する（14 件） | ●自施設独自の教育プログラムを実施する（4 件）<br>●OJT による教育を行う（3 件）<br>●師長・主任・リーダーが個々に合わせて指導する（2 件）<br>●リンクナースを育成する（1 件）<br>●５年目看護師による事例発表を行う（1 件）<br>●退院支援マニュアル等を活用する（2 件）<br>●情報共有時に知識交流を行う（1 件） |
| 院内での退院支援に関する研修等を実施する（12 件） | ●院内で研修を実施する（6 件）<br>●事例検討を実施する（4 件）<br>●学習会を複数回開催する（2 件） |
| 院外での退院支援に関する研修を活用する（10 件） | ●院外での研修に参加する（6 件）<br>●訪問看護実地研修を行う（3 件）<br>●オンデマンド研修を活用する（1 件） |
| スタッフ教育には取り組んでいない（2 件） | ●スタッフ教育には取り組んでいない（2 件） |

OJT：On The Job Training
藤澤まこと，他（2019）．利用者ニーズを基盤とした退院支援の質向上に向けた人材育成システムの構築（第 1 報）―医療機関の看護職者が取り組む退院支援の課題の明確化．岐阜県立看護大学紀要，19（1）：90．を参考に作成

習会を複数回開催する」ことや，「院外での研修に参加する」「訪問看護実地研修を行う」などがあり，「院外での退院支援に関する研修を活用する」ことによってスタッフ教育を充実させている（表 1-11）[1]。また，退院調整看護師が行う退院支援に関する勉強会では，退院支援に関する知識や具体的な支援方法の習得が図られていると考える。

看護部長のとらえた退院支援に関する課題として，「スタッフの知識の習得・意識改革が必要である」「継続的スタッフ教育が必要である」（表 1-1）[1] があり，退院調整看護師のとらえたスタッフ教育の困難さとして，「退院後の療養生活を見据えた退院支援の実践が難しい」ことが示された。具体的には，病棟スタッフについて「在宅での療養生活のイメージができない」「入院時の退院後の療養生活を見据えたアセスメントが不十分である」（表 1-12）[1] ととらえており，在宅での療養生活をイメージしたうえでのアセスメントにつながっていないことに困難さを感じていた。一般病棟におけるスタッフへの教育支援の困難さにも，「在宅療養に向けたアセスメント・看護計画立案が難しい」ことや，スタッフが「在宅での療養生活のイメージができず予測が難しい」ことにより，「退院後の生活を視野に入れた支援が難しい」状況が困難さとして示された（表 1-13）[2]。そこで，在宅での療養生活をイメージした支援を行うための教育支援が必要であると考える。

●実地研修・事例検討の必要性

病棟看護師の教育の課題として，研修や勉強会などで得た在宅ケアに関する知識を実践に結びつけることの方策を検討する必要があることが示されている [8]。院内研修，院外研修への参加は推進されていても，研修での学びが退院支援の実践に十分に生かされていないことが考えられる。そこで病棟スタッフへの教育支援として，訪問看護師と共に退院後

表 1-12 退院調整看護師としてスタッフ教育のなかで困難に思うこと

(n=21)

| 分類 | 小分類 |
|---|---|
| 退院後の療養生活を見据えた退院支援の実践が難しい（26件） | ●スタッフによる退院支援の実践が難しい（9件）<br>●在宅での療養生活のイメージができない（8件）<br>●入院時の退院後の療養生活を見据えたアセスメントが不十分である（5件）<br>●退院支援に病棟による差・個人差がある（4件） |
| 退院支援に関する意識の向上を図ることは難しい（5件） | ●急性期病棟スタッフの意識向上を図ることは難しい（3件）<br>●退院支援部門にすべて任される（2件） |
| スタッフの教育支援が難しい（5件） | ●スタッフに継続的な教育が必要である（2件）<br>●退院支援の中核となる人がいない（2件）<br>●退院支援充実に必要な教育内容がわからない（1件） |
| スタッフ教育支援に関する困難はない（2件） | ●スタッフへの教育支援で困難なことはない（2件） |

藤澤まこと，他（2019）．利用者ニーズを基盤とした退院支援の質向上に向けた人材育成システムの構築（第1報）一医療機関の看護職者が取り組む退院支援の課題の明確化．岐阜県立看護大学紀要，19（1）：94．を参考に作成

訪問を行う実地研修を行うことが効果的であると考える。退院後訪問は，病棟スタッフにとって自分の看護を評価する機会ともなり，モチベーションの向上にもつながる。そして退院後訪問を行った事例の生活状況を踏まえた事例検討を行うことで，入院中の支援の振り返りができると同時に，支援方法の改善に結びつき，次の退院支援に生かせると考える。退院調整看護師が中核となって，院内研修などで病棟看護師の知識の習得を促すこと，退院後訪問や訪問看護実地研修を推進すること，退院支援事例の事例検討の機会を提供することなどにより，患者・家族のニーズに沿った退院支援につながると考える。

したがって，『退院後の療養生活のイメージ化を図るための実地研修・事例検討を含めた継続的な教育支援』が課題と考える。

### ⑦退院支援に関する知識・技術および意識の向上に向けた教育支援

●退院支援能力の育成の困難さ

一般病棟におけるスタッフへの教育支援の困難さにも，「在宅療養に向けたアセスメント・看護計画立案が難しい」「社会資源に関する知識不足がある」「経験年数により治療を踏まえた判断やイメージする力に差がある」など，統一した支援を行ううえでの困難さがあった（表 1-13）[2]。今後取り組みたいことにも，「退院支援についての知識・意識の向上を図る」「退院支援のできるスタッフを育成する」があげられた（表 1-14）[2]。

地域包括ケア病棟では，「多くの診療科の幅広い基礎知識の教育が難しい」ことから「退院支援に関する幅広い知識・技術が不足している」や，「療養指導がなく施設入所となる患者が多く退院支援の能力向上は難しい」「意思決定支援に関する能力の育成が難しい」などのスタッフの退院支援能力の育成への困難さがあった（表 1-9）[2]。今後取り組みたいこととして，「退院支援能力の向上を目指し学習会・伝達講習を行う」が示されている（表 1-7）[2]。

したがって，個々のスタッフに対する『退院支援に関する知識・技術および意識の向上に向けた教育支援』が課題と考える。

表 1-13 一般病棟看護師のとらえたスタッフ教育のなかでの困難さ

($n$=23)

| 分類 | 小分類 |
|---|---|
| 在宅療養に向けたアセスメント・看護計画立案が難しい（6件） | ●入院時の情報収集・アセスメントが十分でない（4件）<br>●看護計画に退院支援が反映されていない（1件）<br>●病態安定から在宅療養支援への目標の変更が遅れる（1件） |
| スタッフの退院支援能力に差がある（5件） | ●経験年数により治療を踏まえた判断やイメージする力に差がある（3件）<br>●担当看護師の力量の差が大きい（1件）<br>●看護の視点に差がある（1件） |
| 在宅での療養生活のイメージができず予測が難しい（5件） | ●在宅での生活のイメージができず必要なサービスがわからない（2件）<br>●在宅のイメージができずに無理と決めつけてしまう（1件）<br>●在宅での生活面が思い描けず生活の困難さが予測できない（2件） |
| 退院後の生活を視野に入れた支援が難しい（3件） | ●日々の業務に追われ退院後の生活を見据えた支援ができない（1件）<br>●若いスタッフが多く退院後の生活を考えた支援が難しい（1件）<br>●退院後の生活場所を視野に入れた支援に至らない（1件） |
| 退院後の生活を見据えた支援を考える意識が低い（3件） | ●日々の担当者が変わるため受け持ち意識が低い（1件）<br>●日々の担当者は退院後の生活を見据えた介入を考える意識が低い（1件）<br>●日々の業務に追われ退院支援への関心をもちにくい（1件） |
| 社会資源に関する知識不足がある（4件） | ●介護保険の知識が不十分である（1件）<br>●社会資源に関する知識不足がある（2件）<br>●知識不足によりサービス調整が滞る（1件） |
| スタッフへの退院支援の進め方の周知が困難である（3件） | ●退院支援の進め方の周知が困難である（1件）<br>●経験の浅い看護師には退院支援の進め方が周知されない（1件）<br>●パンフレットを活用した退院後の療養指導を始める時期が遅くなる（1件） |
| 病棟内で退院支援の教育ができるスタッフが少ない（1件） | ●退院後の生活状況を踏まえて病棟内で教育できるスタッフが少ない（1件） |
| スタッフと共に退院支援に取り組めている（5件） | ●入院早期より退院後の生活を見据えた退院支援に取り組めている（3件）<br>●地域包括ケア病棟との連携ができるようになった（1件）<br>●若いスタッフの退院支援に対する意識が高い（1件） |

藤澤まこと，他（2020）．利用者ニーズを基盤とした退院支援の質向上に向けた人材育成システムの構築（第1報）一医療機関の看護職者が取り組む退院支援の課題の明確化．岐阜県立看護大学紀要，20（1）：150．を参考に作成

### ⑧スタッフを教育支援できる人材の育成

#### ●スタッフを教育する人材育成の必要性

「急性期病棟スタッフの意識向上を図ることは難しい」や，「退院支援部門にすべて任される」ように，病棟スタッフが主体的に退院支援に取り組めていない現状も示された。また，スタッフの異動などにより「スタッフに継続的な教育が必要である」や，「退院支援の中核となる人がいない」ことで「スタッフの教育支援が難しい」ととらえていた（表1-12）[1]。

退院調整看護師が取り組んでいる「病棟において直接患者・家族を支援する」や，「スタッフの退院支援の実践に助言する」「退院支援カンファレンスに参加する」が継続されると，病棟スタッフは退院支援方法を具体的に考えることができるようになり，主体的な退院支援の取り組みにつながる（表1-8）[1]。

また，病棟看護師として通常のケアを行いながら，退院支援に積極的に取り組む退院支

表 1-14　一般病棟看護師として退院支援に関して今後取り組みたいこと

(n=23)

| 分類 | 小分類 |
|---|---|
| 患者・家族がその人らしい生活を送るための意思決定ができるようにする（2件） | ●意思決定支援について学び患者・家族がその人らしい生活を送るための選択ができるようにする（1件）<br>●患者・家族とじっくり話す時間をもつ（1件） |
| 入院時から退院を見据えた支援を継続する（4件） | ●入院時から退院を見据えたかかわりをもつ（1件）<br>●急性期病棟における退院支援を充実させる（1件）<br>●退院支援カンファレンスを継続する（2件） |
| 退院後の生活状況を把握し支援の評価を行う（5件） | ●退院後の生活状況を把握し支援の評価を行う（2件）<br>●退院前・退院後訪問を行う（3件） |
| 多職種参加のカンファレンスを行い支援内容を共有する（6件） | ●入院早期に多職種参加のカンファレンスを行い支援内容を明確にする（4件）<br>●日々のカンファレンスにMSWの参加を促し協働する（1件）<br>●退院前に多職種参加のカンファレンスを行い入院中の支援内容を共有する（1件） |
| 地域の多職種との連携が深まるように取り組む（2件） | ●地域の多職種との連携が深まるように取り組む（2件） |
| 退院支援についての知識・意識の向上を図る（6件） | ●退院支援についての勉強会を行う（3件）<br>●スタッフが達成感を感じられるようにする（1件）<br>●在宅医療のイメージを伝える（1件）<br>●中堅スタッフの関心を高める（1件） |
| 退院支援のできるスタッフを育成する（2件） | ●退院支援のできるスタッフを育成する（2件） |
| 研修会に参加する（1件） | ●研修会に参加する（1件） |
| 退院支援に関するツールの充実に向け検討する（2件） | ●スクリーニングシートを見直す（1件）<br>●退院後のサマリーを検討する（1件） |
| 退院調整看護師を配置する（1件） | ●退院調整看護師を配置する（1件） |

MSW：医療ソーシャルワーカー
藤澤まこと，他（2020）．利用者ニーズを基盤とした退院支援の質向上に向けた人材育成システムの構築（第1報）一医療機関の看護職者が取り組む退院支援の課題の明確化．岐阜県立看護大学紀要，20（1）：151．を参考に作成

援係を配置することにより，病棟看護師による退院支援実施の機運が高まり，そのなかでシステム整備や教育が進められる可能性があるとの報告もあり[9]，病棟内でもスタッフを教育支援できる人材の育成が必要である。

したがって，『スタッフを教育支援できる人材の育成』が課題と考える。

## 3）入退院支援の組織的体制の構築

入退院支援の組織的体制の構築は，⑨⑩の2つの課題がある。

### ⑨退院支援に関するツールの整備

●ツール整備の課題

一般病棟の退院支援体制の整備に関する取り組みは示されておらず，地域包括ケア病棟では多職種間の情報共有のための「退院支援に関するツールを作成し活用する」取り組みも行われていたが（表1-6）[2]，今後取り組みたいことに「退院支援パスの活用を促す」（表

1-7)[2] があった。また，退院調整看護師が中心となって看護サマリーなどの「退院支援に関するツールを整備する」ことは，病棟・外来・地域の専門職の円滑な連携を推進することにもつながる。

したがって，『退院支援に関するツールの整備』が課題と考える。

**⑩退院支援に関する委員会等の活動の充実による退院支援体制の整備**

●退院支援体制の整備の課題

医療機関内の退院支援体制の整備に関して取り組んでいることとして，看護部長による「退院支援リンクナースを育成しスタッフを支援する」（表 1-10）[1] や，退院調整看護師による「退院支援に関する委員会を運営する」（表 1-8）[1] があった。各病棟の退院支援の中核となるリンクナースを育成することは，各病棟のスタッフへの教育支援の充実につながるだけでなく，リンクナースが所属する退院支援に関する委員会で，院内全体を視野に入れた退院支援の課題や解決策が検討され，院内全体の支援方法の改善につながると考える。

看護部長の課題のなかに「病棟スタッフの支援にレベル差がある」と示されたが，すべての看護師が質の高い支援ができるようになるためには，「退院調整看護師の配置が必要である」「退院支援に関する委員会の設立が必要である」と示されたように（表 1-1）[1]，組織的な退院支援体制の整備・充実が必要と考える。

したがって，『退院支援に関する委員会等の活動の充実による退院支援体制の整備』が課題と考える。

# 求められる人材と課題解決への取り組み

## 1）求められる人材

“その人らしく生きる”を支える入退院支援を実現するために求められる人材とは，入退院支援を確実に実施するための課題解決に向けて取り組むことができる看護師である。具体的には，患者・家族のこれまでの人生をとらえ，病気や障がいを抱えた今後の生き方を共に考えるなかで，患者・家族がお互いに折り合いをつけながら意思決定できるよう支援し，その意思決定に沿って計画的・継続的に支援できる看護師である。さらに，患者・家族が退院後に安心して安全な生活が送れるよう保障するためには，院内および地域の多職種と連携する調整能力も求められる。

## 2）意識変革に向けた取り組み

入退院支援の実践に向けて，看護師の意識変革という課題解決に取り組むためには，患者・家族と共に退院後の療養生活を思い描き，再構築していくことが求められる。そのためには，退院支援の事例検討を積み重ねることや，退院後訪問を積極的に行い，実際の患者・家族の退院後の生活を把握することも効果的である。退院支援に関する確実な知識および技術を習得し，スタッフの知識や意識の向上に向けた直接的教育支援ができることと，部署内での学習会の企画運営や，退院後訪問の実施などの実践の改革に取り組める能力が求められるといえる。

### 3）組織的体制の構築に向けた取り組み

入退院支援の組織体制の構築に向けた課題解決のためには，退院支援に関する委員会組織を充実させる必要がある。たとえば，院内全体の入退院支援の現状を把握できる退院調整看護師を中心とした委員会組織を設置し，各部署の中核となって取り組むことや，スタッフへの教育支援が行える委員（リンクナース）を育成し，院内教育の内容の検討やツールの開発をするなどで，院内全体の入退院支援の質向上を図ることができる。

“その人らしく生きる”ことを支える入退院支援の質向上に向け，課題解決に取り組むことができる看護師の育成が組織的に行われることにより，個々人を生活者としてとらえ，その人の尊厳を守り，病気や障がいをもちながらも自身で意思決定し，自律・自立した生活が送れるための入退院支援が実現できると考える。

文献

1）藤澤まこと，渡邊清美，加藤由香里，他（2019）．利用者ニーズを基盤とした退院支援の質向上に向けた人材育成システムの構築（第 1 報）—医療機関の看護職者が取り組む退院支援の課題の明確化．岐阜県立看護大学紀要，19（1）：87-98.
2）藤澤まこと，渡邊清美，加藤由香里，他（2020）．利用者ニーズを基盤とした退院支援の質向上に向けた人材育成システムの構築（第 1 報）—医療機関の看護職者が取り組む退院支援の課題の明確化．岐阜県立看護大学紀要，20（1）：145-150.
3）黒澤佳代子，池田清子，河村麻佐子，他（2016）．急性期病院の病棟看護師が行う退院支援の現状—がん，慢性疾患の違いに焦点をあてて．神戸市看護大学紀要，20：69-77.
4）岩井信彦，村尾浩，三浦利之，他（2017）．地域包括ケア病棟からの転帰先が自宅以外であった患者の特徴．理学療法科学，32（4）：573-576.
5）辻村真由子，島村敦子，権平くみ子，他（2017）．受け持ち病棟看護師と訪問看護師による退院後同行訪問の実施（第 1 報）—病棟看護師の気づきと看護活動の変化．千葉大学大学院看護学研究科紀要，39：1-9.
6）田淵知世，笠嶋凪紗，田嶋瑞穂，他（2018）．地域包括ケア病棟における退院支援の現状と課題－病棟師長・病棟看護師・退院調整看護師へのグループインタビューから．石川看護雑誌，15：99-108.
7）宮子真子，大槻久美，五十嵐ひとみ，他（2018）．病棟看護師と訪問看護師の退院支援における連携に対する認識—がん患者の訪問看護連絡票実施後の評価．東北文化学園大学看護学科紀要，7（1）：27-38.
8）前掲書 5）.
9）錦織梨紗，永田智子，水井翠，他（2016）．病棟看護師が担う退院支援係の配置の有無と病院の特徴および退院支援への取り組み状況との関係．日本地域看護学会誌，19（1）：72-79.

# 2 “その人らしく生きる”を支える入退院支援の質向上に向けた人材育成モデル

人が病いをもちながらも“その人らしく生きる”ことを支えるためには，医療機関の入退院支援の質の向上が必須である。そのための看護師の人材育成として，以下にA県をモデルとした2つの取り組みを紹介する。

1つ目は，A県内の看護職者全員を対象として，県の看護実践の質向上と人材育成を担う看護行政担当課と看護大学が協働で入退院支援の質向上に向けた教育支援の方策として策定した「利用者ニーズを基盤とした入退院支援の質向上に向けた入退院支援教育プログラム（以下，入退院支援教育プログラム）」について，その内容と成果を紹介する。

2つ目は，1つ目の入退院支援教育プログラムを活用しながら，各医療機関において行う組織的な人材育成のための入退院支援研修プログラム＊1を施行する「利用者ニーズを基盤とした入退院支援の質向上に向けた人材育成モデル（以下，人材育成モデル）」について紹介する。このモデルは，個々の医療機関の現状に合わせて改善して活用することが可能であり，医療機関の質の向上につながる人材育成モデルである。

## 利用者ニーズを基盤とした入退院支援の質向上に向けた入退院支援教育プログラム

### 1）看護師への教育支援発展の経緯

A県の入退院支援の質向上に向けた教育支援は2004年度から開始され，2004～2008年度の5年間は，A県の健康福祉部医療整備課（現 医療福祉連携推進課）と大学が協働して退院調整と地域連携推進事業を施行した。その後も2009～2011年は大学の共同研究事業＊2として看護師への教育支援を継続した。2012年から現在までは看護実践研究指導事業＊3として取り組みを開始し，2013年度からの入退院支援教育プログラムを策定して教育支援を継続している。

＊1：入退院支援研修プログラムとは，個々の看護師の入退院支援に関する看護実践能力を向上させ，各部署で中核となる看護師を育成することにより，院内全体の入退院支援の質向上を目指すプログラムである。入退院支援教育プログラムが大学で行われるプログラムに対し，入退院支援研修プログラムは各医療機関において行われる。

＊2：共同研究とは，県内の看護師と本学教員が対等の立場で共同研究者として研究的手法で看護サービスの改善，質の向上を目指すものである。

## 2）入退院支援教育プログラムの概要

### ①プログラムの特徴

利用者ニーズを基盤とした入退院支援の質向上に向けた看護師への教育支援であり，ベーシック研修，フォローアップ研修，アドバンス研修，エキスパートミーティングからなり，リフレクションを活用した系統立てられた教育プログラムに沿って学修する人材育成プログラムである（図 2-1，2-2，表 2-1）。新たな知見を修得して入退院支援に取り組み，リフレクションにより次への取り組みを明確化することを繰り返しながら課題解決能力を修得し，自施設の入退院支援の質向上に向け中核となって取り組む人材の育成を目指す。

**ベーシック研修**，**フォローアップ研修**，**アドバンス研修**を含み，**リフレクション**を活用した系統立てられた教育プログラムに沿って学修する人材育成プログラムである

- **ベーシック研修**への参加により**新たな知見**を修得し，自施設の入退院支援の**課題を認識**して 1 年間課題解決に向け取り組む
- **フォローアップ研修**での 1 年間の取り組みの**リフレクション**により課題を明確化し，事例検討などで新たな知見を得てさらに課題解決に向け取り組むことにより，**課題解決能力**を修得する
- **アドバンス研修**での事例検討による**リフレクション**により，自部署の入退院支援の質向上に向け**中核となって**取り組むための新たな知見を得る

図 2-1　入退院支援教育プログラムとは

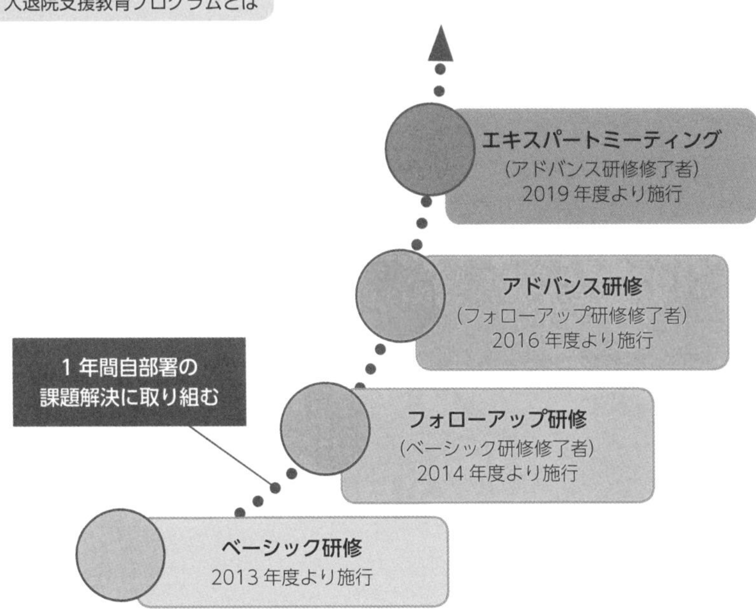


図 2-2　入退院支援教育プログラムの概要①

＊3：看護実践研究指導事業とは，県内の看護師の生涯学習を促進することを目的とした研修事業で，県内の看護師が大学の知的資源を利用して，自己学習や業務改善ができるようにするために，看護の実践研究指導，研修として取り組むものであり，看護実践を踏まえて自ら学ぶことを基盤としている。

**表 2-1　入退院支援教育プログラムの概要②**

| 研修名 | 目的 | 対象者 | 内容 | 修了証の交付条件 |
|---|---|---|---|---|
| ベーシック研修 | ●知識の習得<br>●入退院支援の取り組みの理解<br>●自施設の課題の検討 | 県内の全看護職者 | ①入退院支援に関する講義<br>②グループ討議「自施設の入退院支援の現状・課題」 | ●リフレクションシートの提出 |
| フォローアップ研修 | ●リフレクション<br>●新たな知見を得る | ベーシック研修修了者 | ①1年間の取り組み成果の報告<br>②事例検討（事例は大学が提示） | ●リフレクションシートの提出 |
| アドバンス研修（3回シリーズ） | ●自部署の入退院支援の充実に向けて取り組むための学びを得る | ●フォローアップ研修修了者<br>●3回の研修すべてに参加可能な人<br>●看護部長の推薦を得た人 | 事例検討<br>●自施設の事例を提示<br>●事例検討のファシリテートを行う | ●リフレクションシートの提出<br>●課題レポートの提出 |

**②研修修了者数**

過去7年間の入退院支援教育プログラムの研修修了者数は，ベーシック研修修了者633人，フォローアップ研修修了者294人，アドバンス研修修了者56人となり，研修修了者の総数は983人となった（表2-2）[1]。

**③研修の概要**

●ベーシック研修（表2-3）[2]

県内の全看護職者を対象とする。研修は講義とグループ討議からなる。講義では入退院支援に関する知識を修得し，入退院支援の取り組みの実際を理解する機会とする。「自施設の入退院支援の現状と課題」についてのグループ討議では，意見交換をとおして自施設の入退院支援の現状と課題を振り返り考える機会とする。

ベーシック研修のリフレクションシートの内容は，①入退院支援の意義・必要性，②入退院支援における看護職者の役割，③多職種との連携の必要性，④自施設の入退院支援の

**表 2-2　入退院支援教育プログラムの研修修了者数**

| 修了者数（人） | 2013年度 | 2014年度 | 2015年度 | 2016年度 | 2017年度 | 2018年度 | 2019年度 | 計 |
|---|---|---|---|---|---|---|---|---|
| ベーシック研修修了者数 | 84 | 145 | 115 | 122 | 97 | 70 | | 633 |
| フォローアップ研修修了者数 | | 27 | 68 | 52 | 61 | 40 | 46 | 294 |
| アドバンス研修修了者数 | | | | 15 | 10 | 17 | 14 | 56 |
| 計 | 84 | 172 | 183 | 189 | 168 | 127 | 60 | 983 |

藤澤まこと，黒江ゆり子，杉野緑，他（2019）．利用者ニーズを基盤とした退院支援の質向上に向けた看護職者への教育支援．令和元年度岐阜県立看護大学看護実践研究指導事業報告書，p.7-21．より引用

**表 2-3　ベーシック研修の内容**

**【プログラム】**（9 時～ 16 時 30 分）
講義 1　入退院支援の意義とその役割（60 分）
　　講師：A 医療連携センター副看護師長
講義 2　医療・介護福祉制度と社会資源
　1）介護保険制度のしくみと高齢化の現状（60 分）
　　講師：県健康福祉部高齢福祉課介護事業者係
　2）入退院支援と社会資源（60 分）
　　講師：B ケアプランセンターケアマネジャー
講義 3　入退院支援のプロセスと多職種連携（45 分）
　　講師：C 医療連携センター部退院調整看護師
講義 4　多職種連携および地域との連携－訪問看護師の立場から（45 分）
　　講師：D 病院退院調整看護師
グループ討議　テーマ「自施設の入退院支援の現状と課題」（60 分）
グループ討議内容の共有（20 分）
まとめ

藤澤まこと，黒江ゆり子，杉野緑，他（2018）．利用者ニーズを基盤とした退院支援の質向上に向けた看護職者への教育支援．平成 30 年度岐阜県立看護大学看護実践研究指導事業報告書，p.13，14．より作成

課題，自施設で今後取り組みたいことなどであり，研修修了時までに記載して提出する。リフレクションシートの記載内容を確認し，修了証を交付する。

●フォローアップ研修（表 2-4）[3]

前年度までのベーシック研修修了者を対象とする。研修内容は，1 年間の自部署での自身の取り組み内容および成果の共有，事例検討と検討内容の共有で，フォローアップ研修のグループ討議に参加した講師から講評を得る。それらをとおし，研修修了者のリフレクションおよび新たな知見を得る機会とする。

なお，フォローアップ研修のリフレクションシートは，事前に郵送し記載して持参してもらうものと，当日の研修後に提出するものの 2 種類がある。前者は，1 年間の自施設での自身の取り組みと成果などを記載して持参し，研修終了時に提出する。後者は，研修の学びの振り返りとして当日用のリフレクションシートに記載し，研修終了時に提出する。これらの記載内容を確認し，修了証を交付する。

**表 2-4　フォローアップ研修の内容**

**【事前準備】**
　1．事例 1・事例 2 を事前に確認する
　2．1 年間の自身の取り組みと成果を所定の用紙に記載し，当日持参する
**【当日プログラム】**（13 時～ 16 時 30 分）
　1．1 年間の取り組みと成果の報告（60 分）
　2．事例検討 ＊参加者はどちらか 1 事例の検討に参加（75 分）
　「事例にどのような入退院支援が必要か考え，具体的な支援計画を考える」
　　事例 1（独居・高齢，大腸がんストーマ造設）
　　事例 2（50 歳代，がん緩和ケア目的で入院中）
　3．事例検討内容の共有・講評（20 分）
　4．リフレクションシート記載（10 分）

藤澤まこと，黒江ゆり子，杉野緑，他（2018）．利用者ニーズを基盤とした退院支援の質向上に向けた看護職者への教育支援．平成 30 年度岐阜県立看護大学看護実践研究指導事業報告書，p.14，15．より作成

●アドバンス研修（図 2-3）[4]

フォローアップ研修修了者のなかで，3回の事例検討に継続して参加できる人を対象とする。研修内容は，自身が取り組んだ入退院支援の事例を提示し，事例検討を行う。その際，各自1回事例検討のファシリテートを担当する。参加者間の意見交換や講師による支援ポイントの確認などをとおして，自身のリフレクションの機会になるとともに，自部署の入退院支援の充実に向けて自ら取り組むための新たな知見を得る機会とする。

参加者は，研修前に郵送される所定の用紙に自身が取り組んだ事例をまとめ，研修で学びたいことを明確にしたうえで参加する。事例検討では，参加者は6～7人ずつの2グループに分かれ，事例ごとに交代でファシリテーターと書記の役割を担う。

また，毎回の研修会後のリフレクションシートの記載と，最終レポート課題として，提示事例に対する入退院支援計画と，ファシリテートについて今後取り入れたいこと，自部署の入退院支援の充実に向けて取り組みたいことについて自身の考えを記述し提出する。それらの内容を確認し，修了証を交付する。

●エキスパートミーティング

アドバンス研修修了者に，自施設における入退院支援の取り組みの現状と課題について話題を提供してもらい，参加者とのディスカッションをとおして入退院支援の課題解決の方策などについての意見交換をし，これからの利用者ニーズを基盤とした入退院支援のあり方を考え，新たな知見を見出すことを目指す。

## 3）研修の成果

2018年度のベーシック研修，フォローアップ研修，アドバンス研修修了者を対象に，質問紙調査を実施し，その結果からプログラムの成果を把握した。

質問紙調査の内容は，「研修を受講して一番学びが大きかったこと」「利用者ニーズを基盤とした入退院支援はどのようにあればよいと考えるか」とし，アドバンス研修修了者の

**【事前準備】** 自身の入退院支援事例1事例を所定用紙に記載し，郵送にて提出
**【当日プログラム】** 2グループに分かれて実施
3回をとおして1度は事例提供者とファシリテーター（司会者）を経験する

| 1回目 | 2回目 | 3回目 |
|---|---|---|
| 1．自己紹介・役割決定（10分）<br>2．2事例の事例検討<br>事例報告（10分）<br>事例検討（30分）<br>ポイントの確認（5分）<br>3．リフレクションシート記入 | 1．自己紹介・役割決定（10分）<br>2．2事例の事例検討<br>事例報告（10分）<br>事例検討（30分）<br>ポイントの確認（5分）<br>3．リフレクションシート記入 | 1．自己紹介・役割決定（10分）<br>2．1事例の事例検討<br>事例報告（10分）<br>事例検討（30分）<br>ポイントの確認（5分）<br>3．リフレクションシート記入・回収 |

**【最終レポート課題】** こちらで提示した1事例について具体的な入退院支援計画を記載し，郵送で提出

図 2-3 アドバンス研修の内容

藤澤まこと，黒江ゆり子，杉野緑，他（2018）．利用者ニーズを基盤とした退院支援の質向上に向けた看護職者への教育支援．平成30年度岐阜県立看護大学看護実践研究指導事業報告書，p.15，16．より作成

み,「自施設でどのような入退院支援体制を構築していくか」についても記載を依頼した。研修修了後に質問紙を配付し,自由意思に基づく質問紙の回答・返送を依頼した。質問紙の自由記載事項は意味内容ごとに分けて要約し,意味内容が同じものを集めて帰納的に分類した。

各研修修了者の学びとして,患者・家族を生活者ととらえた意思決定支援の重要性が学べたこと,多職種連携・看看連携の重要性が学べたこと,入退院支援に関する知識や具体的な支援方法が学べたこと,多施設の現状把握および自施設の強み・課題の再認識ができたことなどがあげられた。

研修の学びを踏まえて考えた利用者ニーズを基盤とした入退院支援のあり方としては,①患者・家族の思いをとらえた意思決定支援,②その人らしい生活への支援,③多職種の連携・協働による支援,④入退院支援の知識・意識向上に向けたスタッフ教育,の4点が示された。以下に,各研修における考えの特徴を踏まえて成果を考える。

**①患者・家族の思いをとらえた意思決定支援**

ベーシック研修後には,患者・家族の意思決定に基づき安心して療養生活が送れるよう支援する意思決定支援の必要性があげられた。フォローアップ研修後には,患者の望みを考えてかかわり,意思決定ができるようにすることが支援のあり方であるととらえられていた。アドバンス研修後には,患者・家族の思いを尊重し,思いに添えるよう一緒に考え支援することが意思決定支援のあり方であるととらえられていた。

**②その人らしい生活への支援**

ベーシック研修後には,入院前の生活を踏まえて早期から退院後の生活を見据えて支援することや,入院前の生活を踏まえ,退院後の自立した生活に向けて支援することが,利用者ニーズを基盤とした入退院支援のあり方であるととらえられていた。フォローアップ研修後には,地域でのその人らしい生活につなげることが支援のあり方であるととらえられていた。アドバンス研修後には,その人らしい生活への支援として,多職種による思いの共有や協働により具体的な生活支援の重要性があげられた。

**③多職種の連携・協働による支援**

ベーシック研修後には,多職種が専門性を発揮し連携・協働して退院後の療養生活に向け支援することや,看護師同士が連携・協働し入退院支援を行うことが利用者ニーズを基盤とした支援として示された。フォローアップ研修後には,看護師同士が連携・協働し入退院支援を行うことや,他職種を活用して介入するなど,具体的な支援方法が考えられていた。アドバンス研修後には,地域の多職種と連携・協働し生活の場を考えて支援すると,在宅での生活を安心・安楽に過ごせるように地域に支援をつないでいくことの重要性がとらえられており,外来からの支援体制を整えタイミングよく連携して支援することや,院内の組織的な支援体制の整備も含めた連携についても考えられていた。

**④入退院支援の知識・意識向上に向けたスタッフ教育**

スタッフ教育については,各研修を踏まえてその必要性が示されており,ベーシック研修では,入退院支援に差が生じないようスタッフ教育が必要であると,入退院支援の質向上を目指すための教育支援の必要性が示された。フォローアップ研修後には,医療者だけでなく患者の退院後の生活に向けた意識の向上を図るための支援の必要性も示された。アドバンス研修後には，病棟において入退院支援推進の中核となる看護師を育成してスタッフへの教育支援を行うなど，スタッフを教育できる環境を整備する必要性も考えられていた。

## 4）自施設での入退院支援体制の構築に向けた取り組み

アドバンス研修修了者は，自施設での入退院支援体制の構築に向けた取り組みについて具体的に考えていることがわかった。意思決定への支援に関しては，患者・家族の望む生活について入院前から情報収集し，話し合える環境をつくることや，患者・家族の思いに寄り添う姿勢をもつことなどがあげられた。スタッフ教育に関しては，自らがモデルとなりながらスタッフの入退院支援を支援することや，地域の多職種も含めて学べる教育システムを構築することがあげられた。具体的な入退院支援体制の整備としては，入退院支援のルール化を進めること，入退院支援のツールの作成やその活用を進めること，退院前訪問を充実させることなどがあげられた。

ベーシック研修，フォローアップ研修，アドバンス研修と教育プログラムに沿って段階を踏んで学修することで，アドバンス研修修了者は，自らがモデルとなって患者・家族の意思決定支援を行い，自部署の入退院支援の質向上に向け，多職種との協働と円滑な連携やスタッフへの教育支援を目指していることが確認でき，自部署の入退院支援に中核となって取り組める能力を修得したと考えられ，研修の成果であると評価できる。

## 5）人材育成のあり方と今後の課題

**①入退院支援教育プログラムの質の担保**

2013年度からは，利用者ニーズを基盤とした考え方のもと，入退院支援に関する知識および実践能力の向上を目指した研修の質を担保することが重要と考え，先行研究などを参考にして共同研究者間で検討し，入退院支援教育プログラムを策定した。また，研修の質の担保のため，参加者の学修内容を確認し，修了証を交付している。修了証の取得により，院内認定の入退院支援看護師に任命している医療機関もあり，さらなる教育プログラム内容の質の担保や改善が必要と考える。

**②段階的な教育支援**

入退院支援教育プログラムでは，ベーシック研修を受講して課題を明確化し，1年間自部署で課題解決に向けた入退院支援の取り組みを続けたうえで，フォローアップ研修でリフレクションを行い，またアドバンス研修受講までさらに課題解決に向けた取り組みを続け，アドバンス研修で自身の取り組んだ事例を素材にリフレクションを行っている。これは，自らの取り組みのリフレクションを積み重ねながら利用者ニーズを基盤とした入退院支援のあり方を追究し，自施設の入退院支援の質向上に中核となって取り組める看護師を育成する人材育成の方策であると考える[5)]。

地域包括ケアシステムが推進され，医療提供体制は変化している。今後も県内の医療機関の入退院支援の現状および課題を把握するとともに，医療機関の機能別の入退院支援の課題を分析し，医療機関の機能に即した教育支援のあり方も検討する必要がある。また，アドバンス研修修了者がネットワークを構築し，県内の入退院支援の質向上に取り組めるよう，エキスパートミーティングを入退院支援教育プログラムに位置づけ，さらなる教育支援の開発に取り組み，利用者ニーズを基盤とした入退院支援の質向上に向けた看護師の人材育成の方策を追究していくことが今後の発展に向けた課題である。

## 利用者ニーズを基盤とした入退院支援の質向上に向けた人材育成モデル

医療制度改革により医療提供体制のあり方は，医療機関完結型から地域完結型へと移行されるなかで，サービス利用者が“その人らしく生きる”ことを支えるために，退院後の療養生活を見据えて，入院時から計画的に支援できる看護師の育成が求められている。そこで，入退院支援研修プログラムを施行しながら，院内の入退院支援の質向上に向けた人材育成に取り組める「利用者ニーズを基盤とした入退院支援の質向上に向けた人材育成モデル」を開発したので紹介する。

### 1）入退院支援研修プログラム開発の経緯

2012年に大学の看護実践研究指導事業＊4として，A医療圏の8つの医療機関へのインタビュー調査を実施し，A医療圏の入退院支援の課題として，①退院後の生活を視野に入れた入院時からの退院支援の取り組み，②多職種による連携，③看護職者の意識改革に向けた教育支援，④退院後の療養生活状況の把握の4点をとらえた[6)]。

A医療圏の入退院支援の課題解決に向けて取り組むために，圏域内の基幹病院であるA医療機関（300床，地域の中核病院，入退院支援担当部署の設置，訪問看護ステーション併設）をモデル医療機関と設定し，2013年度から，A医療機関の看護部の管理者2人と，訪問看護ステーション主任，入退院支援担当部署主任と大学教員4人による共同研究（A医療機関と大学との協働による研究的取り組み）を開始した。そのなかで入院時から利用者の意向に沿った退院後の療養生活を見通し，計画的な支援が実践できる看護師を育成するために入退院支援研修プログラムを考案し，試行した。

なお，本研究における入退院支援研修プログラムとは，講義・グループ討議（入退院支援教育プログラムのベーシック研修への参加），訪問看護ステーションでの実地研修，入退院支援担当部署での実地研修，事例検討，リフレクション（グループインタビューによる振り返り，入退院支援教育プログラムのフォローアップ研修への参加）から成る（図2-4）。

＊4：看護実践研究指導事業とは，県内の看護師の生涯学習を促進することを目的とした研修事業で，県内の看護師が大学の知的資源を利用して，自己学習や業務改善ができるようにするために，看護の実践研究指導・研修として取り組んでいる。

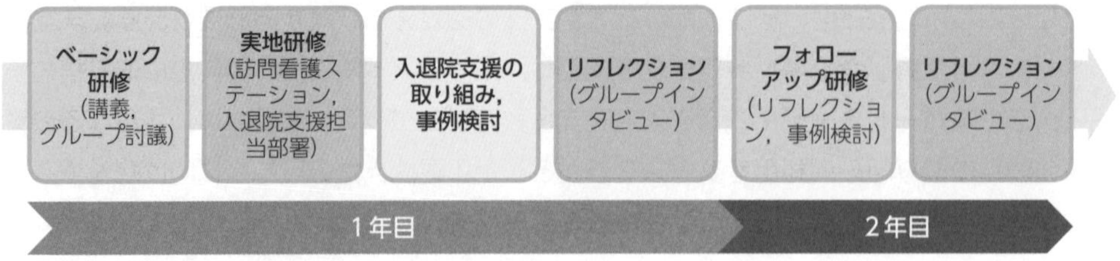

ベーシック研修（講義，グループ討議）→ 実地研修（訪問看護ステーション，入退院支援担当部署）→ 入退院支援の取り組み，事例検討 → リフレクション（グループインタビュー）→ フォローアップ研修（リフレクション，事例検討）→ リフレクション（グループインタビュー）

1年目　2年目

図 2-4　入退院支援研修プログラムの概要①

## 2）入退院支援研修プログラムの概要（図 2-5）

### ①企画，検討

入退院支援研修プログラムの試行にあたり，まずはA医療機関の看護師4人（看護部長，副看護部長，訪問看護主任，入退院支援担当部署主任）を取り組みの支援者とし，看護大学教員4人との共同研究事業として，プログラムの円滑な試行に向けて企画・検討した。第1回目は，入退院支援研修プログラムの試行に向け，研修の具体的な進め方を検討した。第2回目は，事例検討の日程，事例報告書の様式について検討した。第3～5回目は，研修参加者8人と共同研究メンバーが参加して事例検討を行い，支援の振り返りや支援方法を検討した。第6回目はグループインタビューを行い，取り組み内容の振り返りを行った。2年目にも事例検討を3回行い，2015年2月にグループインタビューを行った。

### ②研修の概要

A医療機関の入退院支援に関する委員会である入退院支援検討会のメンバー8人が，入退院支援研修プログラムの研修参加者として取り組んだ。

●ベーシック研修への参加

研修参加者8人は，2013年8月に開催された看護大学におけるベーシック研修を受講した。講義内容は「入退院支援の意義とその役割」「医療・介護福祉制度と社会資源」「入退院支援のプロセスと多職種連携」「多職種連携および地域との連携－訪問看護師の立場から」であり，グループ討議では自施設の入退院支援の現状と課題について意見交換を行った。

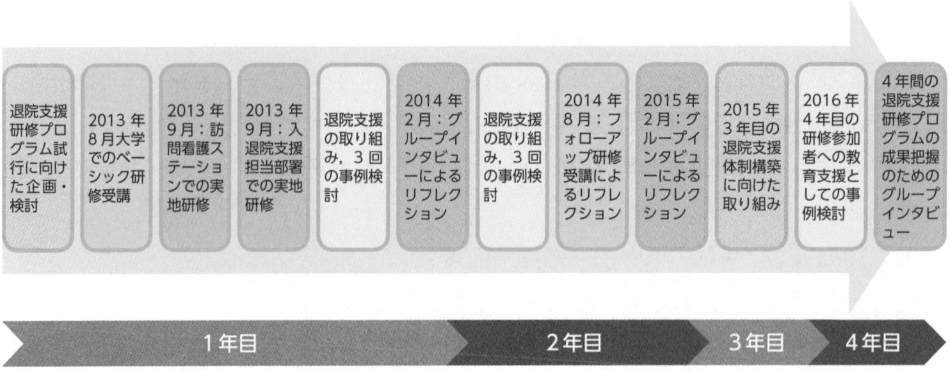

退院支援研修プログラム試行に向けた企画・検討 → 2013年8月大学でのベーシック研修受講 → 2013年9月：訪問看護ステーションでの実地研修 → 2013年9月：入退院支援担当部署での実地研修 → 退院支援の取り組み，3回の事例検討 → 2014年2月：グループインタビューによるリフレクション → 退院支援の取り組み，3回の事例検討 → 2014年8月：フォローアップ研修受講によるリフレクション → 2015年2月：グループインタビューによるリフレクション → 2015年3年目の退院支援体制構築に向けた取り組み → 2016年4年目の研修参加者への教育支援としての事例検討 → 4年間の退院支援研修プログラムの成果把握のためのグループインタビュー

1年目　2年目　3年目　4年目

図 2-5　入退院支援研修プログラムの概要②

●訪問看護ステーションでの実地研修

2013年9月に，研修参加者が1日間の訪問看護ステーション実地研修に参加し，訪問看護師と同行訪問した。実地研修はA医療機関併設の訪問看護ステーションで行ったため，入院中に担当していた患者を訪問する機会が得られ，実地研修後には「研修の際に病棟で受け持っていた患者を訪問し，病棟ではみられなかった安心した表情や工夫した生活状況が把握できてよかった」との意見があった。

●入退院支援担当部署での実地研修

2013年9月に，研修参加者1人ずつが1日間の入退院支援担当部署での実地研修に参加した。研修内容として，①独居で生活保護を受けている患者の自宅訪問・福祉課との連携，②特定疾患を有する患者家族への聴き取り・自宅訪問，③退院前面談に向けての事前の情報収集などに実際にかかわった。実地研修後には，「入院時よりある程度先を見越して情報を収集し，住居改修が必要な場合は早めの対応が必要となる」「介護保険利用の書類を入院後速やかに作成し，入退院支援担当部署に提出する必要がある」などの意見があり，病棟から入退院支援担当部署に早期に連絡することの必要性の理解につながった。

●自部署での入退院支援の取り組み，事例検討（図2-6）

2013年の10月～2014年7月までに，研修参加者8人全員が各自1事例以上の入退院支援に取り組んだ。その経過のなかで，研修参加者8人と共同研究のメンバーが参加し，事例検討を6回（計10事例）行った。

取り組みにあたっては，事例報告書として様式を考案し，それに沿って，基本情報，医療管理上の課題，生活・介護の課題，患者自身・家族の意思について情報収集し，支援の

研修参加者8人全員が各自1事例以上の入退院支援に取り組んだ。共同研究者間でその取り組み事例の事例検討を行い，取り組み内容の振り返りや支援方法の検討の機会となった

事例検討の情報収集の様式「入退院支援事例報告書」を策定：
基本情報，医療管理上の課題，生活・介護上の課題，患者自身・家族の「どうありたいか」，支援の必要性を明確にしたうえで支援に取り組んだ

【事例】70歳代後半の女性，直腸がん術後（告知未）。1年半前から外来で化学療法を受けていた。8月末には肝転移により化学療法は終了となり，11月初旬より食事摂取量が低下した。トイレ歩行が困難となったためポータブルトイレを使用し，栄養補給目的で外来で点滴治療を受けていた。11月半ば介護者である夫の左上腕骨骨折を機に家族の意向で入院となり，外出・外泊・退院することなく2週間で死亡退院となった。家族は「1度は連れて帰りたかった」と悔やんでいた

事例検討では，外来化学療法が終了した時点で，医師・訪問看護師も参加して今後の方向性について相談できる機会があればよかった，外来で患者の状態を把握して入退院支援担当部署に連絡し，病棟や必要な部署と連携する体制が必要などの意見があり，支援体制の検討につながっていた

図2-6 自部署での入退院支援の取り組み，事例検討

必要性を明確にしながら実際に支援を行っていた。事例検討では，各自が取り組み事例の支援経過を報告した後，参加者全員で支援方法について意見交換した。事例検討の当初は事例へのかかわりやその経過を報告することが主であったが，回を重ねるごとに，「入退院支援担当部署に連絡し病棟や他部署と連携する体制が必要である」などの連携についての意見交換ができるようになり，院内での支援体制の構築に向けた検討がなされるようになった。

●フォローアップ研修の受講によるリフレクション

研修参加者8人は，2014年8月に開催された大学におけるフォローアップ研修に参加し，大学が提示した事例検討をとおして支援に関する新たな知見を得たことで，自身の入退院支援の取り組みのリフレクションにもつながった。そこでは，自分の課題を明確にし，今後の取り組み方について考える機会が提供されたといえる。

●グループインタビューによるリフレクション

研修参加者のさらなるリフレクションおよび入退院支援研修プログラムの成果・課題を確認するために，プログラム開催1年目の2014年2月と，2年目の2015年2月に，グループインタビューを行い，入退院支援研修プログラムの試行による学び，取り組めていること，とらえた課題について聴き取った。

**③研修の成果**

2年間の入退院支援研修プログラムの取り組み内容や，グループインタビューからとらえた成果より，研修参加者は，①患者・家族の意思を確認する，②入院早期より入退院支援に取り組む，③看護師の意識改革に向けた教育支援，④入退院支援に関する定期的カンファレンスの開催の4点に取り組むことができていた[7]。

入退院支援研修プログラムに沿って段階を踏んで取り組むことで，患者・家族への関心が高まり，入退院支援が患者・家族のその後の人生を左右することを実感し，入院時からの支援の必要性や連携の重要性が理解できるようになったと考える。

ベーシック研修を受講して1年後のフォローアップ研修によるリフレクションまで，自部署での入退院支援の取り組みと，定期的な事例検討を継続しており，そのなかで必要時には入退院支援担当部署や訪問看護ステーションとも連携しながら入退院支援を進める必要性を認識し，退院後の生活を視野に入れた入退院支援に取り組んでいた。また，入退院支援に取り組みながら事例検討やグループインタビューによるリフレクションを繰り返すことで，自身や自部署の入退院支援の課題が明確化されていた。

**④今後の課題**

入退院支援研修プログラムの試行は，研修参加者の知識や意識の向上につながったが，病棟全体，院内全体の組織的な入退院支援の取り組みに発展することの困難さが示された。病棟全体，院内全体の取り組みへと発展させるためには，研修参加者が入退院支援検討会の中核となり，各病棟に合わせた入退院支援体制を検討していく必要があった。また，病棟・院内全体の組織的取り組みへの発展に向け，管理者と共に検討する必要があった。そして，入退院支援研修プログラムの取り組みを，院内全体の入退院支援の質向上につなげるためには，入退院支援体制の構築に向けたさらなる組織的取り組みが必要であることが考えられた。

**⑤組織的取り組みの推進**

入退院支援研修プログラムの試行を開始して3年目の2015年度には，研修参加者で構成する検討会メンバーが自部署の入退院支援の課題解決に向け個々に取り組みを行っていたが，事例検討などの学びを困難事例への実践につなげることや，入退院支援を部署全体の組織的取り組みとして推進するには困難な状況であった。

そこで，研修参加者が中核となって自施設の入退院支援体制の構築に向けた取り組みを検討し，実践した。具体的には，既存の院内の入退院支援に関するツールである退院困難な要因確認票（以下，確認票）＊5と入退院支援チェックリスト（以下，チェックリスト）＊6の活用に向け，各部署で学習会を開催し，スタッフへの教育的支援を行った。また，研修参加者の各部署における役割発揮に向けた支援を得るために，看護師長・主任研修会においてグループ討議を行い，各部署の入退院支援の質向上に向けた管理者としての役割の認識につなげた。

●入退院支援に関するツールの改善

研修参加者の所属する入退院支援検討会では，院内の入退院支援の組織的取り組みを推進するために，既存の入退院支援ツールである確認票とチェックリストの見直しを行った。

患者の入退院支援の必要性を判断する確認票においては，該当項目のチェックのみで必要な支援に関するアセスメントがなされないことが課題であった。そこで，記載内容を改善し，患者・家族の退院後の意向や，医療的管理が必要となった患者の自己管理能力と必要な支援内容などを記載するようにし，入退院支援担当部署と共有すべき情報や，依頼内容も記載できるようにした。各部署では，入院1週間以内に記載された確認票をもとに，受け持ち看護師と研修参加者が支援の必要性を再検討し，チェックされた項目に対するアセスメントを行ったうえで看護計画を立案し，必要時には入退院支援担当部署に情報提供することとした。

入退院支援の経過を確認・共有するチェックリストの活用においては，退院に向けて必要な内容を具体的に記入する欄がなく，看護計画に反映できないことが課題であった。そこで，支援経過を自由記載できる欄，介護指導および退院指導の経過と評価が記載できる欄，患者・家族の思いを把握して記載できる欄などを設けた。しかし，病棟スタッフにはチェックリストを活用する必要性が理解されておらず，活用に至らない現状があった。

●各部署での学習会の開催

入退院支援に必要な知識や意識を高め，病棟看護師の役割が理解できること，入退院支援のツールが活用できることを目的に，部署ごとに研修参加者が学習会を実施した。

学習会の内容は入退院支援検討会で決定して院内共通とし，入退院支援の必要性や，患者・家族を生活者としてとらえた支援の意義について説明したうえで，事例を用いてチェックリストの活用方法について説明した。

＊5：退院困難な要因確認票とは，2012年にA医療機関が作成し使用している退院困難患者をスクリーニングするためのツールで，入院時受け持ち看護師が困難要因をチェックし，入退院支援担当部署に提出するしくみになっている。

＊6：入退院支援チェックリストとは，リストに記載された入退院支援の実施項目に実施日を記入し，スタッフ間で入退院支援の実施状況を共有するためのリストである。

学習会開催後には「退院に向けてのケア方法について意見交換をするようになった」「入院前のADLを意識するようになり，離床を促すケースが増えた」「退院後の生活を見据えて本人・家族と相談しながらケア方法を検討するようになった」などの変化がみられた。

●看護師長・主任研修会でのグループ討議の開催

2015年11月に，病棟看護師の入退院支援をサポートする立場にある全部署の看護師長および主任37人を対象に研修会を実施した。内容は，「地域包括ケア病棟における入退院支援の実際」についての講義を行った後，「入退院支援として必要なことは何か」「スタッフをどのように支援するとよいか」をテーマとしたグループ討議を実施した。

入退院支援として必要なこととしては，患者・家族の思いに寄り添うことや患者の離床や自立を促すケアの必要性が示された。スタッフ支援に関する内容としては，受け持ち看護師への助言や支援，入退院支援の核となるメンバーを中心に入退院支援を行うことが示され，各部署の入退院支援の質向上に向けた管理者としての役割の認識につながったといえる。

**⑥研修参加者への教育的支援としての事例検討**

入退院支援研修プログラムの試行を開始して4年目の2016年度は，研修参加者への教育支援として，支援者4人，大学教員4人が参加し，6・8・10月に計3回の事例検討を行った（表2-5）。研修参加者が入退院支援に取り組んだ事例をもとに事例検討を行うことにより，自部署の課題として，入院前の生活状況の把握や，入院時の栄養状態のアセスメント，退院後の生活状況の把握の必要性などが明確となり，次の支援への示唆が得られていた。

## 3）4年間の試行による成果と課題

A医療機関における入退院支援研修プログラムの取り組みは，当初は2年間で終了する予定であったが，グループインタビューによりプログラムの成果や課題を確認し，院内の入退院支援体制構築に向け，さらなるプログラムを加えて4年間の取り組みとなった。その成果および課題から，改めて入退院支援研修プログラムの特性について考える。

研修参加者は4年間，入退院支援研修プログラムに取り組み，個々の入退院支援の実践能力が向上しただけでなく，院内の入退院支援検討会の中核となって自部署の入退院支援の組織的取り組みを推進できるようになった。その成果として，①患者・家族の意向に

表2-5 研修修了者を対象とした事例検討の事例の概要

| 日時 | 事例 | 事例の概要 |
|---|---|---|
| 2016年6月 | 事例1 | 90歳代，女性。施設入所中に意識障害となり救急搬送される<br>検査の結果，脳梗塞の疑いにて入院となる |
| 8月 | 事例2 | 70歳代，女性。COPDで通院中であり，入退院を繰り返していた<br>今回，肺炎，尿路感染症にて入院となる |
| 10月 | 事例3 | 70歳代，女性。数日前から食事摂取困難と胸痛の訴えがあり，救急外来を受診<br>肺炎と$CO_2$ナルコーシスにて緊急入院となる |

沿った退院後の療養生活に向けた支援ができること，②スタッフの入退院支援の質向上に向けた教育的支援ができること，③自部署，自施設の入退院支援の組織的取り組みを推進できることが確認できた。また，部署内の入退院支援の組織的取り組みには，管理者の支援が重要と考えられるが，看護師長・主任研修会のグループ討議を行ったことで，管理職自身が改めて入院時からの退院支援の必要性や，多職種参加のカンファレンスの重要性などを認識することができた。そして入退院支援における師長および主任の役割が共有され，入退院支援の核となる研修参加者の役割の理解や支援にもつながった。

## 4）人材育成モデルの開発

A 医療機関の 4 年間の入退院支援研修プログラムの取り組み，グループインタビューの成果を踏まえ，利用者ニーズを基盤とした入退院支援の質向上に向けた人材育成モデルを検討した。

入退院支援研修プログラムは，大学の入退院支援教育プログラムの研修を活用し，実地研修での学びを踏まえて自部署で入退院支援に取り組み，複数回の事例検討やリフレクションによる省察を繰り返しながら，利用者ニーズを基盤とした入退院支援の質向上に向けた人材育成を目指すものである。入退院支援研修プログラムの施行においては，まず院内の管理職を含む支援者を決定し，各医療機関に合わせたプログラム内容を決定するところから始まる。

**①支援者による教育支援**

A 医療機関における入退院支援研修プログラムの試行においては，看護部管理者，訪問看護ステーション主任，入退院支援担当部署主任，大学教員を支援者として支援体制を整備したうえで，定期的な検討会を開催しながら，自施設のニーズに合わせた入退院支援研修プログラムを策定し，円滑なプログラム運営を支援した。また，支援者が事例検討やリフレクションに参加して研修参加者への支援の充実を図り，入退院支援研修プログラム修了時には成果を把握した。2 年間は大学教員が主体となってプログラムを運営していたが，3 年目からは A 医療機関の支援者が主体となり，研修参加者と協働して各部署の組織的取り組みを推進しており，プログラムの進行とともに支援者による教育支援の内容も深化したと考える。

**②基本的知識の修得**

入退院支援研修プログラムは，ベーシック研修に参加して入退院支援の基本的知識（患者・家族の意思の尊重，入院時からの退院支援の必要性，多職種連携の重要性など）を修得することから始まる。それが利用者ニーズを基盤とした入退院支援の実践につながり，スタッフへの教育支援にもつながったといえる。ほかにも，院内教育の研修会などにおいて入退院支援の知識を修得することも有効であると考える。

**③実地研修の施行**

訪問看護ステーションや入退院支援担当部署の実地研修など，在宅での生活状況や支援の現状が深く理解できる機会を設けることも重要となる。訪問看護師との同行訪問は，在宅ケアの知識を得ることができ，入院早期から在宅での生活を視野に入れ，意思決定支援など積極的にかかわらなければならないとの認識に変化する。また，実地研修で自身が受け持った患者の退院後訪問を行うことで，入退院支援の評価の機会になり，患者・家族の退院後に望む生活をとらえることの重要性を学ぶことができる。

**④複数回の事例検討**

事例検討は日頃の看護実践の振り返りとなり，看護に対する問題意識や視野の拡大，知識や技術の向上などの効果がある[8)]。研修参加者と入退院支援研修プログラムの支援者が共に参加して，複数回の事例検討を実施することにより，研修参加者自身の看護実践を振り返る機会となり，患者・家族を生活者としてとらえて意思決定に沿った多様な支援方法や，多職種連携について実践的に学ぶことができる。

A医療機関の4年目に行った研修参加者の教育支援のための3回の事例検討は自施設で行ったが，アドバンス研修に参加して多施設の看護師と共に自身の取り組んだ事例を含む3回の事例検討を行うことも有効である。

**⑤複数回のリフレクション**

入退院支援研修プログラムでは，グループインタビューを活用して，研修参加者にリフレクションの機会を複数回提供している。個々の学びや自部署の課題，今後取り組みたいことなどを複数人で確認したことで，入退院支援において重要な要素が明確になる。また，リフレクションを繰り返すことは，自身の看護実践の省察の機会となり，取り組みの成果や課題の明確化や，自部署の入退院支援の課題解決に向けた組織的な取り組みにつなげることができる。

## 5）人材育成モデルの概要（図2-7）[8)]

人材育成モデルの開発は，支援者による教育支援体制の整備と，自施設の利用者のニーズに即した入退院支援研修プログラムの策定から始まり，支援者による教育支援により円滑に運営された。研修参加者は，入退院支援研修プログラムに沿って取り組むことで，学びを生かした入退院支援や自部署の入退院支援の課題解決に取り組めるようになり，自部署で中核となって入退院支援の組織的取り組みを推進できるようになった。すなわち，個々の看護師の入退院支援に関する看護実践能力を向上させ，各部署で中核となれる看護師を育成することにより，院内全体の入退院支援の質向上を目指すことができるといえる。

人材育成モデルは，個々の医療機関の現状に合わせて改善して活用することが可能であり，各医療機関の入退院支援の質向上につながると考える。ぜひこの人材育成モデルを，自施設の“その人らしく生きる”ことを支える入退院支援の質向上に活用していただきたい。

学びを生かした自部署での入退院支援の取り組み
自部署の入退院支援の課題解決に向けた取り組み
中核となり入退院支援の組織的取り組み
**ベーシック研修***（講義・グループ討議）
**実地研修**（訪問看護ステーション，入退院支援担当部署）
**入退院支援の取り組み，事例検討**
**リフレクション**（グループインタビュー）
**フォローアップ研修***（リフレクション，事例検討）
**リフレクション**（グループインタビュー）
**入退院支援の取り組み，事例検討**
**アドバンス研修***（事例検討のファシリテート）
入退院支援研修プログラム

**教育支援体制の整備**
自施設に即した
**入退院支援研修プログラムの策定**
（自施設の看護管理者，訪問看護ステーション管理者，大学教員など）
**入退院支援研修プログラムの運営**
**研修参加者への教育支援**
**（事例検討，グループインタビューなど）**
**支援者間の定期的検討会の開催**
**入退院支援研修プログラムの成果・課題の把握，フィードバック**
支援者による教育支援：入退院支援研修プログラムの企画・運営・組織的取り組みの推進

図 2-7　利用者ニーズを基盤とした入退院支援の質向上に向けた人材育成モデルの概要

＊ベーシック研修，フォローアップ研修，アドバンス研修：入退院支援教育プログラムの研修を参照。
藤澤まこと，加藤由香里，渡邊清美，他（2018）．利用者ニーズを基盤とした退院支援の質向上に向けた人材育成モデルの開発（第 3 報）．岐阜県立看護大学紀要，18（1）：63-75．より引用

## 文献

1）藤澤まこと，黒江ゆり子，杉野緑，他（2019）．利用者ニーズを基盤とした退院支援の質向上に向けた看護職者への教育支援．令和元年度岐阜県立看護大学看護実践研究指導事業報告書，p.7-21.
2）藤澤まこと，黒江ゆり子，杉野緑，他（2018）．利用者ニーズを基盤とした退院支援の質向上に向けた看護職者への教育支援．平成 30 年度岐阜県立看護大学看護実践研究指導事業報告書，p.13，14.
3）前掲書 2），p.14，15.
4）前掲書 2），p.15，16.
5）藤澤まこと，若原明美，加藤由香里，他（2019）．利用者ニーズを基盤とした退院支援の質向上に向けた看護職者への教育支援．岐阜県立看護大学紀要，20（特別号）：127-138.
6）藤澤まこと，黒江ゆり子，原田めぐみ，他（2014）．利用者ニーズを基盤とした退院支援の質向上に向けた人材育成モデルの開発（第 1 報）—退院支援の課題解決に向けた看護職者への人材育成の方策の検討．岐阜県立看護大学紀要，14（1）：109-120.
7）藤澤まこと，高橋智子，杉野緑，他（2016）．利用者ニーズを基盤とした退院支援の質向上に向けた人材育成モデルの開発（第 2 報）—退院支援の課題解決に向けた看護職者への人材育成の方策の試行．岐阜県立看護大学紀要，16（1）：63-73.
8）藤澤まこと，加藤由香里，渡邊清美，他（2018）．利用者ニーズを基盤とした退院支援の質向上に向けた人材育成モデルの開発（第 3 報）．岐阜県立看護大学紀要，18（1）：63-75.

# 索引 index

# ナースが行う入退院支援
## 患者・家族の“その人らしく生きる”を支えるために

2020年6月19日　第1版第1刷発行
2023年3月30日　第1版第3刷発行
定価（本体2,900円＋税）

編　著　　藤澤　まこと©
<検印省略>

発行者　　亀井　淳

発行所　　株式会社 メヂカルフレンド社

〒102-0073　東京都千代田区九段北3丁目2番4号
麹町郵便局私書箱48号　電話（03）3264-6611　振替00100-0-114708
https://www.medical-friend.co.jp

Printed in Japan　落丁・乱丁本はお取り替えいたします　　印刷／（株）広英社　　製本／（株）村上製本所
ISBN978-4-8392-1660-3　C3047　　106140-080